JN284686

思春期・青年期の
うつ病治療と自殺予防

TREATING DEPRESSED
AND SUICIDAL ADOLESCENTS
A CLINICIAN'S GUIDE

DAVID A.BRENT
KIMBERLY D.POLING
TINA R.GOLDSTEIN

訳 **高橋祥友** 筑波大学医学医療系教授・災害精神支援学

医学書院

Authorized translation of the original English language edition,
"Treating Depressed And Suicidal Adolescents: A Clinician's Guide",
by David A. Brent, Kimberly D. Poling, Tina R. Goldstein
Copyright © 2011 by The Guilford Press
A Division of Guilford Publications, Inc.
© First Japanese edition 2012 by Igaku-Shoin Ltd., Tokyo

Printed and bound in Japan

思春期・青年期のうつ病治療と自殺予防		
発　行	2012年5月15日　第1版第1刷	
著　者	デービッド A. ブレント・	
	キンバリー D. ポリング・	
	ティナ R. ゴールドステイン	
訳　者	高橋祥友 たかはしよしとも	
発行者	株式会社　医学書院	
	代表取締役　金原　優	
	〒113-8719　東京都文京区本郷 1-28-23	
	電話　03-3817-5600（社内案内）	
組　版	インフォルム	
印刷・製本	三美印刷	

本書の複製権・翻訳権・上映権・譲渡権・公衆送信権（送信可能化権を含む）
は㈱医学書院が保有します．

ISBN978-4-260-01556-1

JCOPY　〈㈳出版者著作権管理機構　委託出版物〉
本書の無断複写は著作権法上での例外を除き禁じられています．
複写される場合は，そのつど事前に，㈳出版者著作権管理機構
（電話 03-3513-6969，FAX 03-3513-6979，info@jcopy.or.jp）の
許諾を得てください．

ひとりの命を破壊する者は誰も，
全世界を破壊するようなものである．
そして，ひとりの命を助けるものは誰も，
全世界を救うようなものである．
その理由は個々の人間が独特の存在であるからだ．
したがって，すべての人はこう言う義務がある，
「世界は私のために創造された」

(Mishna Sanhedrin 編「タルムード」第4章，第5節より引用)

著者略歴

　David A. Brent, MD：ピッツバーグ大学医学部児童思春期精神医学学術主任，自殺研究寄附講座主任．うつ病で自殺の危険の高い思春期患者のための治療機関である，危機にあるティーンエイジャーのためのサービス(STAR)センター部長．思春期うつ病と自殺行動に関する危険因子についていくつかの最重要研究を実施し，その研究を発展させ，うつ病で自殺の危険の高い思春期患者に対する効果的な薬物療法と心理療法的介入へと統合していった．うつ病で自殺の危険の高い思春期患者の評価と治療に関する功績が広く認められ，その研究は米国自殺予防財団，米国自殺予防学会，米国統合失調症・うつ病研究同盟，米国児童思春期精神医学会，米国精神医学会から表彰されてきた．

　Kimberly D. Poling, LCSW：STARセンターの臨床プログラム主任で，1987年にセラピストとして同プログラムに参加した．ピッツバーグばかりでなく全米において，治療計画の実施，研修，認知療法のセラピストのスーパーバイザーを担当してきた．認知療法，診断評価，自殺の危険の評価に関する専門家である．ピッツバーグ大学メディカルセンターと同大学心理教育学部の認知療法センターの指導教官の1人でもある．

　Tina R. Goldstein, PhD：ピッツバーグ大学医学部児童思春期精神医学准教授，臨床心理士．臨床と研究で関心のある分野は，気分障害を発病する危険の高い児童・思春期患者の発達と心理検査，若者の自殺行動の予防と治療についてである．多くの財団や米国政府から研究助成を受けて，若者に対する心理社会的治療計画を実施し，研修を担当し，指導してきた．認知行動療法や弁証法的行動療法を専門としている．

訳者略歴

高橋祥友(たかはし・よしとも)：1953年，東京生まれ．1979年，金沢大学医学部卒．医学博士，精神科医．1987～88年度，フルブライト研究員(UCLA)．東京医科歯科大学，山梨医科大学，東京都精神医学総合研究所，防衛医科大学校を経て，2012年より国立大学法人筑波大学医学医療系災害精神支援学講座・教授．

著書：「医療者が知っておきたい自殺のリスクマネジメント」「自殺のポストベンション」(医学書院)，「自殺の危険」「青少年のための自殺予防マニュアル」(金剛出版)，「自殺予防」(岩波新書)，「自殺，そして遺された人々」(新興医学出版社)，「自殺の心理学」「自殺未遂」「自殺のサインを読みとる」(講談社)他．

訳書：フェファー，C. R.「死に急ぐ子供たち；小児の自殺の臨床精神医学的研究」(中央洋書出版)，リッチマン，J.「自殺と家族」，シュナイドマン，E. S.「シュナイドマンの自殺学」，ミラー，A. L. 他「弁証法的行動療法：思春期患者のための自殺予防マニュアル」，ワイナー，K. M.「患者の自殺：セラピストはどう向き合うべきか」(金剛出版)，マルツバーガー，J. T.「自殺の精神分析；臨床的判断の精神力動的定式化」(星和書店)，シュナイドマン，E. S.「アーサーはなぜ自殺したのか」(誠信書房)，エリス，T. E. 他「自殺予防の認知療法」(日本評論社)，ヘンディン，H.「アメリカの自殺；予防のための心理社会的アプローチ」(明石書店)他．

ns:::# 謝辞

 著者らが自身の方針を見出すうえで，重要な役割を果たし，助力してくださったすべての方々に深く感謝申し上げる．
 まず，認知行動療法の創始者である Aaron Beck 博士に対して，著者らが治療を確立するための基礎を築いてくださったことに対して深く感謝する．Robert Berchick 博士，そして最近では Greg Brown 博士は，著者らが自殺の危険の高い思春期患者に認知行動療法を応用するうえで，助力を惜しまなかった．
 STAR センターの指導教官や他のスタッフが関わってくださったことについても感謝申し上げる．あまりにもたくさんの人々の助力があったため，すべての方々の名前を挙げることはできない．著者らの治療的アプローチを確立するうえで重要な貢献のあった何人かの主な臨床家の名前を挙げる．Boris Birmaher, MD, Charles Bonner, PhD, Mary Beth Boylan, PhD, Maureen Maher-Bridge, LCSW, Charles Goldstein, LCSW, Mary Margaret Kerr, EdD, Brian McKain, MSN, Grace Moritz, LCSW, Mary Wartella, LCSW, Susan Wesner, MSN.
 思春期自殺企図者研究チーム，とくに，Barbara Stanley, PhD, Karen Wells, PhD, Betsy Kennard, PsyD, John Curry, PhD に感謝する．著者らが発展させてきた治療原則を STAR クリニックで臨床家や研究者に表明してきたが，彼らは著者らの発表をより明確になるように，そして共有すべき重要な情報があることに気づくように助力してくださった．
 以下の機関に対しても著者らの仕事を支持してくださったことに感謝する．ペンシルバニア州，国立精神保健研究所，全米自殺予防財団，W.T. 研究財団，米国統合失調症・うつ病研究同盟．
 本書を，過去，現在，将来の STAR クリニックの患者と家族に捧げる．
 最後に，家族に感謝したい．著者らを支持し，そのおかげでうつ病で自殺の危険の高い思春期患者を治療するという難問に取り組むことができた．

著者注：本書で取り上げるすべての名前や関連する情報は架空のものである．症例はいかなる個人や家族にも基づいているものではない．現実的な臨床例を含めるために，長年にわたりSTARセンターで著者らが治療に当たってきた多くの患者の膨大な臨床データから抽出したものである．

はじめに

　うつ病で，自殺の危険の高い思春期患者についての本をどうして書こうとするのかと疑問に感じる読者もいることだろう．それに対するごく単純な答えとは，こういった患者はしばしば救急部や病院を受診し，臨床家にとって重要な挑戦となっているというものである．このような患者は臨床治験から除外されているため，実際にはこの種の患者が少なくないのに，臨床家の手引きになるような文献は多くない．したがって，10代のうつ病について多くのデータがあるものの，うつ病で自殺の危険の高い患者をどのように治療するかという点についてはかならずしも参考にならない．しかし，自殺願望や自殺行動はうつ病の患者にはきわめて普通に認められるので，気分障害の若年患者の治療では，うつ病と自殺の危険という相互に関連する状態を呈している患者を適切に評価し，治療することが，重要な要素となる．さらに，自殺願望や自殺行動は，うつ病の重症度や慢性経過と密接に関連しているのだが，けっして自殺の危険が高まらない多くのうつ病患者が存在することも明らかである．したがって，自殺の危険に関連するうつ病以外の要因が存在するはずであり，また，実際に存在するのであるから，それぞれに異なる介入が必要となるはずである．うつ病と自殺の危険という，2つの脆弱性に焦点を当てるのはきわめて独特であり，危険の高い思春期患者を適切に治療していくうえで必要であると著者らは考えている．この「はじめに」の部分で，うつ病で自殺の危険の高い若年患者をどのように著者らが治療していくべきかを考えるようになったか，いくつかの重要な点について解説していく．

　1982年に私(David A. Brent)は，過去半世紀においてもっともカリスマ的で医学界の指導者の1人であったThomas Detre博士から，ピッツバーグ大学医学部のポストを与えられた．Detre博士は，精神医学も他の医学領域と同様に実際的な経験論に基づくべきであると主張をするエリートグループの1人であった．私は経験主義の重要性を理解させられたものの，同時に，「経験主義」に基づかない，非常に熟練した精神分析的なスーパーバイザーや

同僚が達成した実に印象的な結果にも心を打たれた．彼らは目を見張るような価値ある何かをもたらしたのだが，しかし，それを確実に把握し，定義するのは難しかった．Detre 博士が巧みに患者と面接を進めるとともに，優秀なスタッフを採用し，彼らの能力を育てていった例は数多い．私はこれは一体なんだろうと疑問を抱き始めた．個人的な特徴なのだろうか？　それぞれが育てることのできる才能なのだろうか？　私は経験主義を徐々に受け入れ始めていたのだが，「何か他のものがあるとは思いませんか？　何か臨床の技のようなもの，そして今でもその価値が古くならないものがあるとは思いませんか？」と恐る恐る Detre 博士に質問した．すると，彼は笑って，「答えはイエスだ．でも君はそれでもそれが何かを定義する必要がある」と答えてくださった．

　本書は，20 年以上も前に Detre 博士が与えてくださった課題に対する答えである．すなわち，患者にとって最善の結果を得るために現在の知見と時代を超えて集積されてきた従来の知見を統合することである．最善の治療は経験的なデータに基づいていなければならない．しかし，良好な治療には臨床の技も必要とされる．患者と協力して臨床的判断を下すために，患者との間に協同的な関係を築き上げる技である．治療目標は，経験主義と協同的態度のうえに成り立つ．すなわち，現在の精神医学の創造的巨人であり，認知療法の創始者である Aaron Beck 博士が言うところの協同的経験主義 (collaborative empiricism) である．協同的経験主義をうつ病で自殺の危険の高い思春期患者に応用しようとするのが本書の主な焦点である．新たな知見が最善の治療の概念を変えるかもしれないが，本書で解説されるアプローチが時代を超えて支持されることを望んでいる．

　Detre 博士はウエスタン精神科研究所・クリニック (Western Psychiatric Institute and Clinic：WPIC) に 1973 年に赴任して以来，活発に質疑応答し，研究するという雰囲気を築き上げてきた．Detre 博士はすぐれた才能を発掘する能力に常に長けていて，後に 1983 年から 2009 年まで精神医学部の主任教授となる David Kupfer 博士を招聘したほどである．Kupfer 博士の招聘は，おそらく WPIC の成功にもっとも寄与したと思われる．Kupfer 博士は他の誰よりも気分障害の治療の発展に貢献し，現在多くの者が競い合っている臨床研究を実施する土台を造った．故 Joaquim Puig-Antich 博士は新

世代の経験主義的志向の児童精神科医であり，少し若い私たちに危険を冒し，それを楽しむように励ましてくださった．Maria Kovacs 博士は今も小児期の気分障害に関して画期的な研究を実施し，私の指導者として，私が明確に自己の思考を表明できるように教えてくださる忍耐力を持っている．そして，私の意見では，もっとも創造的な米国の精神科医は Aaron Beck 博士であり，うつ病と自殺の危険という複雑な現象を理解し，治療するうえで画期的な業績を上げてこられた．

これらの偉大な科学の指導者たちには，失敗を恐れないという共通した性質がある．実際に，彼らは多くの失敗をしてきた．しかし，なぜ治療が成功しなかったか，あるいは理論が適合しなかったかを，彼らは進んで探ろうとした．彼らの言葉をここに引用すると，「私は教師から以上に，自分の教え子たちから多くを学んだ」というものがある．私自身の経験からも，私は患者からもっとも多くのことを学んだと認識した．とくに治療がうまくいかなかったものの，その失敗を将来の成功に結びつけることができた場合に，それが当てはまる．

本書を書こうと思いたった個人的な話がまだある．1979 年に私の弟ジェームズが 26 歳で不整脈のため急死した．その 4 か月前に会話を交わしたのが最後になった．彼は音楽家であり，作曲家でもあったのだが，私は最近どんな曲を聴いているのかと尋ねた．弟は「自分自身」と答えた．私はひどく自己中心的に思ったので，率直にそう言った．すると，「兄さんにはわからないだろうな」と弟は言った．「僕の聴きたい音楽はまだできていない．僕がそれを作曲する」．そして，私はそれに応えて「僕の読みたい児童精神医学はまだ書かれていない．おそらく僕もそれを書く」と話した．

本書の構想をまとめてくれた目に見えない著者たちに感謝しなければならない．そして，両親，ロバート，リリアン，ブレント，その他にも私のためにさまざまなことをしてくれたすべての人にも私は感謝したい．彼らは精神生活が人類への貢献に資することを理想としている．両親は私に遺伝子を与えてくれて，妻のナンシーは私が成功するための環境を整えてくれた．魂の伴侶を見つけられたことで，私にはすべてが可能になったのだ．

思春期のうつ病と自殺について私が研究を始めたのは 1980 年頃のことであった．私はピッツバーグ小児病院コンサルテーション・リエゾン部門に所

属し，毎週およそ3例の思春期の自殺未遂者の病状を評価していた．私の仕事は，どの患者を自宅に戻してよいか，自殺未遂が反復される恐れが高いためにどの患者を入院させなければならないかを判断することだった．ある日，私はそういった2人の患者について判断を迫られた．1人は帰宅させ，もう1人は入院させるように助言した．私が入院と判断した子どもの父親は私の意見に反対し，判断の根拠を知りたがった．しかし，私はうまく説明できなかった．研修がそろそろ終わる頃だったのに，私はどの患者に自殺の危険が高いと判断できるのかよくわかっていなかった．私は図書館に行き，思春期の自殺について文献を読み漁ったが，この課題についてほとんど何も書かれていないことに気づいて愕然とした．私は私の聴きたい音楽が何かわかったものの，それはまだ作曲されていないことを知ったのだ．

　当時，思春期患者に対する私たちのアプローチは無知と恐怖に満ちていた．思春期の自殺率は急激に上昇していて，それまでの20年間で3倍になった．自殺未遂に及んだり，自殺したりするティーンエイジャーは単に過度のストレスに曝されていたり，親から理解されていなかったのだと一般に考えられていた．もう1つの誤解として，ティーンエイジャーの自殺は精神疾患とは関連していないというものがあった．自殺や自殺行動の危険因子についてほとんど何も知識がなかった．ただし，自殺の伝染については非常に多くの関心があった．すなわち，ある高校で自殺が1件起きたとすると，それが疫病のように広がっていくのではないかという点について関心が高かった．そして，思春期のうつ病や自殺行動に対して経験的に実証された治療法は存在しなかったために，たとえ自殺の危険が高い子どもを発見できたとしても，どのように治療したらよいかまるでわからなかったのだ．

　自殺の危険を判断するためには，自殺した思春期の人についてより多くを知り，他の群と比較する必要があった．自殺研究の中心的な問題とは，自殺した人はすでに亡くなってしまっているので，このきわめて重要な情報をその人自身からは明らかにできないという点である．それでも，いくつかの成人の自殺者を対象とした研究で用いられる心理学的剖検(psychological study)という方法があり，これは遺族や他の知人に面接し，自殺に至る要因を再構築しようとするものである．私はいくつかの研究費を得て，思春期の自殺者の遺族と接触を開始し，恐る恐る彼らに面接し，何がうまくいかなく

て自殺が生じたのかについてさらに学ぼうとした．

　その結果，自殺者の戸口にたどり着くどころか，むしろかえってそこから遠ざかってしまったというのが私の直面した問題だった．遺族は一体何が起きたのか意味を探る必要があり，誰も自殺について話題にしないためにひどく孤立感を覚えていたので，自殺に至った過程を探る機会を得たことをむしろ歓迎した．遺族は，自殺という悲劇が起きた直後から自分の心の中で何とか自殺の意味を探ろうとしてきたことは明らかであった．

　思春期の自殺者は単に誤解されていた子どもというのではないことを私たちは知った．親，兄弟姉妹，友人の報告によると，自殺者の90％以上は少なくとも1つの主要な精神障害に罹患していた．平均すると，自殺が生じる7年前には精神障害が生じていた．うつ病がもっとも高率に認められた精神医学的問題であったが，物質乱用などの他の問題もしばしば合併していた．うつ病は「ごく当たりまえのもの」とみなされることが多く，親はしばしば「思春期にはよくある気分の浮き沈みだと私は思っていました」と述べた．自殺者は，自殺願望を誰かに，一般的には友人に打ち明けていて，友人はそれを秘密にすることを約束していた．さらに，思春期の自殺者は，自殺を図ったものの命を落とすことがなかった者に比べて，準備的行動に及ぶことが多かった．また，自殺者は衝動的攻撃性の問題をしばしば呈していた．すなわち，挑発や欲求不満に刺激されて，敵意や攻撃を伴う衝動的な反応に及ぶ傾向を認めた．1/3は死の直前1週間以内に殺人の計画や威嚇も認めた．第一の自殺手段は銃であった．ティーンエイジャーの自殺が増加したほとんどは，火器によるものであり，自殺者の家庭には，対照群と比較して銃が有意に多かった．自殺者の家族には，うつ病，物質乱用，自殺行動の率がきわめて高かった．

　自殺者の遺族に面接するのはひどく気分の沈むことだと思われるかもしれない．たしかに遺族の心の痛みが手に取るようにわかる．しかし，思春期の自殺について何かをすることができると私は学んだ．私たちは経験的な危険評価を改善できるだろう．うつ病に気づいて，機能障害を伴う気分の問題を単なる思春期の気分の浮き沈みではないことを人々に教育できるだろう．このようなティーンエイジャーの多くが自殺に及ぶ前に自殺願望を周囲の人々に訴えているという事実は，より早期にそれに気づいて，介入することの重

要性に光を当てるだろう．よく理解できることではあるが，彼らの友人はどのように対応したらよいか知らなかった．しかし，友人の自殺の危険をけっして秘密にしてはならないとティーンエイジャーに教育すべきだろう．さらに，ティーンエイジャーが自殺について話しても，「単に関心を引こうとしているだけだ」といって無視しようとする専門家の態度も問題である．専門家はしばしば医学的に「非致死的」な自殺未遂を，自殺の意図がきわめて高いと考えるのではなく，単なる「素振り」に過ぎないと判断する．しかし，実際には，そのような自殺願望や自殺行動は，最後には自殺に至る最初の一歩かもしれない．さらに，家族的に自殺行動が多発することを考えると，自殺の危険の高い親を治療している同僚と協力することによって，ハイリスクの子どもを発見するのにも役立つ．最後に，火器による自殺率が高いことを考えると，自殺の危険の高い青少年が住んでいる自宅から銃を取り除くように家族に要請することも重要である．

　このように研究を進めていった結果，自殺の危険を評価する基準を得ることができた．これはさらに他の3種の重要な領域を明らかにした．①ティーンエイジャーの社会的なつながりの中における自殺の衝撃を理解する，②自殺がどのように家族に多発するかを理解する，③自殺の危険を和らげるために，自殺の危険の高い若者に対する治療法を開発する．

　当時，社会が自殺の伝染をヒステリーのように取り上げていたのを伝えるのは容易ではない．Kim Puig-Antich博士がこれは研究に価しない領域であると考えていたことを私は思い出す．ただし，それはここピッツバーグでまさに私たち自身が自殺の疫病を経験するまでのことだった．地元の高校で18日間で3名の自殺者と7名の自殺未遂者が出たのだ．まず，自殺行動を模倣するのは，自殺者ともっとも強い絆のあった人だと私たちは考えた．いわばティーンエイジャーの自殺の社会的つながり（親友や家族）である．私たちは研究を実施し，自殺者の親，兄弟姉妹，友人，そして友人の友人を面接した．友人や兄弟姉妹は一般人口に比べて精神医学的問題を抱えている率が高いという点を調整したとしても，思春期の自殺と密接な接触があった人の約半数は対照群（接触のなかったティーンエイジャー）と比べて自殺未遂に及ぶ危険が高かった．自殺者の友人は，過去に自殺を考えたことがあったとしても，この苦痛に満ちた余波を経験した後に，自分はけっして自殺しないと

答えた．この結果をもとに，私たちは既遂自殺の話題をマスメディアはどのように報道すべきかという点について提言をまとめた．すなわち，① 模倣を阻止する，② 自殺者を美化してしまうと，結果的に模倣の可能性に焦点を当ててしまうので，それを控えて，自殺は本来治療可能な精神疾患の結果として生じることに焦点を当てて報道する，というものであった．

しかし，自殺は周囲の人々に長期的な影響を及ぼした．自殺が生じた後，およそ1/3の友人や兄弟姉妹が臨床的にうつ病を発病した．もっとも脆弱であったのは，自殺が起きる前の24時間に，自殺の計画を知ったり，自殺者と話をしたものの，自殺を防ぐことができなかったとして自責感を覚えていた人である．これは，友人の自殺の計画を秘密にしておいてはならないということをティーンエイジャーに教育することの重要性を物語っている．要するに，自殺者の友人や家族は自殺が起きた後，長期にわたって非常に深刻な影響を受け，中には6年経っても重度の悲嘆を呈している人さえいたのである．

1986年，私たちの研究グループが心理学的剖検の研究を実施していた頃だが，小児精神科の主任で，私たちのスーパーバイザーであったKim Puig-Antich博士は，ティーンエイジャーの自殺予防プログラムが必要であると決断した．当初，私はそういったクリニックを開くことをためらっていた．私はKimと次のような会話を交わした．

KIM：デビッド，あなたに自殺の危険の高いティーンエイジャーのためのクリニックを開いてほしいのです．
DAVID：でも，私は自殺の危険の高いティーンエイジャーの治療について何も知りません．
KIM：それは構わない．少しずつ学んでいけばいい．
DAVID：でも，自殺の危険の高いティーンエイジャーの治療について知っている人なんて誰もいません．
KIM：それでいいのだよ．ということは，君を非難できる人なんて誰もいない．さあ，始めよう．何人かの命を救うのです．

自殺の評価や治療について私たちが参考にできるようなものはほとんどな

かったのだが，ティーンエイジャーの自殺が増えているという現状に直面して，私たちは前に進んでいかなければならないのだとKimは私たちを励ました．そして，彼は私たちがピッツバーグ大学精神科のスタッフであったMary Margaret Kerr博士と協力関係を持つ仲介役を果たしてくれた．私たちはともにティーンエイジャーのための自殺予防センターを設置する提案をまとめて，ペンシルバニア州に提言した．そして，州はこのプログラムを今日まで支持してきた．プログラムは次の2つの主要な要素からなる．

① アウトリーチ：これは主として，教育と予防からなる
② 臨床：自殺の危険の高い若者への介入に焦点を当てる

　アウトリーチでは，自殺の危険をいかに認識し，対応するか，そして生徒の自殺が不幸にして起きた場合にはその余波にどう対応するかという点について，Kerr博士はプログラムを作っていった．私の役割は，研究を実施し，自殺の危険の高いティーンエイジャーのためのクリニックを運営することだった．研究から何か新しい知見を得ると，Kerr博士はそれをただちに数千人の教育関係者や精神保健の専門家の研修や教育に組み入れていった．

　クリニックでは，毎日1人は新たな自殺の危険の高い思春期患者を私たちは診察していた．このような患者に対して経験的に有効であると証明されている治療法がなかったため，私たちは心理学的剖検から得られた知見に頼った．すなわち，このようなティーンエイジャーは，抑うつ的で，絶望し，衝動的であり，問題解決能力が低いという点である．当時は，三環系抗うつ薬が唯一の薬物だったが，小児には効果があるとは証明されておらず，過量服用すると命を失う恐れさえあった．したがって，私たちは思春期患者を心理療法で治療しようと考えた．成人患者の治療に関する文献にあたり，Beckの認知療法（cognitive therapy）が成人のうつ病患者に有効であることを知った．そこで，私は認知療法について学び，この治療法を思春期患者に応用しようと考えた．Beckの理論的枠組みを応用し，抑うつ的になると，自己の否定的な気分をさらに強化してしまうような世界観がどのように作り上げられているか，思春期患者が理解できるように私たちは働きかけていった．すなわち，肯定的な側面を無視し，否定的な側面を過度に取り上げ，（とくに自殺の危険の高いティーンエイジャーでは）白か黒かの思考法に囚われ，最終的には生か死かといった究極的な二分割思考に陥ってしまう点について，

患者が理解できるように助力していった．

　当時，ある地元の精神保健センターで夜働いていた時に，私は Kimberly Poling に出会った．彼女は聡明で，活発な若いソーシャルワーカーで，思春期患者との絆を作り上げる天賦の才があった．渋々治療を受けているティーンエイジャーとの間に関係を築き上げる彼女の能力に私はとくに感銘した．他の人々が欲求不満に陥り，投げ出してしまうような事例であっても，Kim は楽天的で，先を見越して行動を起こし，患者との間にラポールを築き，協力して問題を解決していく姿勢は，印象的な結果をもたらした．彼女の行動によって，私は多くを学びたいと考えた．ある日，私が彼女に WPIC での私の仕事について話すと，彼女は日曜日の午後はほとんどの時間を WPIC の図書館で過ごして情報を集めていると教えてくれた．彼女もまだ作曲されていない音楽を捜し求めているように思われた．そこで私は彼女にティーンエイジャーのための自殺予防プログラムに協力してくれるように依頼した．それは当時すでに，危機にあるティーンエイジャーのためのサービス（Service for Teens at Risk：STAR）として知られていた．

　Kim は他の 3 人のセラピストと私のスタッフに加わり，経験的に実証された評価手順や Beck の認知療法モデルに基づいた治療の手引きを協力して開発していった．治療は奏効していると感じていたが，1 つ大きな問題があった．ドロップアウト率が 40％ にも上っていたのだ．私たちは治療から脱落した患者の家族に連絡して，治療のどの部分が気に入って，どの部分が気に入らなかったのか明らかにしようとした．その結果，親は子どもに腹を立てていて，子どもの自殺行動によって振り回されていると感じていることが明らかになった．子どもが病気であり，それを自分の力でコントロールできないことを，私たちは親に理解させられていないことに気づいた．そこで，Kim と私は，親に対してティーンエイジャーの気分障害について最新の知見を解説する冊子を作った．その冊子「ティーンエイジャーのうつ病：家族のためのサバイバルマニュアル」では，うつ病の症状，原因，治療法についての心理教育，そして，もっとも重要な点として，うつ病がどのようにして家族全体に影響するのかを解説した．家族がどのようにしてうつ病のティーンエイジャーを助力できるかという点について具体的なアドバイスを挙げた．プログラムが親に子どものうつ病について教育するうえで効果が

あったばかりでなく，多くの親が自分自身のうつ病にも気づいて，治療を求めてくるようになった．この介入法によって，ドロップアウト率は劇的に減少した．

私たちは，この新たな認知行動療法（cognitive-behavioral therapy：CBT）と，家族療法と支持的療法という効果的であるとされて広く実施されている2つの治療法を比較することにした．その結果，うつ病の症状を和らげるうえで，CBTは他の2つの治療法よりもすぐれていることが明らかになった．この知見から，CBTは思春期のうつ病に効果的な治療法であると認識されるようになった．さらに，（現在の，あるいは過去の）自殺の危険を認める患者においても，CBTは支持的療法よりも，うつ病を改善することが明らかになった．しかし，自殺願望や自殺行動そのものの減少という点では，CBTと他の2つの治療法の間に有意差はなかった．これは重要な問題点を明らかにした．すなわち，うつ病の治療効果と自殺行動に対する治療効果の間には乖離があるという点である．治療によって思春期のうつ病は改善したものの，衝動的な自殺未遂によって救急部に突然受診してくるということも起こり得る．一体何が起きたのかと患者に質問すると，強烈な感情に圧倒されたのだと答えるだろう．私たちはこの状態を感情統御不全（emotion dysregulation）と名づけるようになった．これは私たちが見逃していた，非常に重要な治療標的であると思われた．そこで，1996年にMarsha Linehan博士をWPICに招き，弁証法的行動療法（dialectical behavior therapy：DBT）について集中的な研修を受けた．私たちはLinehan博士から感情統御と苦悩耐性スキルについて学び，私たちの治療的アプローチを補完した．STARクリニックにおいて，CBT，DBT，家族療法を統合して実施したところ，この統合的治療こそがまさに私たちが求めていたものであると認識した．

その後の数年間，STARクリニックの臨床家たちはこの治療モデルを実践し，好結果を得た．私たちがうつ病で自殺の危険の高い思春期患者の治療に成功していることに他の臨床家たちも気づき始め，私たちに研修やワークショップを依頼してくるようになった．他の臨床家たちも，CBTだけでは十分ではないという私たちの以前の懸念に賛同するようになった．そこで，私たちのアプローチには何か独特なものがあり，他の臨床家もそれから何か

有益なものを得られるかもしれないと考え，本書をまとめようと考え始めたのだ．

そして，Tina Goldstein も私たちに参加した．彼女はコロラド大学博士課程の大学院生であったが，小児期の双極性障害について研究していて，小児期の気分障害の評価や治療の重要な領域として，感情統御不全について関心を抱いた．彼女は WPIC で6か月間にわたりティーンエイジャーのための自殺予防プログラムで博士前インターンシップを受けた．私たちと同じ関心を抱いた臨床家であり研究者を見つけたことはすぐに明らかになった．思春期患者と自然なラポールを築くことができるだけでなく，彼女には Kim が協同的経験主義の軽快な防御と攻撃と呼んだ稀な能力が備わっていた．これはすなわち，治療場面において，臨床の技と経験的な研究のデータを臨機応変に統合する能力を指している．Tina は 2003 年に，博士課程修了後の研究員として私たちの研究に加わり，Kim から臨床的なスーパービジョンを受けることになった．

その後，私は自殺行動についてのこれまでの研究成果やうつ病を超えた危険についてもさらに理解しようとしてきた．というのも，うつ病の治療だけでは，かならずしも自殺の危険を除去できなかったからである．ある状況の危険因子を理解する1つの方法として，集団としての家族について検証することができる．1985 年に私は深刻な自殺未遂に及んだ少年を診察した．家族歴を聴取すると，その少年の家族には自殺が多発していた．数か月後，弟も深刻な自殺未遂後に私たちのクリニックに紹介されてきた．うつ病といった精神障害に関与する遺伝の危険だけでなく，自殺に関与する遺伝的素因さえ存在するのではないかと私は疑問に感じた．

この疑問に答えるために，思春期の自殺者の家族と対照群の家族における，自殺，自殺行動，精神障害の率について調査した．たとえ，精神障害の差を調整した後であっても，既遂自殺者の身内には自殺行動の率がはるかに高かった．換言すると，精神障害以外の何かがそのような家族内には伝わっていた．家族内の自殺の危険の伝播には，重要な性質として衝動的攻撃性（impulsive aggression）という概念が明らかになった．既遂自殺者の身内に認められた自殺行動の率は，非常に攻撃的な手段で自殺した人の身内で高かった．

自殺が起きるという危険の一連の結果を後から振り返って1つひとつ解きほぐしていくのは難しい．自殺行動が実際に家族的に多発するというのであれば，成人の自殺未遂者の場合，その子どもの自殺の危険も増していることを明らかにできるかもしれない．ニューヨーク州立精神科病院のJohn Mann博士らとの共同研究で，うつ病で自殺未遂歴のある成人患者の子どもと，気分障害ではあるが自殺未遂歴のない成人患者の子どもについて，子どもの自殺未遂の危険を比較した．両群間で気分障害などの率は同等であったが，自殺未遂者の子どもでは，自殺未遂の率が6倍高かった．両群の子どもを識別する主要な要因の1つが，攻撃性の高さであった．さらに，自殺行動の家族歴がある成人の自殺未遂者が，もっとも攻撃的で，その子どもは自殺未遂の率がより高く，より低年齢で未遂に及んでいた．これが強く示唆していたのは，衝動的攻撃性の傾向が自殺行動の家族パターンを説明するうえで重要であるという点である．この傾向は自殺の危険にきわめて密接に関連していると考えられるために，これに焦点を当てた介入を開発する必要があった．

これは私たちが今日も直面している課題へとつながっていった．ティーンエイジャーのうつ病に有効な治療法が今ではあるのだが，その有効性は60%程度である．そこで，第一選択薬のセロトニン再取り込み阻害薬が効果を現さなかった場合に，他の治療を試みるという研究を実施し，うつ病に反応するもっとも有効な治療法はCBTと薬物療法を併用することであることを明らかにした．さらに，望ましい反応を予測するために，私たちは遺伝的要因と薬理動態学的要因も同定した．これによって，将来は，ある患者にとって適切な治療法を選択することができるようになるかもしれない．

私たちが抱えているもう1つの難しい課題として，自殺未遂歴のある思春期患者が再企図に及ぶのを予防する有効な治療法がまだ開発されていないという点がある．STARで私たちが長年かけて開発してきた治療法は，多施設で実施されている思春期自殺未遂者に対する治療(Treatment of Adolescent Suicide Attempters：TASA)の基礎となっている．これは地理的かつ人種的にさまざまに異なる患者に対してこの治療法を有効に実施するのに役立っている．しかし，思春期の自殺未遂者に対する他の治療法と同様に，確実に有効であるとはまだ明らかにされていない．心理療法の他の先駆

的な研究者たち(たとえば, Greg Brown, John Curry, Betsy Kennard, Barbara Stanley, Karen Wells ら)と協力して TASA 計画に携わっていくことで, うつ病で自殺の危険の高い思春期患者の治療にとって有効な要素であると私たちが考える点を検証し, さらに明確なものにしていくことができるだろう.

　私たちの試みを始めた当初は, 思春期の自殺率が上昇しつつあったものの, 自殺の危険因子について知識はなく, 自殺の伝染についての深刻な懸念があり, 思春期のうつ病に対する治療法もなかった. しかし, 今では思春期の自殺率は下がってきたし, 自殺の危険を評価する経験的な枠組みも手にし, 思春期のうつ病に有効であると経験的に実証されたいくつかの治療法もある. 現時点では, 自殺行動に関連する遺伝的な危険因子を同定し, 反復性の自殺行動や治療抵抗性のうつ病の発病を予防する介入も開発され, うつ病が発病しても自殺行動の発生を予防しようとするいくつかの研究も進行中である. しかし, これらの質問に対する答えを見出すことができていない現在においても, 自ら命を絶ちたいと考えているうつ病の思春期患者を助力するために, 私たちは自分たちが知っている最善の方法を適用することができるし, また, そうしなければならない. 患者が人生の意義を理解し, 人生からもっとも多くのものを得られるように助力するために, 本書では最新の知見について解説したいと考えている.

　著者らは, 臨床的な知恵と協同的経験主義を組み合わせて, 統合的な概念を創りあげることを意図している. まず, うつ病と自殺の危険の評価について総説し, この状態に対してエビデンスに基づいて有効とされている治療法について解説する. 次に, うつ病で自殺の危険の高い思春期患者に有効な治療法に必要とされる要素について取り上げ, 治療的関係, 安全計画, 治療についての症例の概念化について解説していく. そして, 協同的治療関係, 特殊な治療技法, 思春期患者が回復し, 安定した状態を維持するのを助力することなどを含めて, 私たちの治療的アプローチついて概説する. 最後に, この分野の将来の方向性についても述べたい.

目次

著者略歴 5
訳者略歴 6
謝辞 7
はじめに 9

第1章 思春期のうつ病：評価と治療についての総説 1

なぜ思春期のうつ病は重要な問題なのか？ 2
うつ病について家族がよくする質問（そしていくつかの短い答え）...... 3
分類 3
うつ病のサブタイプ　5
思春期の双極性障害　6
気分障害の評価の手引き 7
睡眠を評価する　10
食欲と体重を評価する　12
注意集中と決断能力を評価する　12
無価値感や自責感を評価する　14
精神病症状を評価する　14
鑑別診断と重複罹患の評価 16
不安障害　16
強迫性障害　18
心的外傷後ストレス障害　18
死別反応　19
注意欠陥／多動性障害　19
物質乱用　20
摂食障害　20
思春期のうつ病に対するエビデンスに基づいた治療法に関する総説 21
認知行動療法（CBT）　22
抗うつ薬による治療　27

第2章 自殺願望と自殺行動の評価と治療 35

自殺行動の重要性といくつかの重要な定義 36
- 思春期の自殺行動を評価することがなぜ重要なのか？ 36
- 自殺願望や自殺行動のスペクトル 36

評価の一般的原則 38
- 評価は治療の第一段階 38
- 自由回答式の質問をする 39
- 許可を得る 39
- 非言語的な態度を慎重に観察する 39

質問についての5つの重要な領域 40
- 領域1：現在と過去の自殺願望と自殺行動の性質 41
- 領域2：精神障害 59
- 領域3：心理的特性 62
- 領域4：家族的・環境的ストレッサーとサポート 69
- 領域5：致死的な方法の手に入りやすさ 73

緊急の自殺の危険を評価する 75
- 直近の危険因子 76
- 遠位の危険因子 77

治療の場の決定 78

第3章 効果的治療の重要な要素 81

組織の環境 82
- チームアプローチ 83
- スーパービジョン 84
- 治療の継続に配慮する 87
- 24時間のバックアップ態勢 88
- チームを作る 89

セラピストの人柄 89
- 技術的スキル 89
- 対人的スキル 90

治療関係 96

第4章 治療の開始 99

どのようにセッションを組み立てるか 100

課題の設定　100
　　　セッションをまとめて，フィードバックを求める　101
　どのように安全計画を立てるか··102
　　　安全計画とは何か？　102
　　　セラピストは患者にどのように交渉して，安全計画を立てるか？　102
　　　安全計画を立てるための戦略とは何か？　105
　　　トラブルシューティング　107
　　　継続して安全計画を立てていく　108
　　　安全計画に果たす家族の役割　108
　適切な治療のレベルを決定する··110
　最初のセッションでラポールを築く··111
　守秘義務··112
　　　もしも思春期患者が拒否したらどうすべきか？　114
　患者自身も治療に関与させる···116
　治療関係を築く··118
　　　患者とともにいる　122
　　　不承不承な態度に対処する　124
　患者と家族に対する心理教育···127
　目標設定··129

第5章　連鎖分析と治療計画 ···131

　連鎖分析とは何か？···132
　いつ連鎖分析を利用するか···134
　連鎖分析をする際の障害をどう克服するか·······························135
　連鎖分析をどのように実施するか？··136
　親と連鎖分析を実施する···137
　危険因子と保護因子を取り上げる··139
　　　危険因子　140
　　　保護因子　142
　治療計画··144
　　　協力して治療計画を立てる　144
　　　どのようにして治療計画を立てるか？　144
　　　複数の問題に直面した際の優先順位　147
　　　治療計画を家族に提示する　148

具体的な症例 …………………………………………………………………………… 150

第6章　行動賦活と感情統御 …………………………………… 157

行動賦活 …………………………………………………………………………………… 158
　　どのような患者にこれらの介入が効果を現す可能性があるのか？　159
　　現在の活動を評価する　160
　　以前に楽しんでいた活動は何か？　160
　　可能な活動のリストを作る　162
　　活動スケジュールを作る　163
　　家族の関与　166

感情統御 …………………………………………………………………………………… 168
　　感情を受容する　170
　　感情についての教育　172
　　感情を認識し，分類する　173
　　感情の性質　174
　　感情統御の問題に伴う脆弱性　175
　　感情反応の衝動を認識する　176

感情の測定 ………………………………………………………………………………… 176
　　感情の温度計スキルを教える特定のステップ　177

注意を他に逸らす ………………………………………………………………………… 179

自己に対する慰め ………………………………………………………………………… 180

深呼吸 ……………………………………………………………………………………… 180

前進的筋肉リラクセーション …………………………………………………………… 180

快いイメージ ……………………………………………………………………………… 183

家族に対する感情統御スキル …………………………………………………………… 183
　　退場して待つ　183
　　簡潔な言葉ではっきりと伝える　184

第7章　認知の再構築，問題解決，対人関係効率化 ………… 185

変化の仕方 ………………………………………………………………………………… 186

認知と感情の障害 ………………………………………………………………………… 187

思考，感情，行動の関連 ………………………………………………………………… 187

現時点の関連を把握する ………………………………………………………………… 189

認知の歪曲 193
自動思考，思いこみ，核の信念 194
自殺を考える 201
認知の再構築 203
 思春期患者が自動思考に取り組むように助力する方法　204
問題解決 209
 問題解決スキルの一般化　211
 自殺の危険と問題解決　211
対人関係スキルを向上させる 213
 直接的なコミュニケーション　214
 傾聴　216
 適切な自己主張　217
 対人関係がうまくいくチャンスを高める　219
 他者からの援助や絆を保つ　221

第8章　治療抵抗性うつ病 225

治療抵抗性うつ病とは何か？ 226
なぜ治療抵抗性うつ病が重要なのか？ 226
7つの重要な質問 227
 患者は現在の治療にどのように反応したか？　227
 最初の診断は正確か？　229
 治療抵抗性に関与している合併する状態はないか？　230
 患者は適切な量の，適切な治療を受けたか？　232
 患者は以前の治療を守ったか？　235
 抑うつ症状は薬物の中断や副作用と関連があるか？　236
 心理社会的ストレッサーが治療結果に影響していないか？　239
最初の抗うつ薬に反応しなかった患者に対する治療 241
治療抵抗性うつ病の予防 242

第9章　回復とその維持：強化と維持療法 243

なぜ急性期治療の後に追加の治療段階が必要であるのか？ 244
強化治療 246
 治療の焦点を寛解に移す　246
 なぜ強化治療段階が必要なのか？　246

何が強化治療にとって最善の構造か？　247
　　　新たに治療契約を結ぶ必要性　247
　　　どのくらいのスキルを身につけたか？　249
　　　将来起こり得る問題を予測する　252
　　　残遺の症状と問題を取り上げる　253
　　　不全寛解に関連する他の臨床的要因　259
　　　元の軌道に戻る　265
　　　生きる理由：その意味の重要性　268
　　　健康の社会生態学　269
　　　健康を促進するライフスタイルの変化　273
　維持治療 ……………………………………………………………………275
　　　維持治療の重要性　275
　　　維持治療に対する患者の動機を高める　276
　　　維持治療の要素　276
　　　時期　277
　　　気分とストレッサーをモニターする　278

第10章　前進！ ……………………………………………………283

　私たちは何ができるだろうか？ ……………………………………284
　近い将来に活用できる可能性のある他のアプローチ ……………285
　自殺の危機を評価するための新しいアプローチ …………………285

文献 ……………………………………………………………………………289
訳者あとがき …………………………………………………………………293
索引 ……………………………………………………………………………297

装丁デザイン：糟谷一穂

第1章 思春期のうつ病：評価と治療についての総説

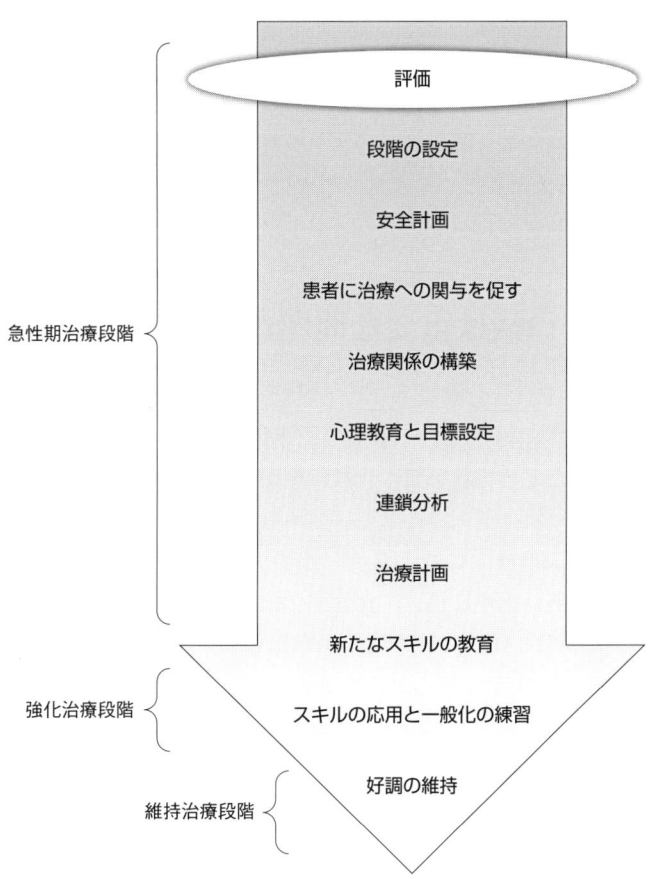

第 1 章　評価と治療についての総説

本章の内容

・さまざまなタイプの気分障害の分類
・評価とさまざまな診断
・うつ病の思春期患者に対する，心理療法や抗うつ薬治療を含めた，現在の治療法（効果，適用，介入法，副作用）の総説
・抗うつ薬による適切な治療（投与量と投与期間）
・抗うつ薬の効果と自殺の危険

　本章では，まず思春期の気分障害の診断基準を総説し，評価と鑑別診断の方法を解説し，エビデンスに基づくうつ病の治療について概説する．そして，思春期のうつ病の治療的アプローチをセラピストに示す．

なぜ思春期のうつ病は重要な問題なのか？

　うつ病は，自殺願望や自殺行動にもっとも密接に関連する精神障害である．思春期の自殺未遂者の約 80％，思春期の既遂自殺者の 60％ には気分障害を認める．さらに，たとえ自殺願望や自殺行動が重要な臨床像でなかったとしても，思春期のうつ病は深刻でしばしば認められる問題である．およそ 5 人に 1 人の思春期の人は成人になるまでに少なくとも 1 回のうつ病エピソードを呈する．うつ病は男性に比べ，女性で 2 倍多いが，男性にとっても深刻な障害である．治療を受けていない，思春期のうつ病患者は，物質乱用，緊密な対人関係の維持が困難，学業や職業上の不振などを高率に呈する．思春期のうつ病は，成人期の反復性のうつ病や慢性のうつ病につながりかねないので，思春期にうつ病を適切に管理することは，思春期患者の長期的発達に大きな差をもたらしかねない．

うつ病について家族がよくする質問
（そしていくつかの短い答え）

- うつ病の頻度はどれくらいか？
  → 毎年，思春期女子の約8％，思春期男子の3％が重症のうつ病エピソードを呈する．
- うつ病の原因は何か？
  → うつ病は家族性の病気である．うつ病に関連する脳内化学物質の変化が，うつ病患者の気分や肯定的な感情の経験に影響を及ぼす．
- うつ病はどのくらい持続するのか？
  → 未治療のままだと，うつ病エピソードは約4～8か月持続する．しかし，未治療のうつ病患者はその後もしばしば残遺症状が続く．
- うつ病は再発するのか？
  → しばしば，うつ病は再発する．維持療法によって再発が予防できることが多い．
- 私の子どももまた正常に生活できるようになるだろうか？
  → 症状を完全に和らげることができれば，うつ病であった若者は以前の機能状態に戻ることができる．
- 評価や診断がなぜ重要なのか？
  → うつ病の評価は治療計画の立案に重要である．気分障害のタイプ（例：うつ病，双極性障害，季節性感情障害）に応じて特定の治療が勧められる．この気分障害の鑑別診断には慎重な評価が前提となる．うつ病性障害には，異なる治療的アプローチを必要とするさまざまな他の精神障害（例：不安障害，注意欠陥／多動性障害）との間に共通点がある．うつ病は，患者の機能，自殺の危険，うつ病の治療への反応に影響する他の障害（例：物質使用障害）と合併することもある．

分類

気分障害は機能の障害を伴う気分の変調によって特徴づけられ，過剰の悲哀感あるいは気分の高揚からなる．極性，重症度，慢性度という3種の次元

によって気分障害は分類される．

極性(polarity)とは気分の変化の方向を指す．単極性(unipolar)うつ病の患者は気分の「低下」のみを経験する．この気分の低下とは，悲哀感，快感消失(例：楽しむことができない，ティーンエイジャーはしばしば退屈などと表現する)，イライラ感で表される．双極性(bipolar)障害の患者〔双極Ⅰ型障害，双極Ⅱ型障害，特定不能(not otherwise specified：NOS)双極性障害，気分循環症〕は気分の極端な低下と高揚の双方向の変化を呈する．気分の「高揚」とは躁状態(双極Ⅰ型障害に認めるより重症の型)や軽躁状態(双極Ⅱ型障害に認める，より障害が軽い躁状態の型)を指す．躁状態では，気分が高揚し，肥大し，イライラ感を呈する．イライラ感は思春期の精神障害ではきわめてしばしば認められるため，米国精神医学会による「精神疾患の診断・統計マニュアル 第4版改訂版」では，イライラ感を診断基準の1つとしている他の精神障害躁状態とは対照的に，躁病に伴うイライラ感であることを確認するためには他の症状も存在することとしている(DSM-Ⅳ-TR; American Psychiatric Association, 2000)．

重症度(severity)とは，気分障害によってもたらされる障害，影響の生じる範囲，他の随伴症状の数の程度を示す．慢性度(chronicity)とは，患者の症状がどの程度持続するかを指している．たとえば，躁状態は軽躁状態よりも重症であり，DSM-Ⅳ-TRの診断基準によれば，躁状態の患者の症状は軽躁状態よりも長期間持続しなければならない．大うつ病(major depression)では，気分変調症(dysthymic disorder)に比較して，一日の大部分の時間，より多くの症状を呈していなければならない．うつ病や双極性障害で，症状の数や持続時間が診断基準に合わない場合には，特定不能の双極性障害と診断される．これは気分障害のほとんどの(しかし，すべてではない)特徴を呈しているものの，症状は重症の機能障害を呈していないという意味である．

気分障害にはさらに2種の特徴がある．季節性のパターンを取るうつ病と精神病症状を伴ううつ病である．これには重要な治療的意味合いがある．秋にうつ病が発病し，症状が重症になるうつ病患者がいる．このような季節性うつ病はある特定の周波数の光を照射することで治療できる．精神病症状を伴ううつ病では，一般のうつ病とは異なる，特定の治療が必要となる．これ

らの状態をどのように評価するかを以下に示す．

うつ病のサブタイプ

　大うつ病は，単極性うつ病の中でもっとも重症である(DSM-IV-TR の全基準を満たす)．気分変調症の診断に要求される症状は，大うつ病よりも少ない．さらに，気分変調症では症状が広範囲に及ぶ必要はない(例：大うつ病ではほとんど一日中症状を認めるのに比べて，気分変調症では一日の半分以上の時間とされている*)．しかし，診断基準で要求される症状が少ないからといって，臨床家は気分変調症に判断を曇らされてはならない．その慢性度のために日常生活がきわめて制限されるからである．気分変調症の患者は，かつて幸せだったことがあるという感情をしばしば思い出すことができない．さらに，気分変調症が大うつ病に発展していくことも多い．気分変調症に大うつ病が合併すると，二重うつ病(double depression)と呼ばれ，治療抵抗性のうつ病患者にはめずらしくない．

> | 症例 |
> 　14 歳の娘アンを診察した後，セラピストは両親にその結果を伝えた．母親によると，アンは楽しそうに生活しているかと思うと，時々気分が落ちこみ，絶望的になり，引きこもりがちになるという．このような態度の変化に気づいていたのだが，母親は娘が単に関心を引こうとしているだけだと考えていた．しかし，アンの説明は，母親の観察とは異なっていた．3 日間連続で気分がよかった時を思い出すことができないとアンは言った．セラピストはアンの母親の観察にどのように反応したのだろうか？
>
> | 反応 |
> 　アンは気分変調症だった．この診断は，アンの説明とも母親の観察と

＊訳者注：DSM-IV-TR によれば，大うつ病，気分変調症ともに，「一日中ほとんどの時間」(most of the day)とあり，両疾患の差は記載されていない．

も一致していた．アンは慢性で，間欠的に生じる気分障害に罹患していて，それは治療しなければ自然寛解するものではないと，セラピストは説明することができるだろう．

思春期の双極性障害

　双極性障害の症状の発現が，小児や思春期では成人期とは異なる傾向があるので，DSM の成人についての現在の診断基準をそのまま思春期の双極性障害の診断に用いるのは適切ではない．双極性障害の若者は躁病やうつ病の明白なエピソードを呈することが，成人に比べて少ない．しかし，双極性障害の思春期患者は頻回に躁とうつのエピソードを呈することがある（1週間，あるいは一日のうちに何度も繰り返すことさえある）．そのために双極性障害の思春期患者が DSM の持続期間の診断基準を満たさないことがしばしばある．また，双極性障害 NOS や双極Ⅱ型障害と診断されている思春期患者が，その後，双極Ⅰ型障害と診断されるようになることもあるが，成人ではこのようなことはあまりない．

　双極性障害患者に認められる大うつ病エピソードが，単極性障害の大うつ病エピソードと識別できないことがある．研究結果によると，精神病症状を伴ううつ病の患者は，双極性障害の家族歴のある患者と同様に，その後，双極性障害を発病する傾向が高い．うつ病の思春期患者では，躁や軽躁の過去の病歴をスクリーニングするとともに，今後，躁病の症状を呈する可能性に注意を払いながらフォローアップする必要がある．親に双極性障害を認める場合には，その子どもも双極性障害を発病する危険が 10 倍も高いので，臨床家は双極性障害の家族歴について慎重に評価しなければならない．思春期において単極性うつ病か双極性うつ病かを鑑別するのはきわめて難しい．どちらの場合でも，患者は不安定な気分やイライラ感を呈する．しかし，単極性うつ病の場合，気分の不安定さに軽躁状態への変化は含まれない．イライラ感自体は双極性障害に特異的ではなく，軽躁状態の診断基準に合致するには，他の診断基準の一群の症状が存在し，他の主要な軽躁症状あるいは躁症状が存在しなければならない（例：誇大性，過剰な性行為，過度の冗談）．

　さまざまな気分に関連する状態の定義を見てきたので，次にそれらをどう

評価するかという点を取り上げよう．

気分障害の評価の手引き

- **中核症状を探る**．第一に，セラピストは気分の浮き沈みといった気分の変化について探っていかなければならない．悲哀感，快感消失，イライラ感などがなければ，うつ病性障害の診断には該当しない．拡大的あるいは高揚した気分を認めなければ，双極性障害の診断基準に当てはまらない．
- **患者自身の言葉で気分を語らせる**．うつ病の症状を評価する際に，セラピストと思春期患者が同じ言葉で話しているかという点が重要である．これを達成するには，ティーンエイジャーに自分自身の言葉で否定的な気分を描写させる必要がある．たとえば，「落ちこんでいる」「気分が最悪」「退屈」「面白くない」「気が滅入る」といった具合にである．しばしばティーンエイジャーは自分の症状について述べるのに独特の言葉を使うことがある．思春期患者の症状や気分の浮き沈みについて取り上げる時に，セラピストは患者の用いた言葉を使って話し合っていく．
- **特定の気分の症状を評価する**．思春期患者が自分の気分の症状がどれほど深刻であると考えているかを探ると役立つことがある．たとえば，臨床家が「1から10の尺度で，10が最高の気分を感じた時だとすると，今の気分はどのくらいですか？ 10の時の気分はどのようなものでしたか？」と尋ねることができるだろう．快感消失について評価するには，「何をしたら楽しいですか？」などと尋ねる．もしも思春期患者が「今は何をしても全然楽しくない」と答えたならば，これまでは何をしたら楽しかったか，その時と今とどう違うのかと質問してもよい．たとえば，「最後に楽しかったのはいつですか？ 気分が落ちこんでいる今とその時を比べるとどう違いますか？」などと質問する．治療中の患者がうつ病の症状が消失して，安定して見えるような時がある．しかし，患者は幸福感，安定感，快感などを覚える能力が欠けていると感じているかもしれない．事態を支配したり幸福感を経験したりすることはうつ病の発展に対する保護的役割があるので，思春期患者は再発の危険が高い．
- **躁病について評価する**には，「あなたはこれまでにひどく気分が持ち上がっ

たように感じたり，世界の頂点に立っているように感じたり，エネルギーに満ちあふれているように感じたことはありませんか？」などと質問するとよい．多幸感，誇大感，性的興奮，過度の冗談は，躁病の他の特定の症状である．イライラ感も躁病の可能性を示す基準であるが，他の症状がなければ，これは躁病に特異的な症状とはみなせない．もしも患者が質問に対して肯定的に答えるならば，セラピストはそれが最近起きたのはいつかと質問し，患者に詳しく説明させる．たとえ抑うつ的な若者でも気分のよかった日々があったはずなのだが，セラピストは「うつ病の症状を認めなかった」状態と躁状態を識別したいと考えるだろう．うつ病について取り上げる時と同様に，セラピストと患者は，躁病の症状を描写するのに共通の言葉を使うべきである．たとえば，気分が「ハイになる」「絶好調」「世界の頂点に立っている感じ」「スーパー」といった言葉である．双極性障害の思春期患者はしばしば急激な気分の変動を経験する．一日のうちで，気分がどのように変化するかという点も質問しなければならない．また，双極性障害の思春期患者は同時に躁病の診断基準もうつ病の診断基準も合致するような混合状態をしばしば経験する．躁病の衝動性と活動性とともに，うつ病の気分の低下と厭世観が混在し，自殺の危険も非常に高いため，混合状態はきわめて危険な状況である．

- **発症，時間経過，気分の変動について経時的に整理する．**セラピストは患者とともに気分の問題がどのように経時的に変化してきたか図示して，視覚的に整理するとよい．気分の変化を経時的に図示するのは，気分の症状と他の随伴障害の時間的変化を見きわめるためのきわめて有益な手段となる．症状の時間経過を図示する際に，祝日，休暇，日常の出来事（例：自宅に戻る），学期初め，学期末など患者にとって意味のある日を一緒に書きこむと役立つ．症状経過の図式化によって，ある症状がうつ病と関連しているか，他の状態（例：学習障害）と関連しているのかセラピストが判断するのに役立つ．

　セラピストは発病以来のおおまかな気分の変化を思春期患者自身に書かせることから始めてもよいだろう（図 1-1）．気分の変化は，他の気分関連症状，人生の出来事，随伴状態，治療によりもたらされた変化と関連しているかもしれない．

気分障害の評価の手引き　9

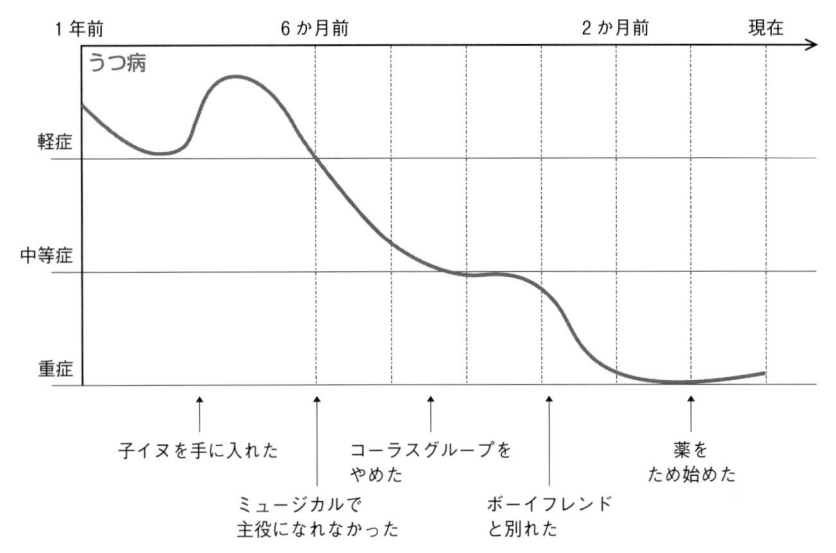

図 1-1　うつ病の症状の時間経過の一例

（グラフ軸ラベル：1年前／6か月前／2か月前／現在；軽症／中等症／重症；うつ病）

矢印の注釈：
- 子イヌを手に入れた
- ミュージカルで主役になれなかった
- コーラスグループをやめた
- ボーイフレンドと別れた
- 薬をため始めた

| 症例 |

　16歳の少年アーロンは，非常に深刻な自殺未遂に及んだため入院となったが，退院後に両親に伴われてクリニックに受診してきた．彼は今はもう「調子がよい」ので，治療の必要はないと言った．彼はフットボールチームの花形選手だったが，自殺未遂の数週間前にフットボールをやめてしまったとアーロンは打ち明けた．彼の診断を明らかにするために，セラピストはこの情報をどのように活用できるだろうか？

| 反応 |

　アーロンが昨年フットボールでどのような経験をしたのか，そして今年は何かが異なってしまったと考えていたのかとセラピストは質問した．今年はすでに身につけた技をごくおざなりにやっているだけに過ぎないと彼は感じていた．コーチが自分のことを哀れな奴といった眼で見ているように思えて，実際にチームにとってのお荷物となっていると感じていた．これはすべて昨年の体験とは大きく異なるものだった．フットボールの練習中にどのように感じていたかとセラピストが質問する

表1-1　気分障害を評価するための基本的なガイドライン

- 中核的症状について質問する．
- 患者自身の言葉で1つひとつの症状を述べるように働きかける．
- 特定の症状を評価する．
- 時間経過，重症度，頻度，各症状がもたらす障害の程度を判断する．
- 症状が他の状況や他の障害によってもたらされているかどうか評価する．
- 診断を下す前に，一連の障害の症状を時間経過とともに判断する．

と，彼は怒り出して，答えた．「麻痺した感じだった．無感覚だった．皆は僕がうつ病だと思っているけれど，僕には何も感じられない」．そして，セラピストはアーロン自身の言葉を使って，彼のうつ病エピソードについてどのように話したらよいかわかった．

これらの原則を**表1-1**にまとめた．

睡眠を評価する

　気分障害の思春期患者には睡眠の問題を認めることがごく普通である．入眠障害，熟眠障害，早朝覚醒などの睡眠の問題もあれば，睡眠が過多になり，日中に昼寝までするものの，いつも疲労感を覚えている思春期のうつ病患者もいる．睡眠の問題を評価するために質問すべき点を**表1-2**にまとめた．患者が入眠に問題があるのならば，セラピストは患者の睡眠パターンについて質問する．患者はベッドの中で日中の出来事をあれこれ思い出して悩んでいないだろうか？　あるいは夜遅くコンピュータや電話を使用していることはないだろうか？　たとえば，昼寝，薬の種類や量の変更といった，入眠や睡眠の質に問題を引き起こす可能性のある他の要因もあるかもしれない．覚醒剤やbupropion（商品名Wellbutrin）を使用しているために，睡眠の問題が生じることがある．同様に，選択的セロトニン再取り込み阻害薬（selective serotonin reuptake inhibitor：SSRI）が睡眠障害や睡眠を妨げるありありとした夢を引き起こすことがある．抗精神病薬は，普通は鎮静的に作用するが，時に落ち着きのなさを引き起こし，睡眠が妨げられることがある．

表1-2 睡眠の評価

- 「いつもはどんな睡眠のパターンですか？」
- 「何時に床につきますか？」
- 「寝つくまでにどのくらいの時間がかかりますか？」
- 「一晩中眠っていられますか？」
- 「何時に起きますか？」
- 「日中も眠ることがありますか？」
- 「カフェインの入っている飲み物を飲みますか？」

双極性障害の患者も入眠が難しいことがある．しかし，躁状態では，睡眠の必要性を感じなかったり，眠りたいと思わなかったりするものの，翌日も疲労感を覚えない．実際のところ，断眠が，双極性障害の患者に躁状態を引き起こしたり，躁状態を悪化させたりすることがある．対照的に，単極性うつ病の患者は，ほとんどあるいはまったく眠れなかった翌日はひどく疲労感やイライラ感を覚える．

| 症例 |

16歳のレイナは成績の低下と抑うつ気分のために受診してきた．彼女は寝つくまでに2時間かかると述べた．睡眠パターンについて質問されると，宿題を済ませるために午前1時まで起きているので，その後，頭のスイッチを切るのが難しいと答えた．さらに，毎日午後に昼寝をし，夜宿題を始める前にコーヒーを1杯飲むという．診察したセラピストはレイナの睡眠の問題をうつ病の一症状ととらえるべきだろうか？

| 反応 |

この時点ではなかったが，さらに質問を続けていくと，レイナは学校ですべての上級コースを受講していたので，全授業についていくのが難しいことが明らかになった．さらに評価を進めていき，学業が誰にとっても負担が大きすぎるものなのか，あるいはレイナの機能が低下しているためにそう感じているのか焦点を当てる必要があった．しばらくの間は，彼女はまず昼寝をやめることと，夜遅くコーヒーを飲まないことを助言された．

表 1-3 食欲と体重の評価

- ・「食欲の変化(増加あるいは減少)に気づいていますか?」
- ・「体重に何らかの変化がありましたか?」
  - ✔ もしも答えが「はい」ならば:「体重を増やそうと(減らそうと)しましたか?」
  - ✔ もしも答えが「はい」ならば:「目標の体重はどのくらいですか?」
  - ✔ 目標の体重が非現実的なほど低い場合には,摂食障害についての質問を続ける

食欲と体重を評価する

　うつ病には,食欲や体重の減少あるいは増加が伴うことがある.正常の発達を考慮したうえで,体重の変化を評価しなければならない.思春期の人がある一定期間同じ体重を保っているとするならば,それは成人では体重減少と同じ意味があり得る.うつ病で体重や食欲が低下していることは,ダイエットをしている場合や,摂食障害で食事を制限している場合と区別しなければならない.身体疾患や服用している薬物の影響で体重や食欲に影響を及ぼしている可能性についても考慮しなければならない.bupropionを服用している患者は頻繁に,SSRIを服用している患者もしばしば体重減少を呈する.抗精神病薬の長期服用,そして抗精神病薬ほどではないがSSRIでも,体重増加が出現することがある(表1-3).

注意集中と決断能力を評価する

　ティーンエイジャーに集中力について質問する時には,「最近,宿題をしたり,学校で集中したりしているのが難しくなったと思いますか?」と尋ねるとよいだろう.あまりにも学業の負担が多すぎる,いじめにあっている,注意欠陥/多動性障害(attention-deficit/hyperactivity disorder:ADHD)や学習障害があるといった具合に,集中力を阻害する他の理由を除外しておくのは重要である.もしも注意集中の問題がADHDの発病とともに始まっていた場合には,それをうつ病の症状に含めるには集中困難が気分の問題とともに悪化していなければならない.うつ病になったものの優秀な学生が成績を保っている場合でも,これまで以上に必死に努力しなければならないかも

しれない．そのような学生が優秀な成績を保っている場合には，セラピストは「同じようによい成績を取るのに，これまで以上に一生懸命勉強しなければなりませんか？」と質問してもよいだろう．集中力に影響を及ぼすうつ病の1つの側面として，あれこれと思い悩むことがある．すなわち，しばしばいつまでも些細なことに囚われ，課題に適切に集中することが妨げられてしまう．

　決断を下すのが難しくなっている点を評価するには，どちらかといえば直接的に質問する．たとえば「決断を下すのが難しいと気づいていますか？」などと質問する．もしもティーンエイジャーがこの質問を肯定したならば，セラピストは続けて「最近下した決断の例を挙げてください．どのような具合でしたか？」と質問できる．

| 症例 |

　16歳のジェイソンはADHDの既往歴があった．自責的な内容のエッセイを提出したため，うつ病の評価の目的で紹介されてきた．そのエッセイでは，成績不良なことに触れ，同級生たちが大学進学を準備しているのを目の当たりにして，寂しいと書かれてあった．診察の結果，集中困難の問題は幼稚園の頃からあったものの，とくに最近，学校で注意を集中していられないことが明らかになった．セラピストはジェイソンの注意集中困難をどのようにしてうつ病と関連させるだろうか？

| 反応 |

　セラピストはまずジェイソンにうつ病の他の症状がないか確認しなければならない．次に，気分の変動に関連して，彼の集中力や決断能力が変化するのかどうかを確認すべきである．セラピストは，彼がエッセイを提出した頃に集中力に関してとくに何に気づいていたのか質問すべきだろう．詳しく質問していくと，集中力にとくに変化があったわけではなく，集中困難は長期にわたるADHDともっとも関連していると考えられた．

表 1-4 自己価値や自責感の評価

- 「あなたのよい点を 3 つ挙げてください」
- 「あまりよくない点を 3 つ挙げてください」
- 「あなたは他者にとって重要だと思いますか？」
- 「あなたは自分が他者の負担になっていると思いますか？」
- 「あなたは自分を責めるような何かをしましたか？」
- 「あなたが何かよくないことをした時に，どんな考えが心に浮かびますか？」
- 「どんなことをすると自分を責めますか？」

無価値感や自責感を評価する

うつ病患者は自分が他者の負担になっていて，それに応えるだけの能力がほとんどないとしばしば感じている．しかし，他の精神医学的状態も無価値感を生み出す可能性がある．たとえば，学業不振の学習障害の患者，肥満で親からその点を非難されている患者，目標体重まで減量できないために気分がすぐれない摂食障害の患者などである．強迫性障害(obsessive-compulsive disorder：OCD)の患者も病的な自責感を覚えているかもしれない．しかし，OCDの自責感は一般的には洗浄強迫などの複雑な儀式に対する不適切な思考や，それをしないではいられないことに対するものである．精神病症状を伴ううつ病に，罪業妄想，無価値感，心気妄想が出現することもある．自己価値や自責感についての質問の例を表 1-4 にまとめておいた．

精神病症状を評価する

単に患者をちらりと見ただけで，精神病症状の有無を判断することはできない．そこでそのような症状に関連する特定の質問をするのが重要である．もしも患者が防衛的であったり，妄想的であったりするようならば，何か心配事はないか，あるいは何かに悩まされていないかといった質問から始めるとよい．セラピストは「少し不思議に思われるかもしれない質問をいくつかしますが，これは今あなたに起きていることを私たちが理解するのにとても大切な質問です」などと説明する．質問に含めるべき内容としては，①誰かが自分を付け狙っていると考える，②誰かが自分の心を読もうとしていた

表1-5 精神病症状の評価

- 「あなたは心が何かを企んでいるような経験をしたことがありますか？ あなたのことを話している声がしますか？ 他の人が普通ではないと思うような考えが浮かびますか？」
- 「誰かがあなたのことを話したり，あなたを付け狙うように感じますか？」
- 「あなたは他の人の考えを支配できたり，逆に，誰かがあなたの考えを支配できると思いますか？ ラジオやテレビはどうですか？」
- 「自分には特別な能力があるとか，特別な任務，特別な報酬，あるいは特別な罰のために選ばれたと考えていますか？」
- 「今質問した事柄についてどの程度現実的なものだと思いますか？ どの程度，それがあなたの考えや想像だと思いますか？」
- 「どの程度，そういった考えを脇に置いておくことができますか？」
- 「どの程度，そういった考えに基づいて行動しなければならないと感じますか(例：命令性の幻聴)？」

り，支配しようとしていたりすると考える，③聞こえるはずのないものが聞こえたり，見えるはずのないものが見えたりする，④悪魔に取り付かれる，不治の病にかかった，深刻な罪を犯した，世界の終わりが近づいているといった，特定の否定的な考えなどがある．こういった内容を含む質問に対して，患者が「はい」と答えたならば，さらに「あなたはそれを強く信じていますか？ それとも疑っていますか？」などと質問する．セラピストはこういった考えに対する患者の反応についても探っていく．声が聞こえると患者が言ったならば，その声は自分自身の考えとは異なるように思えるのか，その声は本当のものかあるいは空想上のものと考えるのか，その声は誰か常に特定の人のものか，その声が何か特定の依頼や要求をしてくるのかと，セラピストは質問していく．一般的に言って，そういった現象が現実のものであるから，それに反応していると患者が強く確信しているほど，この経験は精神病症状である可能性が高い．精神病症状は，うつ病，躁病(この場合は誇大性や妄想が顕著である)，統合失調症の一症状と考えられる．統合失調症である場合，統合失調症のいくつかの一般的な初期症状はうつ病の症状と類似している(例：気分の変動，社会的引きこもり，注意集中困難)．精神病症状の評価のための質問の例を**表1-5**に挙げておく．

| 症例 |

14歳の少女が自殺未遂の後，受診させられたが，抑うつ的でひどく警戒していた．彼女は自殺を命ずる声が聞こえると言った．そして，あまり多くの質問に答えることはできないと担当医に述べた．では，何を質問すべきだろうか？

| 反応 |

この患者は精神病症状を呈している可能性が高い．こういった状況では，鑑別診断は不可能であり，また，最優先事項でもない．むしろ，セラピストは患者を危険に追いやるような精神病症状の側面を評価するように努めるべきである．「その声が今でも自殺を命令してきますか？」「その命令に従ってしまう可能性はどの程度ですか？」といった2つの質問ができるだろう．さらに「自分の安全を守るために何ができますか？」といった質問もできるかもしれない．

鑑別診断と重複罹患の評価

表1-6にうつ病の主要症状を挙げて，他の一般的な診断とうつ病をどのように鑑別診断するか示してある．さらに，これらの状態はうつ病と合併することが多く，それが患者の機能やうつ病からの回復にどのような影響を及ぼしているかという点について認識しておくのが重要である．重複罹患(comorbidity)の場合には，時間経過はさまざまな診断の相互関係を明らかにするのに役立つ．本節では，うつ病と他の診断をどのように鑑別診断し，他の障害が結果にもたらす影響を理解し，重複罹患が治療計画にどのような影響をもたらすかを総説する．

不安障害

不安障害では，気分，睡眠，集中力に障害が生じる．しかし，うつ病の症状と比較すると，患者が不安を引き起こすような状況を避ける場合には，不安障害の症状は和らぐ．社会恐怖(social phobia)の患者は他者の目に自分が

表 1-6 うつ病性症状の鑑別診断

症状	不安障害	ADHD	物質使用	OCD	摂食障害
気分	不安を引き起こす状況では気分低下	治療のために投与されている覚醒剤，学校や他の生徒からのプレッシャーのためにイライラ感や気分易変	多幸感や抑うつ感が生じることがあり，物質使用と時間的に並行する	儀式が完遂できなかったり，受け入れられない思考が妨げられたりする場合に，気分低下	栄養の問題や体重維持の必要性から，気分が低下することがある
注意集中	反復思考のために注意集中困難	小児初期から注意集中困難	物質使用時，あるいは使用後に，記憶力や動機の低下	侵入的な思考や儀式を行う必要性のために集中力が低下	一般的に問題はないが，栄養の問題や体重への拘りから注意集中困難となることがある
睡眠	心配のあまり入眠困難	覚醒剤による不眠が生じることがある	不眠や過眠が生じることがある	合併するチックや，儀式や強迫思考のために不眠が生じることがある	栄養状態の二次的影響で不眠が生じることがある．過剰な運動や疲労から不眠になり得る
食欲	普通は変化なし	覚醒剤による食欲低下が生じることがあるが，減薬により改善	食欲の低下や増加が起こり得る	強迫思考や儀式が食物に関連している場合	ボディイメージの歪曲や極端な食事パターンの制限のための食欲低下．大食症では，過食と嘔吐
無価値感・自責感	他者に自分は価値がないと思われていると心配	学業不振や同級生との問題のために自尊感情が低いことがある	とくに問題を生じた場合には，物質使用に対する嫌悪感	強迫思考や儀式が完遂できないことに関する恥辱感	体重，大食，嘔吐への不満に関連した自尊感情の低下

無価値であると映っていることを心配しているのだが,うつ病患者は自己の価値そのものが低くなっている.

　不安障害はしばしばうつ病に先行して出現したり,同時に合併したりする.不安障害やうつ病の症状の時間経過を図示すると,主としてうつ病が問題なのか,それとも不安障害なのか,その両者が問題なのか明らかにするのに役立つ.不安は,快適な活動や,完全な回復に必要な支配感を妨げるため,合併する不安はうつ病の治療結果に影響を及ぼす可能性がある.

強迫性障害

　強迫性障害(OCD)の症状はDSM-IV-TRでは不安障害の1つとして分類されているが,いくつかの独特な特徴があり,しばしばうつ病との類似点がある.社会的に不適切な強迫思考のある人は,恥辱感や自責感を覚えていて,注意集中の問題を抱えていることがある.自己の行動を束縛するような儀式をせざるを得ない患者は,その儀式が完遂できないとなると,快適な活動をすることに制限を受けたり,自責感,不安感,悲哀感を覚える.うつ病はしばしばOCDに合併する.時間経過を図示することによって,うつ病の症状がOCDの二次症状として生じているのか,独立の障害として生じているのか臨床家は明らかにできる.

心的外傷後ストレス障害

　心的外傷後ストレス障害(posttraumatic stress disorder:PTSD)もDSM-IV-TRでは不安障害の1つとして分類され,明らかな特徴がある.PTSDでは,集中力や気分に障害をもたらし,焦燥感を生じ,楽しむ能力を妨げ,結果として不眠を生じることがある.同様のストレッサー(例:虐待,攻撃,悲嘆)がうつ病とPTSDの両者の危険を高めるため,PTSDとうつ病はしばしば合併する.PTSDの気分の症状は,トラウマを想起させるような出来事によってしばしば引き起こされたり,増悪させられたりする.

死別反応

　正常範囲の死別反応が悲哀感や社会的引きこもりを生じることは理解できる．なお，現在の診断の手引きは死別を経験した人に起きるうつ病を診断するのが難しいとしているが，これは著者らは正しくないと考える．ストレスは脆弱性の高い人にうつ病を引き起こすのだが，思春期の人にとっては親を亡くすこと以上にストレスに満ちた出来事はほとんどない．もしも患者が機能の障害やうつ病の症状を呈していた場合，うつ病の既往歴や家族歴を認めるならば，うつ病と診断するのが妥当である．うつ病は複雑な死別反応と混同されかねない．複雑な死別反応では，喪失に対して極度に囚われ，怒りや苦悩を呈し，故人を追い求め，無感覚や侵入的なイメージや記憶に取り付かれ，故人を思い起こさせるような事柄を極端に避け，これらの症状のために機能障害が生じる．うつ病と複雑な死別反応が同時に生じた場合には，複雑な悲嘆が解決しなければ，うつ病が寛解するのが遅くなるだろう．

注意欠陥／多動性障害

　注意欠陥／多動性障害（ADHD）では，気分，集中力，睡眠，食欲，自尊感情に障害が生じ得る．ADHDの若者は，学業不振や仲間からのプレッシャーのために落胆することがある．さらに，治療のために投与されている覚醒剤がうつ病の症状を引き起こしている場合もある．集中困難は，うつ病とADHDに同時に出現する症状であるが，ADHDの発病は一般にうつ病の発病よりもはるかに早期である．うつ病が合併すると，ADHDの症状が悪化する可能性がある．ADHDの子どもは幼いうちは集中困難に気づかれないかもしれないが，学年が進んで，学業の負担が増してくるにつれて，初めて問題に気づかれる．学業不振や仲間との間に抱えた問題が積み重なっていった影響のために，自尊感情が低くなることがある．さらに，ADHDではしばしばうつ病が合併する．症状の発現を時系列的に並べることによって，うつ病とADHDの症状が時間経過とともにどのように出現してきたか理解するのに有用である．うつ病とADHDの両者を抱えている患者が，実際に学校での問題によって引き起こされたうつ病の症状を呈しているかもし

れない．もしも衝動性と学校での問題がもっとも深刻な障害となっている症状であるならば，まず ADHD の治療を試みたうえで，次にうつ病を再評価するのが合理的であるだろう．

物質乱用

　急性の中毒，使用直後の影響，長期的な影響の結果として，アルコールや物質の乱用は気分障害に類似したすべての症状を引き起こす可能性がある．患者が物質の乱用について自ら語ろうとしない場合には，尿や血液検査が診断を下す唯一の方法であることがしばしばある．アルコールや物質の乱用を探る他の鍵としては，登校パターンが変化した，アルコールや薬物の問題がある友達と付き合い始める，交友関係に関連して行動面で変化が現れるなどといったことがある．

　アルコールや薬物の使用はしばしばうつ病と並存し，互いに危険を高めてしまう．アルコールや違法な薬物の薬理作用に加えて，薬物の使用によって懲戒処分や法的な問題が起きて，それがうつ病を引き起こすことになりかねない．うつ病の治療中にアルコールや違法薬物を使用することは，うつ病の治療への反応を悪くさせてしまう．臨床家から直接質問されるよりは，自記式のアンケートのほうが患者はアルコールや違法薬物の使用を認めることがある．また，エビデンスに基づく治療に反応しない患者の場合，アルコールや違法な薬物について検査すべきである．

摂食障害

　栄養を極端に制限している摂食障害の患者もうつ病のさまざまな症状を呈する可能性がある．そもそも達成不可能なほどの低体重になれなかったり，体重を増やすことを強制されたりするために，患者は悲哀感を覚え，自尊感情が低くなっているかもしれない．大食症の患者も悲哀感や自尊感情の低さを抱いているかもしれないが，それはしばしばボディイメージや嘔吐と関連している．しかし，うつ病と摂食障害はしばしば並存する．臨床家は患者の生存と機能維持にもっとも関連する状態を最優先にすべきである．大食症の

表1-7 思春期のうつ病を評価するうえで重要な領域

領域	うつ病の治療に対する影響
虐待/いじめ	心理療法と薬物療法を併用させた治療への反応がより低い
家族の葛藤	いかなる治療にも反応が不良で,再発の危険がより高い
重複罹患(不安/ADHD)	心理療法と薬物療法を併用させた治療への反応がより高い
アルコールや薬物の乱用	心理療法と薬物療法を併用させた治療への反応がより低い
母親のうつ病	CBTに対する反応がより低い

　患者の場合,大食がうつ病に対処するための方法であるのか(この場合はうつ病が最優先の問題である),それとも大食症の結果としてうつ病が生じているのか見きわめるのに,症状発現の時間経過を見るのが役立つ.一時的に両者が関連している場合には,症状によって引き起こされた苦悩の程度がどの程度か,患者自身がどちらを重視しているのかによって,最優先に取り上げるべき問題を判断できるだろう.

　うつ病と他の並存する状態を評価することに加えて,もしも取り上げなければ治療に対する反応が不良になってしまいかねない他の治療標的についてもセラピストは評価しなければならない(例:患者と家族の他の特徴など.表1-7参照).

思春期のうつ病に対するエビデンスに基づいた治療法に関する総説

　本節ではセラピストが必要とする次の2点,①患者と家族に対する治療へのインフォームドコンセント,②患者に適した特定の治療,についての情報を提示する.以下に述べる治療的アプローチとは,思春期のうつ病に効果があると証明された治療法であり,認知行動療法(cognitive-behavioral therapy:CBT),対人関係療法(interpersonal therapy:IPT),抗うつ薬による薬物治療,CBTと薬物療法の併用である.本書はCBT理論に基づいているので,IPTについては詳述しない.IPTはCBTほど詳しく検討されてはいないが,有効な治療法であると思われる.CBTと抗うつ薬の薬物療法

を議論するにあたって，治療について解説し，なぜ効果が上がるのか，他の治療法と比べてどのような効果があるのか，患者にどの治療を選択するか，治療のもたらす危険などを取り上げる．

認知行動療法(CBT)

CBTとは何か？

　CBTとは，うつ病と，個人が世界・自分自身・将来をどのようにとらえるかとの間の関係に焦点を当てる治療法である．CBTは期間に制限を設けた治療法であり，セラピストは活発で指示的である．CBTにおけるセラピストと患者との間の関係はAaron T. Beck博士が「協同的経験主義」と呼んだように定義される．CBTは次の2つの基本的な原則に基づく幅広い治療技法からなる．
① 思考，感情，行動の間には密接な相互関係がある
② 思考や行動を変化させることで，うつ病といった障害に関連する苦悩に満ちた感情を緩和させることができる

　CBTの目標は，うつ病や問題行動を引き起こす否定的な思考パターンを患者が同定し，探り，修正するのを助けることにある．しかし，実際には，CBTの介入法の焦点は，患者の思考よりは，むしろ行動に当てられることがある．この治療焦点は行動の賦活化(behavioral activation)と呼ばれ，思考や感情の変化を引き起こす目的で，行動の変化をもたらすことにある．他の治療焦点は感情に当てられる．非常に抑うつ気分の強い患者の場合，セラピストと患者は感情統御と苦悩耐性スキルを改善することに取りかかることをまず選択する．このアプローチを強調するCBTの特別なタイプの治療法として，弁証法的行動療法(dialectical behavior therapy：DBT)がある．うつ病で自殺の危険の高い思春期患者に対する著者らの治療法は，DBTの要素をCBTに統合したものである．以下の章で，うつ病で自殺の危険の高い若者に対してCBTのさまざまな要素をどのように応用するかをより詳しく解説していく．共通の技法を**表1-8**にまとめた．

　CBTのアプローチで勧められる構造の程度はさまざまである．セラピストが患者にスキルや技法を教えるのに標準的な順に従う，きわめて高度に構

表1-8　CBTの共通要素

- 気分をモニターする
- 行動の賦活化，楽しい行動を計画する
- 認知の再構築
- リラクセーションとストレスマネジメント
- 感情統御と苦悩耐性
- 対人スキルと葛藤解決
- 一般的な問題解決スキル

造化されて教育的なものもある．この種のCBTを用いた研究の結果は上々であるが，私たちのアプローチはCBTの創始者であるAaron Beck博士の研究により近いモデルとなっている．このCBT治療法はより柔軟で，構造と技法は患者や家族と協力して選択され，患者の必要性に応じたアプローチである．より構造的なCBTの利点は，すべての患者が標準化され，品質管理された治療を受けられる点である．一方，私たちの柔軟なアプローチでは，患者が自分自身に対してより多くの責任を引き受けるようにその能力を高める点にある．「あなたが自分自身のセラピストになれるように私たちは教育していきます」と私たちは患者に告げる．この構造化の程度のより低いアプローチは，そもそも治療に半信半疑な思春期患者からは好意的に受け入れられている．

どの程度CBTを実施するのが妥当か？

ほとんどの研究ではCBTを最低12週間実施しているのだが，寛解状態に至って，再発を予防するのに12週間以上のセッションが必要であると示唆するものもある．

CBTの段階とは何か？

このタイプのCBTには，急性期，強化期，維持期の3段階がある（図1-2参照）．このアプローチ法では，ある段階の治療目標が達成されたら，次の治療段階へと進んでいく．各段階の期間とセッションの頻度に関するガイドラインを図1-2に示した．

本書では主に急性期治療に応用する戦略に焦点を当てている．急性期治療

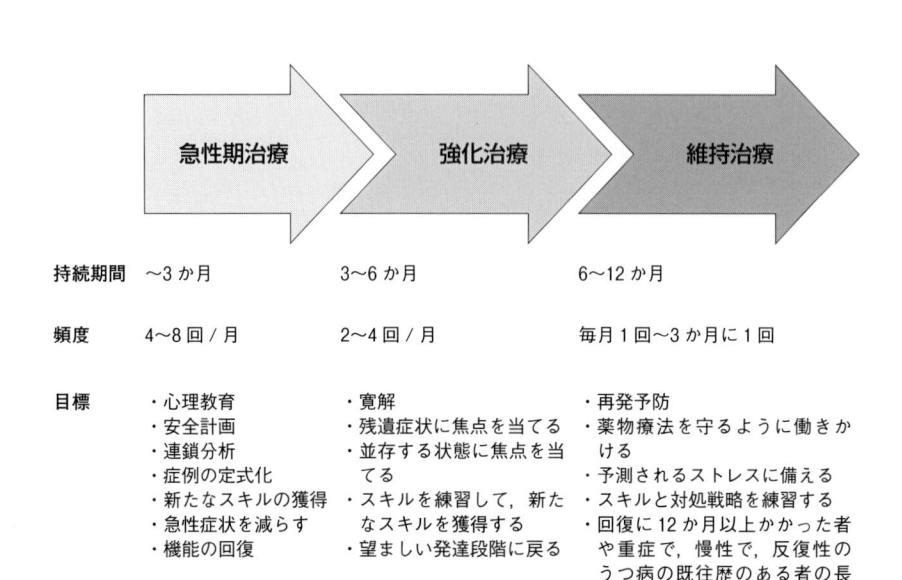

図 1-2　思春期のうつ病に対する治療の 3 段階

	急性期治療	強化治療	維持治療
持続期間	～3 か月	3～6 か月	6～12 か月
頻度	4～8 回/月	2～4 回/月	毎月 1 回～3 か月に 1 回
目標	・心理教育 ・安全計画 ・連鎖分析 ・症例の定式化 ・新たなスキルの獲得 ・急性症状を減らす ・機能の回復	・寛解 ・残遺症状に焦点を当てる ・並存する状態に焦点を当てる ・スキルを練習して，新たなスキルを獲得する ・望ましい発達段階に戻る	・再発予防 ・薬物療法を守るように働きかける ・予測されるストレスに備える ・スキルと対処戦略を練習する ・回復に 12 か月以上かかった者や重症で，慢性で，反復性のうつ病の既往歴のある者の長期にわたる維持を図る

の主目標とは，患者の安全を確保し，個人的な治療計画を立案し，それを維持し，急性の精神症状を緩和することにある．急性期治療においては，セラピストと患者は臨床的反応を達成し，機能の回復に向かって努力する．治療の第二段階である強化期では，それまでに達成した治療効果を強化する．この段階におけるセラピストと患者の目標は，反応から寛解へと進んでいくことである．すなわち，うつ病の症状がすっかり消失することを目指す．ほとんどの臨床研究の主な結果とは臨床的反応であり，これは患者がこれまでよりも改善したことを指す．これは患者が完全に回復したという意味ではない．治療に反応した後に寛解に達するには時間がかかり，しばしば追加の治療が必要になる．治療の強化の段階では，取り上げられないままだと，再発につながりかねない残遺症状を標的とする．第三の，そして最後の段階とは維持段階である．維持治療の目標とは，うつ病の再発を予防することである．再発の危険は，患者の状態が改善して 4 か月以内にもっとも起こりやすく，薬物療法や心理療法を続けている患者は良好な状態を維持する傾向が高い．維持治療のもう 1 つの焦点は，再発を引き起こすかもしれないストレッ

サーが起こり得ることを患者自身が予測できるように助力することである．さらに，患者が将来生じるかもしれないストレッサーに対処するのに有用な，これまでに身につけたスキルや戦略を同定し，さらに強化することである．維持治療期には回復の維持を助けるようなライフスタイルの変化に患者が焦点を当てるように助力していく．最後に，維持治療では，重症で，慢性で，再発性のうつ病の既往歴のある患者や，回復までに12か月以上かかった患者に働きかけていく．この長期にわたるフォローアップの時期には，再発の予防を標的とする．

思春期のうつ病への急性期治療として CBT が有効であることを支持するエビデンスとは何か？

　治療の一部としては，各々の治療の利点と危険について教育することも含まれる．CBT が他の治療法と比較した研究から得た最重要の結果を以下のように短くまとめた．

1. 他の急性期治療（例：支持療法，リラクセーション，家族療法）と比較して，CBT は患者の症状がより早く改善することを助け，その効果は，思春期のうつ病に対してエビデンスに基づいて有効であるとされている IPT とほぼ同等である．
2. 薬物療法単独でも，CBT 単独よりも患者をより早く改善させるが，18週間後には CBT は薬物療法の効果に追いつく．
3. 薬物療法と CBT を組み合わせた治療が最善の結果をもたらし，改善ももっとも速い．薬物療法と CBT を併用すると，薬物療法単独よりも，結果は良好であり，治療開始12週間以内では，CBT 単独よりもはるかに効果的である．
4. 治療開始から3か月を過ぎても，うつ病の若者は回復し続けるので，維持療法は重要である．
5. 「最善」の治療にも反応を示さない多くの患者が存在する．そこで，個々の患者に応じた治療を選択することによって，研究ではしばしば焦点を当てられない，並存する問題を粘り強く取り上げて，良好な結果をもたらすように改善させることが可能である．

CBT はとくに誰に効果的だろうか？

　他の治療法と比較して，重複罹患を呈している患者，ADHD や行為障害の患者といった具合に，診断的により複雑な患者に対する治療として，CBT はとくに効果的である．認知の歪曲を呈している患者には，CBT が適用できると思われる．重症のうつ病のために，自己の認知の歪曲にとくに囚われきっていると思われる患者の場合には，抗うつ薬と併用すると，CBT はもっとも効果的だろう．CBT では，患者は自分の気分を慎重に見守るとともに，前の週に学んだスキルの練習をする必要がある．これを進んでしようとしなかったり，できなかったりする患者は CBT から良好な効果を期待することが難しい．

どのような人には CBT は効果がないか？

　CBT 単独，あるいは薬物療法と併用したとしても，身体的虐待や性的虐待を経験した患者は CBT に反応しない傾向がある．重症のうつ病のため動機づけや集中力に障害のある患者は，まず薬物療法単独である程度，急性症状を緩和してからのほうが，CBT に対する反応がよくなるだろう．母親のうつ病，家族の葛藤，学校でのいじめといった環境的要因も，治療効果を減じることになりかねない．こういった問題が解決しない限り，CBT の効果が限定的になる可能性がある．

個人に応じた治療

　治療に対する反応の早さといった点では，慢性で重症のうつ病患者には，薬物療法単独よりは，CBT と薬物療法を併用したほうが効果的である．これはうつ病で自殺の危険の高い患者に対しては重要な方針である．さらに，母親のうつ病や家族の葛藤といった環境的要因については治療の初期に取り上げておくべきである．そして，現在の問題や治療目標の性質によって，CBT のどのスキルを患者や家族に用いるかを選択する．

表 1-9　抗うつ薬を服用している患者に対してすべきこととすべきでないこと

すべきこと	すべきでないこと
・規則的な服薬をする ・副作用を報告する ・服薬していることを他の医療従事者にも知らせておく ・他の薬を服用する前に，薬剤師や医師に確認する ・アルコールや違法薬物を避ける	・突然服薬を中止する ・医師に相談なしに服薬量を変える ・抗うつ薬がすべての問題への答えだと考える ・外科医に SSRI を服用していることを告げずに手術を受ける

抗うつ薬による治療

薬物療法と医学以外のセラピストの役割

　うつ病で自殺の危険の高い思春期患者の治療に関与するセラピストのほとんどには，処方をする特権がない．しかし，患者，家族，精神科以外の医師が，薬物療法を始めるべきか，投与量を調節すべきか，副作用を考慮すべきかといった点についてセラピストに助言を求めてくることがある．さらに，患者が薬物療法を受けている場合には，医師以外のセラピストは薬物療法に関する情報を評価に統合させ，薬物療法について十分な情報を得られるようにするために，処方をしている臨床家と効果的に協力する必要がある．したがって，著者らは薬物療法に関する情報を，薬物療法を受けている患者の治療にあたっている医師以外のセラピストに提供している．患者に関して，すべきことと，すべきでないことを**表 1-9** にまとめておく．

抗うつ薬とは何か？

　抗うつ薬とは，うつ病の治療に用いられる薬である．抗うつ薬は不安障害の治療にもしばしば使用される．**表 1-10** には，思春期のうつ病によく使われる抗うつ薬の一覧，一般的な投与量，半減期を示した．半減期とは，薬物の 1/2 が患者の体内から排出されるまでの時間である．思春期の人は成人よりも薬の代謝が速い傾向がある．

表 1-10　思春期のうつ病に対して使用される抗うつ薬

一般名	商品名	分類	投与量	半減期
Fluoxetine*	Prozac	SSRI	20〜60 mg	5日
Escitalopram*	Lexapro	SSRI	10〜40 mg	16〜24 時間
Citalopram	Celexa	SSRI	20〜60 mg	12〜24 時間
Sertraline	Zoloft	SSRI	50〜150 mg	15〜20 時間
Venlafaxine	Effexor XR	SNRI	150〜300 mg	11 時間
Bupropion	Wellbutrin XL	NDRI**	300〜450 mg	16.5 時間
Duloxetine	Cymbalta	SNRI***	20〜60 mg	12 時間

*　米国食品医薬品局（FDA）が思春期のうつ病治療に承認している2種の抗うつ薬である（訳者注：投与量については原書のまま記載した．わが国での一般的投与量とは異なる点について注意が必要である）．
**　NDRI：ノルアドレナリン・ドパミン再取り込み阻害薬
***SNRI：セロトニン・ノルアドレナリン選択的再取り込み阻害薬

どのようにして抗うつ薬は効果を現すのか？

　脳は神経細胞の回路から成り立っている．2つの神経細胞（ニューロン）はニューロンの活動を賦活させたり抑制させたりする化学物質をシナプス間で放出したり取り込んだりすることで情報を交換している．小児期のうつ病にもっとも広く用いられている抗うつ薬は，SSRIである．SSRIはシナプスにおけるセロトニンの量を増加させる．Fluoxetine（商品名 Prozac）とescitalopram（商品名 Lexapro）の2種のSSRIが思春期患者の治療薬として米国食品医薬品局（Food and Drug Administration：FDA）から承認されている．Escitalopramは他にも広く用いられている抗うつ薬 citalopram（商品名 Celexa）の有効成分である．Sertraline（商品名 Zoloft）もうつ病の治療に広く用いられているが，OCDや他の不安障害にもっとも効果的というエビデンスがある．第二のタイプの抗うつ薬は，セロトニンとノルアドレナリンという2種の重要な神経伝達物質系に作用し，セロトニン・ノルアドレナリン再取り込み阻害薬（serotonin-noradrenaline reuptake inhivitor：SNRI）と呼ばれる．この範疇に分類される2種の抗うつ薬として，venlafaxine（商品名

Effexor) と duloxetine(商品名 Cymbalta)がある．他の抗うつ薬は主としてノルアドレナリンとドパミンを増加し，この範疇の抗うつ薬として bupropion(商品名 Wellbutrin)がある．

どのようなエビデンスが思春期のうつ病に対する抗うつ薬の使用を支持しているのか？

抗うつ薬で治療された思春期のうつ病患者は，プラセボを投与された患者よりも，臨床的な反応がよかったことが全般的に示されている．10人中約6人のうつ病の思春期患者は SSRI に良好な臨床的反応を呈した．

特定の薬が他の薬よりも効果的であるか？

もっとも高い効果を示した薬は fluoxetine であり，プラセボに対しても，他の抗うつ薬に対してもより高い効果を現した．しかし，従来の研究の主要な差は，fluoxetine 以外の抗うつ薬では高いプラセボ効果を呈したという点である．Fluoxetine に関する研究がもっとも慎重に計画されていて，プラセボに反応しそうな患者をおそらく除外していたのだろう．Paroxetine は十分な効果を認めないため，著者らは思春期のうつ病の治療にはもはや使用していない．

FDA が承認しているのは fluoxetine と escitalopram だけであるので，著者らは第一選択薬としてこのうちのどれかを処方することにしている．個人的，あるいは家族的に，薬物に対して副作用が出やすいことがわかっている患者の場合，sertraline などの他の SSRI から始める．

抗うつ薬はどのような患者に効果を現すのか？

小児よりも思春期の患者に対して，うつ病への抗うつ薬の効果は高いように思われる．しかし，fluoxetine は例外であり，その結果は同等である．一般的に，うつ病が重症なほど，抗うつ薬とプラセボの差は大きい．大規模な思春期うつ病の治療に関する多施設研究(Treatment of Adolescent Depression Study：TADS)では，うつ病が重症なほど，薬物療法と，プラセボや CBT の間に有意差を認めた．

双極性障害であることが明らかな，あるいは疑われる患者は慎重に診断

し，抗うつ薬治療を開始する前に，炭酸リチウム，divalproex，非定型抗精神病薬などの気分安定薬による治療を検討すべきである．双極性障害の家族歴がある患者は，抗うつ薬治療によって躁病を発病する危険が高いので，最初は心理療法で治療すべきである．

SSRI あるいは他の薬をどの程度の期間試すべきか？

抗うつ薬のある量に対して患者が反応するか否かを判定するには約 4 週間が必要である．最初の 1 週間は一般投与量の半分から始めて，その後の 3 週間は「初期投与量」とする．もしもその時点で十分な反応を認めず，副作用も出現しなければ，投与量を増していく．患者が規則的な服薬を守っていて，初期投与量までいっているのに，効果が現れない場合には，これを試用期間とみなして，薬物の変更を考えるべきである．

ある患者にとって，特定の薬が他の薬よりも効果が高いということはあるのか？

著者らもこの質問に対する答えを知りたいほどである．当面の間は，家族の誰かがある薬によい反応を示したとか，特定の抗うつ薬の副作用に耐えられなかったといった，参考になる情報を可能な限り参考にすべきである．ある患者にとって，効果が高い SSRI もあれば，効果が出ない薬もあるという理由はよくわかっていない．いずれにしても，ある SSRI で効果が出ない患者のおよそ半分は他の薬に反応する．

SSRI によって自殺が引き起こされることがあるのか？

小児期のうつ病に関する文献を渉猟すると，自殺行動（例：自殺願望の上昇，自殺未遂の計画，実際の自殺未遂）の危険は SSRI を投与された患者の 3％，プラセボを投与された患者の 2％ であり，両者の間にはわずかではあるが有意差を認めた．うつ病や不安障害の臨床治験で抗うつ薬を投与された 4,300 人以上の思春期患者では，1 例も自殺が生じなかった．この研究に参加した患者の中でもっとも自殺が高かったのは，自殺願望のある患者であった．

SSRI を用いることの利点は危険を上回るのか？

抗うつ薬によって効果が現れる思春期患者の数は，自殺行動を呈する思春期患者の数の 11 倍も高い．未治療のうつ病における自殺の危険は高いし，たとえ TADS において CBT の効果が認められたとはいえ，CBT が薬物療法の効果に追いつくのに 18 週間かかった．この期間は思春期患者にとってきわめて長期間であり，1 学年の半分に及ぶ．したがって，患者により早く改善をもたらすことには，実際に長期的に重要な意味合いがある．さらに，うつ病が長期にわたるほど，患者の自殺行動の危険は高まってしまう．

抗うつ薬を使用中に自殺行動の危険を減らすには何ができるか？

自殺行動は治療初期（中位期間：約 3〜6 週間）に生じる傾向がある．そこで，抗うつ薬による治療を開始した直後の 6 週間は毎週患者を診察することを勧める．また，抗うつ薬の投与量も徐々に増やしていく．安全計画も立て〔第 4 章 (p.99) 参照〕，受診するたびにそれを確認する．患者や家族に危険性について説明しておき，患者の気分，思考，行動に何らかの変化に気づいたり，心配になったりしたら，すぐに連絡するようにと指示しておく．うつ病は自殺の危険因子の 1 つであるので，CBT と薬物療法の併用をしばしば助言し，この組み合わせによる治療がもっとも早い反応を示す．

| 症例 |

うつ病の思春期患者に対する抗うつ薬治療が始まった．どのくらいの頻度で患者を診察すべきだろうか？

| 反応 |

抗うつ薬治療を開始した直後の 3〜6 週間に自殺行動の危険はもっとも高い．この時期には，患者を毎週診察すべきである．患者の自宅から医療機関までの距離があるために，毎週受診するのが難しい場合は，電話で患者と連絡を取り，症状を確認すべきである．突然の気分の変化，不安・焦燥感の増加，じっと座っていられなくなる，自殺願望の頻度，程度，重症度の変化などについて自分でよく観察しているようにと患者に教えておく．治療開始後，あるいは薬の投与量を変えた後の 1 週間以

表 1-11　SSRI の副作用

身体的症状	精神症状
・頭痛	・焦燥感，落ち着きのなさ
・腹部不快感	・不安
・食欲低下	・疲労感
・あざができやすい	・不眠
・発汗	・ありありとした夢

より稀な副作用
・イライラ感
・うつ病の悪化
・自殺願望の出現，悪化
・躁状態

内に生じたいかなる変化も，それ以外の原因が明らかになるまでは，薬物に関連していると考えるべきである．さらに，患者が自殺の危険が増したと感じた場合には，すぐに実行に移せるような安全計画を，セラピストは患者や家族とともに立てておかなければならない．

SSRI に伴う他の副作用にはどのようなものがあるのか？

表 1-11 にしばしば認める SSRI の副作用をまとめた．腹部不快感や頭痛といった身体的な副作用の多くは一過性のものであり，可能ならば，それほど心配はないので，そういった副作用が和らぐまで待つようにと患者に説明する．感冒様症状，不安，焦燥感といった離脱症状が起こるかもしれないので，突然に服薬を中止することのないように患者に注意しておく必要がある．

薬物療法，心理療法，それとも併用療法か？

薬物療法が心理療法よりもすぐれているのは，時間も労力もそれほどかからずに，より早く反応を得られる点である．薬物療法の欠点は，副作用が出現する危険があり，そのうちもっとも危険なのは自殺願望や自殺行動がわずかに増加することである．心理療法がもっともすぐれているのは，薬物療法に伴う副作用がないことと，理論的には，心理療法で身につけたスキルをう

つ病の再発予防に活用できる点である．薬物療法と心理療法を同時に併用する主な理由とは，併用療法を受けた患者の急性の反応と寛解の率がもっとも高いからである．慢性で，再発性で，重症のうつ病に対しては，思春期患者の機能をできるだけ早く回復させるのが治療目標となるので，両方の治療を同時に行うのが合理的である．

これは，薬物療法と心理療法を併用することが，とくにより重症で慢性のうつ病に対して効果があることを支持する多くのエビデンスがあるという意味だが，一方で，薬物療法単独を支持するものもあれば，CBT 単独といった薬物療法を用いない治療を支持するものもある．患者や家族とともに治療計画を立てる際に，CBT，薬物療法，それとも両者の併用で開始すべきかを支持するデータがある．したがって，患者や家族が何らかの治療法を強く希望するならば，その治療をまず開始して，4〜6 週間後に患者の状態を再評価するというのが合理的である．

本章の要点

- 時間経過に沿って整理することで，うつ病や合併する状態を評価するに役立つ．
- CBT や SSRI はともに思春期のうつ病に効果的な治療法である．
- SSRI は自殺願望や自殺行動を増やすように思われるが，増加率は 1% 以下であり，うつ病の思春期患者は自殺行動に関して 11 倍も利益を得られる．
- 慢性で重症のうつ病に対しては CBT と SSRI の併用療法がもっとも効果的である．
- 規則的にフォローアップし，治療の進展や副作用を評価することは，治療の鍵となる要素である．
- うつ病エピソードに対する治療は典型的には，① 急性期，② 強化期，③ 維持期の 3 つの段階に分類される．

第2章 自殺願望と自殺行動の評価と治療

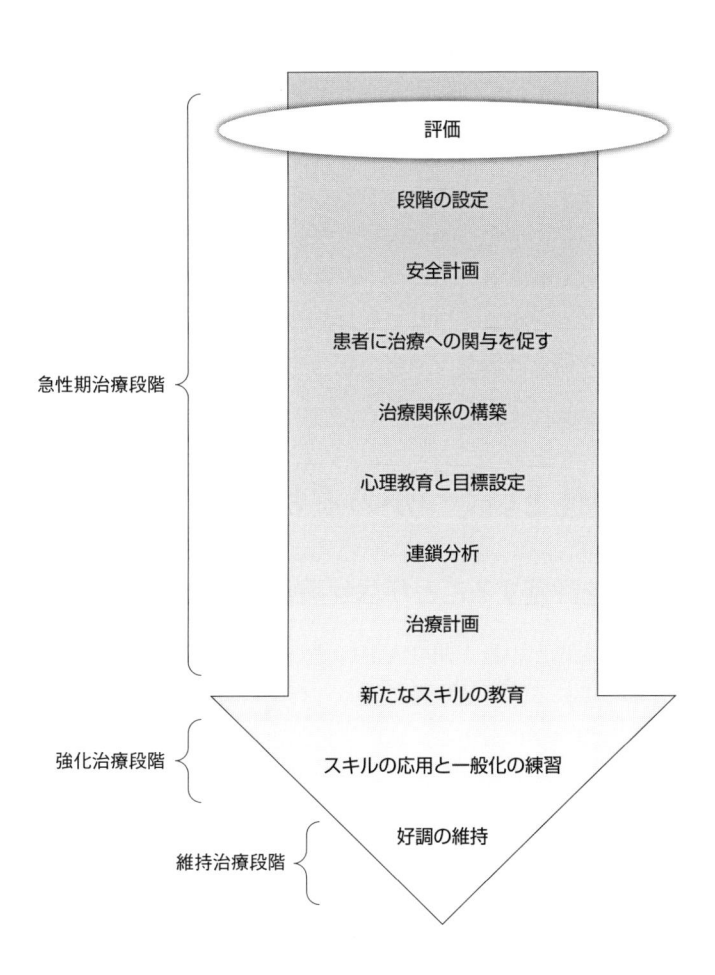

急性期治療段階
- 評価
- 段階の設定
- 安全計画
- 患者に治療への関与を促す
- 治療関係の構築
- 心理教育と目標設定
- 連鎖分析
- 治療計画

強化治療段階
- 新たなスキルの教育
- スキルの応用と一般化の練習

維持治療段階
- 好調の維持

本章の内容

・自殺行動と自傷行動の定義
・治療計画を立てるために，自殺の危険の高い思春期患者を評価するうえでの重要な領域
・緊急の自殺の危険と適切なレベルのケアをどのように決定するか
・自殺の危険の高い若者を評価する際の一般的原則

　本章では，さまざまなタイプの自殺願望や自殺行動を提示し，あるタイプの自殺行動がより重症なタイプへと発展していく可能性を解説し，自殺の危険を評価する一般的な原則のいくつかを示したうえで，調査すべき重要な領域を明らかにしていく．それぞれの領域で，自殺の危険を定義し，なぜそれが重要であるかを解説し，どのようにしてそれを取り上げていくかを示す．最後に，緊急の自殺の危険を評価し，適切なレベルのケアを決定するための枠組みを提示する．

自殺行動の重要性といくつかの重要な定義

思春期の自殺行動を評価することがなぜ重要なのか？

　毎年，全米で5,000人以上の思春期の人が自殺で死亡し，米国の思春期では第3位の死因となっている．既遂自殺に終わった思春期の人のほとんど全員が何らかの精神障害の診断に該当し，以前に自殺願望を抱いたり，自殺未遂に及んだ人も多かった．したがって，自殺の危険を適切に評価することが救命につながる．

自殺願望や自殺行動のスペクトル

　他の治療者や家族と効果的に話し合うためには，自殺願望や自殺行動の分類について広く受け入れられてきた用語を用いることが重要である（Posner

表 2-1　自殺願望や自殺行動の連続性

- 受動的な死の願望：行動に移す意図はないが、自己の死を思う
- 計画や意図のない自殺願望：具体的な計画や実際に自殺行動に及ぶ意図はないが、自殺を考える
- 計画や意図のある自殺願望：自殺する計画やその計画を実行に移す意図があり、自殺を考える
- 自殺の威嚇：自殺の意図を他者に言葉に出して伝える
- 中断した自殺未遂：自殺行動に及ぶ段階を踏んだものの、自力で中止する
- 他者により妨げられた自殺未遂：自殺行動に及ぶ段階を踏んだものの、予期せぬ形で他者により自殺企図が妨げられた
- 自殺企図：明らかに死の意図を伴う自己破壊行動
- 既遂自殺：結果として死に至った自殺企図

表 2-2　思春期の自殺願望と自殺行動の頻度と経過

計画や意図を伴わない自殺願望	20%
計画や意図を伴う自殺願望	6%
計画や意図を伴う自殺願望を有する者が1年以内に自殺企図に及ぶ率	50%
思春期の人が1年以内に自殺を図る率	3〜8%
1年以内の再企図の危険	15〜30%
自殺未遂者が1年以内に既遂自殺する率	0.5〜1.0%

et al., 2007)．自殺願望(suicidal ideation)や自殺行動(suicidal behavior)は、死に対する受動的な思考から、既遂自殺といったより積極的で重症の自殺行動までを含む一連のスペクトルであると考えられる(表2-1参照)．現時点における自殺の危険のレベルは、自殺の危険の評価を決定する要素であるので、患者が現在このスペクトルのうちのどこに該当するのか認識しておくことは重要である．自殺行動は非自殺性自傷(nonsuicidal self-injury：NSSI)と識別しなければならない．NSSIとは、死を意図しない、常同的かつ反復性の自傷であるが、これには否定的な気分を和らげ、周囲の人々からの関心を引くという目的がある．しばしば自殺の危険の高い思春期患者もNSSIを呈する．

重症度がもっとも低い自殺の危険が一番多く認められ、これがより深刻な自殺行動へと発展していく可能性は低い(表2-2)．自殺の危険がより非特異的で強烈でないことがもっとも多いのだが、この場合は、より重症の自殺行

動へと発展していく可能性は低い．思春期の人の約5人に1人には，自殺の意図や計画のない，自殺願望を認めるが，わずかに6%の人がある時点で計画を伴う自殺願望を抱いているに過ぎない．計画のある人の約半数が1年以内に自殺未遂に及ぶが，他の多くの人は長期にわたり計画することなく，衝動的に自殺未遂に及んでいる．毎年，思春期では，男子の3%，女子の8%が自殺未遂に及ぶ．そのうち4人に1人は再度自殺未遂に及ぶのだが，最初の自殺未遂後6か月以内に再企図が起きることがほとんどである．自殺未遂者の過半数は既遂自殺に及ぶことはないが，それでも一般人口に比べて，自殺未遂者が将来自殺で死亡する率は30～60倍も高い．

| 症例 |

　自殺未遂に及んだ14歳の少女は，精神科病院から退院となり，3週間後に外来を受診するように予約をとった．これは妥当なフォローアップだろうか？　妥当か否かの理由は何か？

| 反応 |

　最初の自殺企図から短期間で再企図のピークを認める．この症例では，再企図の危険がもっとも高いのはフォローアップのための外来予約日よりも早く来る．したがって，自殺行動の自然経過についての事実に合致するように，外来の予約はもっと早い時期にすべきである．

評価の一般的原則

評価は治療の第一段階

　評価は治療過程の始まりである．完全な臨床評価を行う者が，引き続き治療も担当するセラピストであるのが理想的である．いかなる治療的交流においても，臨床家は評価のための質問の根拠を説明すべきである．患者が躊躇しているように見えるならば，無理に評価を進めていくのではなく，セラピストはなぜ患者が心配しているのか調べていく．評価の初めに，評価で取り上げる内容の概観について患者に説明する．評価の主目的は治療を先導する

ことにある．そして，評価の各側面は，治療のレベル，自殺の危険の程度，治療の焦点を決定することにある．

自由回答式の質問をする

　評価の過程では，臨床家の姿勢がいかに協力的なものであったとしても，評価にあたる者と患者の間の関係はきわめて微妙であり，その結果，患者が言っていない言葉をさも言ったようにとらえてしまうことになりかねない．「はい」か「いいえ」かで答えられる質問よりも，むしろ自由回答式（open-ended）の質問をするほうが，多くの情報を得ることができるだろう．臨床家は自分の質問に対して予想していた答え以上の情報をしばしば得られる．たとえば，「あなたは絶望していたのですか？」よりも，「あなたはその時にどれくらい絶望感を覚えていたのですか？」と質問するほうが望ましい．自殺行動に関連する出来事，感情，思考，症状を評価しようとする際に，患者がまず自分で話すように働きかけることが有用である．そのうえで，セラピストがもっとも重要だと考えるさまざまな領域に戻って，さらに詳細な点を明らかにする質問をしていく．

許可を得る

　セラピストはある特定の話題がなぜ重要であるのか患者に説明するばかりでなく，それについて質問しても構わないかどうかを尋ねる必要がある．自殺未遂に関連した性的志向，トラウマの経験，人生の出来事といった深刻な感情を引き起こしかねない事柄を扱う時にはとくにこの点に注意すべきである．

非言語的な態度を慎重に観察する

　経験豊富な臨床家は常に患者の非言語的な態度を慎重に観察している．患者が突然神経過敏になったり，感情の変化を示したりしたならば，ある特定の質問に患者がとまどっていないか，より多くのことを伝えたいと考えていないかといった点について検討するのが役に立つ．こういった状況では，観

表 2-3　自殺の危険の高い思春期患者の評価で重要な 5 つの領域

1. 現在と過去の自殺願望と自殺行動の性質
2. 精神障害
3. 心理的特性
4. 家族的・環境的ストレッサーとサポート
5. 致死的な方法の手に入りやすさ

察された行動について触れるのが有用である．たとえば，「私はあなたが不安になるような何かを言ってしまったようですね．あなたに何が起きたのでしょうか？」などと患者に質問する．患者が言葉で答えたことと非言語的な態度との間に差があって，それが明らかになることがある．たとえば，ある特定の出来事は自分にはまったく関係がないと患者が言っているのに，それについて話している時に顔が真っ赤になるといったことである．さまざまな情報の中で全体としての一貫性を探っていく．成績が極端に落ちたり，以前は重要だった活動をしなくなったりした時期に，患者が症状を否定したならば，臨床家は次のような質問をして，さらに背景を明らかにすべきである．「前の学期になぜ成績が下がってしまい，音楽のバンドや体操をやめてしまったのか私が理解できるように説明してくれませんか？」

質問についての 5 つの重要な領域

　包括的な治療計画を立てるために，臨床家が評価しなければならない 5 つの重要な領域について，著者らは助言したい（**表 2-3** 参照）．
　これらの領域のどれもが自殺の危険と関連していて，（たとえば，計画のある自殺願望といった）ある特定の要因が自殺未遂や既遂に及ぶ人により多く認められるという意味である．そこで，各領域について詳しく説明し，それを評価することがなぜ重要かを解説し，評価のための質問の例を提示し，治療計画や自殺の危険を評価するうえで反応を検討していく．

領域1：現在と過去の自殺願望と自殺行動の性質

　自殺願望と自殺行動に関連して評価すべき，次の7つの領域がある．①自殺願望の重症度，頻度，強度，②生きる理由，③自殺の意図，④致死性，⑤動機，⑥契機，⑦自殺行動に対する周囲の反応．

自殺願望の重症度，頻度，強度
何か？
　重症度とは，特定の自殺行動についての患者の意図の程度を示す．すなわち，患者が自殺の意図をどう考え，具体的な計画があるかという点である．自殺願望の頻度とは，患者が一日のうちにどの程度自殺を考えるかという点を指す．強度とは，患者が自殺願望にどのくらい囚われていて，それから距離を置くことができないかという点を示す．

なぜ？
　自殺の危険の高い人を評価する際に，自殺について話す人は実際には行動を起こさないというのは，広く信じられている誤解である．現実には，思春期の既遂自殺者は，未遂者に比較して，誰かに自殺願望を打ち明けていた．自殺の計画をはっきりと話すのは，自殺願望の強度を示している．
　具体的な計画があり，その計画を実行に移す意図がある患者は，1年以内に実際に自殺を図る可能性が高い．自殺願望の頻度と強度の高い患者は，自殺衝動を行動化する傾向がきわめて高いのだ．自殺願望の頻度と強度の高さは，計画と意図の高さと相関する．ほとんどの人には死について漠然と考えることはあっても，それ自体はあまり臨床的な意味を持たない．一般的に，頻度や強度が上がり，計画が具体的になるほど自殺願望は緊急度が増していく．
　しかし，これは，以前に自殺願望を認めなければ，自殺や自殺行動が起きないという意味ではない．実際に，それまでほとんど自殺について考えていなかったのに，突然自殺を図ろうとする思春期患者も少なくない．とくに衝動性が高かったり，アルコールや薬物の影響下にあったりする思春期の人にはこの傾向がしばしば認められる．

表2-4 自殺願望と自殺行動の評価

- 「あなたは死んだほうがましだと考えたことがありますか？」
- 「自殺を考えたことがありますか？」
- 「自殺の計画を立てたことがありますか？」
- 「自殺の衝動や計画を実行に移そうとしたことがありますか？」
- 「自殺未遂に及んだことがありますか？」
- もしも以上の質問のどれかに対して肯定するような答えが返ってきたら，それが現在か，最近か，過去のことかを具体的に質問する．これまでにもっとも深刻だった事態についても情報を収集する．

　思春期の人は自殺願望を友達に打ち明けても，それを秘密にしておいてほしいと言うことがある．思春期の自殺が生じた余波に関する著者らの研究では，故人の自殺の計画を知っていたものの，誰にもそれを伝えなかった友人は，長期的にみて死別反応，うつ病，PTSDの危険が高まる傾向が強かった．秘密にすることによっては，故人を救うことができなかったのだ．ここからさらに2つの教訓を得ることができる．第一に，「友人を死なせるよりは，友情を失うほうがまし」だから，友人が自殺を考えていることを責任のある大人に伝える必要があることをティーンエイジャーに教えるべきである．第二に，自殺者が死に至る前に他者にその意図を打ち明けていたという事実は，少なくとも部分的には発見されて，救命されたいと願っていたのだから，自殺は予防できる余地があったという点を意味する．きわめて自殺の危険の高い人であっても，死にたいという願望と生きていたいという願望が同時に存在する．

どのように？

　臨床家は患者が呈している自殺願望のタイプ（例：非特異的な自殺願望，計画を伴う自殺願望，意図など）を最初に探るべきである（**表2-4参照**）．患者の呈している自殺願望のタイプが明らかになったならば，臨床家は次に，自殺願望の頻度と強度を明らかにするために，**表2-5**に挙げた点を明らかにする必要がある．頻度を質問するには「一日のうちにあなたはどのくらい自殺について考えますか？」あるいは「1時間のうちにどれくらいあなたは自殺について考えますか？」などと尋ねる．強度とは，患者の意識に侵入し，

表2-5 自殺願望の頻度と強度を評価する

- 「一日のうちでどのくらいの時間，あなたは自殺について考えますか？」
- 「1時間のうちでどれくらいの時間，あなたは自殺について考えますか？」
- 「あなたはどの程度，自殺についての考えを脇にやって，他のことを考えられますか？（1から10の尺度で答えてもらう．1：簡単に考えを脇に押しやることができる．10：すっかり囚われきっている．）
- 「どの程度，自殺の衝動に抵抗できると考えますか？（1から10の尺度で答えてもらう．1：完全に抵抗できる．10：まったく抵抗できない．）

支配する囚われの強さを示している．「10がもっとも強く囚われていて，1がもっとも囚われの程度が低いとすると，1から10の尺度で，あなたはどの程度だと考えますか？」と質問できるだろう．最後に，意図と計画の側面がある．具体的な計画があり，自殺願望を有する思春期患者は，1年以内に計画を実行に移す可能性が高い．意図と計画を確認するには，「あなたが自殺について考えているとするならば，その計画を実行に移す可能性はどのくらいですか？」とか「具体的な計画はありますか？」などと質問する．

| 症例 |

　13歳のグレッグは教師から叱責を受けた．彼は教師に対して，自分に罰を与えるならば，自殺してやると言った．そこで，学校から精神科を受診するように指示された．グレッグの両親は息子がただ罰を逃れようとしただけだと考えていた．これが「グレッグが単に自殺を口にしただけのこと」なのか，それとも現実に自殺の危険が高まっているのか，臨床家はどのように判断できるだろうか？

| 反応 |

　「自殺する」と言った時にどういう意味だったのか臨床家はグレッグに質問するとよいだろう．グレッグには具体的な計画や自殺の意図があったのだろうか？　これまでにも自殺願望を認めたのか？　もしもそうならば，どの程度の頻度だったか？　彼がこれまでに自殺について考えたことがなく，具体的な計画も意図も認めず，家庭や学校での生活をごく

普通に送っているとするならば，ただ「自殺を口にしただけで」あり，彼と両親にこのような言葉をどの程度深刻に受け止めるべきか教えておくことが重要である．グレッグと両親に追加の2～4回の面接をして，何か見逃した点はないか確認することを著者らは提案する．このような面接によって，なぜ教師の叱責がグレッグの自殺の威嚇を引き起こしたか理解することができるだろう．

生きる理由
何か？

　生きる理由とは，自殺願望のある人が，自殺願望を行動化しないでいる理由である．「勇気」がない，親や他の人々を傷つけたくない，宗教的信条，将来への希望，あるいは治療が効果を現す可能性についての希望などが，患者がよく挙げる理由である．

なぜ？

　自殺願望はあるが，完全な生きる理由のある患者は，自殺を図る可能性はより低い．絶望感や将来に対する厭世観（例：「私はけっしてうまくいかない」「希望が何もない」「けっして事態は好転しない」）は，治療からの脱落，自殺企図，結果としての自殺などが起こり得ることを示している．確固たる生きる理由のある自殺未遂者は，自殺を図ったものの救命されたことに感謝する．患者がなぜ生き延びているのかを理解することは，患者がなぜ死にたいと思っているのかと同じように，少なくとも治療計画を立てるうえで重要である．これは自殺の危険の高い患者を治療していくうえで非常に重要な原則である．生の願望は死の願望と共存している．精神保健の専門家の仕事とは，患者が生と死の願望の間にバランスをとるように働きかけることである．

どのように？

　臨床家は患者の自殺願望の強度，重症度，頻度について認識したうえで，「あなたがそういった考えや衝動を行動に移さないでいられるのはなぜですか？」と質問すべきである．患者が将来に何を望んでいるのか，そして，治

表2-6　生きる理由

- 「あなたはとても深刻に自殺について考えていると言いました．その衝動を行動に移さないでいられるのはどうしてですか？」
- 「あなたが自殺を図ろうとしている理由をいくつか挙げてくれました．では，生き続けている理由は何ですか？　その理由をさらに強めることができる方法はありませんか？」
- 「あなたは治療がどの程度役立つと願っていますか？　どうすると，さらに希望が湧くでしょうか（あるいは，減るでしょうか）？」
- （自殺未遂歴のある患者に対して）「命を救われたことに対して，あなたはどの程度後悔していますか？　自殺を図ったことに対してどの程度後悔していますか？」

療に何らかの希望を見出せているのかという点も質問しておかなければならない．自殺から何とか距離を置き，生きていこうとしている理由を理解するのはきわめて重要である．可能であるならば，こういった生きる理由を治療計画に組み入れていく必要がある（**表2-6**参照）．

| 症例 |

　13歳の少女ハンナがうつ病の症状と，強度，頻度，重症度の強い自殺願望を呈して受診させられてきた．ハンナは家族を傷つけたくないし，将来，音楽家になるという夢があるので，自殺を考えることはあっても，それを実行に移さないのだと語った．両親の面接では，彼女には才能があり，音楽の分野で多くを成し遂げてきたが，この才能をさらに高めていく機会がほとんどないことが明らかになった．この「生きる理由」を強めていくのに助力するような介入法とはどのようなものだろうか？

| 反応 |

　セラピストはハンナが参加できる放課後の無料の音楽プログラムと地域のオーケストラを探し出した．ハンナのうつ病が改善したので，芸術系の地元の高校に応募するように働きかけられた．

患者が実際に自殺を図ったことがあるのならば，死ななかったことについて後悔しているかどうかを質問するのは重要である．命を救われたことに対

して患者が感謝しているならば，なぜ生きようとしているのか理解することが大切である．

これ以後取り上げる意図，致死性，動機，契機，環境的反応の領域は自殺未遂歴のある思春期患者にとくに当てはまる．しかし，自殺願望が明らかに強い患者に対しても，同じ領域についての評価が必要であり，適切な治療目標を定めるのに有用である．

自殺の意図
何か？
自殺の意図とは，自殺を図ろうとした者がどの程度死を望んでいたかによって定義される．患者に直接質問することによっても評価できるし，あるいは自殺未遂以前の患者の態度からも推量できる．自殺企図の計画の程度や，発見されやすい（あるいは発見されにくい）方法で自殺を図ったかといった要因によっても，患者の意図についてさらに重要な情報を臨床家は入手できるだろう．

なぜ？
既遂自殺した思春期患者は，自殺未遂者よりも，はるかに自殺の意図が高かったと考えられる．また，自殺の意図の高い自殺未遂者は，将来，再企図に及んだり，その結果，既遂自殺に終わったりする可能性が高い．成人の自殺の意図は，うつ病の重症度よりも，絶望感に密接に関連していることが明らかにされてきた．自殺を図った時の意図の程度を評価するには，未遂後における自殺の意図の頻度と重症度を評価することも重要である．成人の患者では，再企図や既遂自殺を予測する重要な質問として，「自殺を図ったものの，命を救われたことをあなたは後悔していますか？」と尋ねる．救命されたことを後悔する者は，とくに生きる意味を他に述べない場合には，将来，既遂自殺に終わる危険がきわめて高い．

小児や思春期の自殺未遂や既遂自殺の率は，成人に比較して明らかに低い．この理由は年齢の低い子どもでは，認知能力が十分に発達していないために，計画を立てて，死に至るような自殺企図に及ぶことができないためだろう．既遂自殺者を見ると，自殺企図が衝動的な傾向のあった16歳未満の

表 2-7　自殺の意図の評価

- 計画：「あなたはどんな計画を立てていましたか？」
- 自殺企図前のコミュニケーション：「自殺するつもりであることを誰かに話しましたか？」
- 遺書：「遺書を残しましたか？」
- 救命の可能性：「自殺を図ろうとした時間や方法をどのように選びましたか？」
- 死ぬ可能性：「どうしてこの方法をあえて選びましたか？」
- 死の願望：「どの程度死にたいと考えていましたか？」
- 後悔：「命を救われて，うれしいですか？」

者と比べて，16 歳以上の自殺者は自殺の意図が高く，具体的な計画があった．

どのように？

「自殺未遂につながった出来事について話してください」といった具合に，自由回答式の質問で始めるのが最善である（自殺の意図を評価するために勧められる質問については**表 2-7** を参照）．さらに，臨床家は自殺企図の計画や状況に関して特定の質問を続けていく．自殺企図の際に死のうとは思わなかったと主張するのだが，その行動から判断すると，死ぬかもしれない方法で自殺企図を計画していたと考えられる思春期患者もいる．たとえば，市販の鎮痛薬を過量服用すれば死ねると確信しているといったように，患者がある手段の致死性について誤解していたならば，たとえ情報が誤っていたとしても，その手段を選択したことが自殺の意図の高さを示している．「はい」や「いいえ」で答えられる質問をしないことが最善である．「あなたは自殺を図ろうと計画していましたか？」と質問するよりは，むしろ「自殺を図ろうとすることであなたは何をしようとしたのですか？」と質問するほうが多くの情報を手に入れることができるだろう．すでに述べたように，臨床家は自殺未遂者が自分の決断について後悔しているか，あるいは救命されたことに狼狽しているかを質問すべきである．自殺行動は短期的には家族からのサポートを引き出し，患者の自殺願望が一時的に和らぐこともしばしばある．

| 症例 |

16 歳の少女ジュリーにはてんかんの既往歴があったが，てんかんの

治療を受けるようになってから，抑うつ的になった．彼女は抗けいれん薬の服用をやめてしまい，何週間もかけて薬をためこんだ．そして，ためこんだ薬を一挙にのんでしまったため，集中治療室に搬送された．自殺企図について質問されると，単なる事故だと彼女は主張した．ジュリーの意図についてどういった結論を下し，抗うつ薬の状況を明らかにするためにどのような追加の質問ができるだろうか？

| 反応 |

　ジュリーがのんだ大量の薬や，薬をためこむといった長期にわたる計画は，過量服薬が単なる事故ではなく，彼女には高度の計画があり，自殺の意図の強さを示していた．「命が助かってうれしいですか？」「このような薬をあれだけのんだらどんなことが起きると思いましたか？」「いつ，どこで今回のことが起きたのですか？」といった質問をすべきだろう．発見されにくい場所や時間を選んでいたとするならば，自殺の意図が高かったと推量できる追加情報となるだろう．これは，患者自身の言葉だけでなく，現実の行動に基づいて，自殺の意図の程度を推量する意義を示している．

致死性
何か？
　致死性とは，自殺企図によってもたらされた実際の身体的損傷を指している．さらに，これはある手段が引き起こす可能性のある身体的損傷も意味する．ただし，銃による自殺企図がたまたま深刻な身体的損傷をもたらさなかったといった場合もあり得る．

なぜ？
　非常に致死性の高い手段(例：銃，縊首，窒息，飛び降り)を選択した自殺企図はしばしば既遂自殺に終わる．致死性の高い手段を選択したものの，救命された者は，その手段が自殺の意図の高さを示しているため，将来，結局，既遂自殺に終わる可能性はきわめて高い．しかし，致死性が，自殺の意図と完全には相関していないこともある．この理由から，「自殺の素振り」と

表2-8 自殺行動の致死性の評価

・ある手段で死に至る危険はどの程度か？
・銃，縊首，飛び降り，窒息，致死量の薬の過量服用といった，致死性の高い手段が選択されたか？
・ある手段を用いた場合にどのような結果が生じると患者は考えていたか？

いった言葉は使うべきではない．致死性が完全に自殺の意図と相関しない点に関しては次の3つの理由がある．① 若年の自殺未遂者（時により年長のティーンエイジャーも）は，ある特定の手段の致死性に関して誤った情報を得ているため，自殺の意図が高い自殺企図であっても，かならずしも致死性の高い自殺企図にはならないことがある．② 自殺企図者がきわめて致死性の高い手段を使ったものの，たまたま比較的軽傷で済むことがある（例：銃を用いたものの，ほとんどかすり傷程度に終わる）．③ 手段のもたらす潜在的な致死性を誤解していたり，それがもっとも手に入りやすかったというだけの理由から，衝動的な自殺企図者がきわめて致死性の高い自殺企図に及ぶことがある．たとえば，認知機能が十分に発達していない12歳の子どもが，浴槽で溺れようとするといった，致死性の低い自殺企図に及んだとしても，自殺の意図は高いかもしれない．対照的に，16歳の子どもが明らかな自殺の意図は認めないものの，市販の解熱鎮痛薬を過量服用したが，結果的に，その薬の肝毒性のため死亡するといったことも起こり得る．

どのように？

自殺企図に用いられた手段，実際の身体的損傷度，その手段を用いた場合の死亡の可能性について，臨床家は注意を払うべきである．その手段の致死性について患者がどのように認識していたかという点についても確認する必要がある（**表2-8** 参照）．

| 症例 |

11歳の少女マリアは自宅の薬棚から錠剤を数錠取り出してのんでしまい，誰にも言わずに自室に戻った．その夜遅く，マリアが浴室で吐いているのを母親が発見した．マリアは過量服薬について打ち明けた．そ

こで，小児救急部に連れて行かれ，診察を受けた後，胃洗浄されて，身体的な問題が解決したので帰宅となりそうだった．精神科医が呼ばれ，自殺の「素振り」について彼女を診察して，入院が必要かどうか決断を下すように依頼された．「身体的損傷はほとんどないので，自殺企図はけっして深刻なものではない」と救急部の医師たちは主張し，マリアを退院させたがった．患者にどのような質問をして，救急部のスタッフに何を伝えるべきだろうか？

| 反応 |

　薬をのんだときに何が起きると考えていたか，どの程度死にたいと願っていたのか，救命されてうれしいかを，臨床家はマリアに質問しなければならなかった．一連の質問をしたところ，マリアは死にたいと考えていて，母親に見つかってしまったことを後悔しているのが明らかになった．そこで，マリアの死の願望が心配であり，幼い子どもの場合には自殺企図の致死性とその深刻度はかならずしも強い相関がないことを，臨床家は救急部のスタッフに説明する必要があった．

動機
何か？
　動機とは，自殺を図ろうとする者がその行為によってもたらされてほしいと望んでいる結果によって定義される．自殺企図者はしばしば複数の動機について話す．自殺企図に関してきわめてよく認められる理由とは，死にたかった，苦痛に満ちた感情や耐え難い状況から逃れたかった，他者の言動に変化をもたらしたかったといったものである．たとえば，誰かの関心を引こうとしたり，敵意を表したりするために，思春期の人が自殺企図に及ぶことがある．単に死にたいとだけ望んでいる患者は，他の理由から自殺行動に及ぶ人よりも，うつ病は重症で，絶望的になっている（**表 2-9 参照**）．

なぜ？
　どのような行動も何らかの理由があって生じる．自殺行動は心理的欲求を満たす手段である（例：他者に影響を及ぼす，強烈な感情を表す，苦痛に満

表 2-9 思春期の自殺未遂によく認められる動機

動機	主な理由	他の理由
死にたい	28%	56%
心理的苦痛から逃れる	18%	57%
困難な状況から逃れる	13%	55%
絶望感を訴える	9%	28%
愛を確かめる	7%	48%
他者に後悔や恐怖感を引き起こす	4%	29%
誰かに影響を及ぼす,助けを得る	3%	31%

〔Boergers, J., Spirito, A., & Donaldson, D.(1998). Reasons for adolescent suicide attempts: Associations with psychological functioning. *Journal of the American Academy of Child and Adolescent Psychiatry, 37*(12), 1287-1293 より〕

ちた感情から逃れる).こういった欲求が満たされないと,自殺行動が再び起きる可能性が高い.動機が異なれば,異なる治療戦略が必要となるが,それは後に詳述する.自殺を図る代わりに,より安全で,効果的で,効率的な方法があることを著者らは患者に伝えたい.とくに心理的欲求が対人関係の中に訴えられると,家族は怒り出して,患者の自殺行動を「他者を自分の利益のために振り回そうとしているだけだ」と決めつけるかもしれない.しかし,「他者を自分の利益のために振り回そうとしているだけだ」といった言葉には,患者は自分自身の行動を「コントロールできる」ということを示唆しているのだが,自殺企図は患者が自己の行動を「コントロールできない」状態にあることを表している.患者が自殺企図といった命の危険をもたらすような行動によってではなく,自己の心理的欲求を探し出し,治療で身につけたスキルを応用することで欲求を満たす手助けをするのが治療であることを,家族に説明しなければならない.

どのように?

臨床家は患者に対して,「あなたは自殺を図ろうとした結果,どういった違いが生まれることを望んでいたのですか?」とか「自殺を図ろうとすることによって何を成し遂げようとしたのですか?」と質問すべきである.動機を探る理由を患者に説明するのは重要である.「あなたが何を成し遂げよう

したのかを協力して探っていけば，心理的欲求を満たすために，別の，もっと安全で効果的な方法を見つけることができます．それができれば，自殺行動はそれほど魅力的な選択肢ではなくなるかもしれません」などと患者に語りかける．しばしば患者は複数の動機を述べるが，その中でももっとも重要な1つの動機が存在する．思春期患者にとっては自殺行動の動機に関する質問に答えることを難しく感じるのはめずらしいことではない．彼らは動機に気づいていなかったり，あるいは，動機が恥辱感を呼び覚まされたりするかもしれない．このような場合には，臨床家は患者とともに一歩下がって，自殺企図に至るまでに生じたすべての出来事について描写してもらうように働きかけるとよい〔第5章(p.131)も参照〕．自殺企図に至るまでに起きた出来事，それに伴う思考や感情を再検討することによって，患者とセラピストは動機となる可能性のあることを推量できるかもしれない．たとえば，「薬を多量にのんだとき，あなたはどのくらいボーイフレンドに後悔してほしかったのですか？」と質問できるだろう．他者が自殺行動に対して抱くような特定の動機について患者に自由回答式の質問をするのも役立つ．他者も同じような経験をしているのだと理解することは患者を励ますことになるかもしれない．

　患者が述べた動機がどのようなものであっても，セラピストは患者が達成しようとした目標の重要性を認めるべきであるが，同時に，その目標を達成するためにはより安全で効果的な方法がある可能性についても指摘すべきである．死にたいと願っている患者はしばしば絶望的であるので，評価や治療は生きる理由や，希望を改善することに焦点を当てていかなければならない．苦痛に満ちた感情から逃れたいと述べる患者に対しては，患者の感情のどの部分がもっとも苦痛に満ちているのかをできるだけ正確に見定めようとするのが重要である．もっとも苦痛に満ちている感情は，不安か，焦燥感か，あるいはまったくおさまらない悲哀感なのだろうか？　自殺企図に及ぶ患者はしばしばすべての事柄に反応してしまうので，苦悩に満ちた感情の具体的にどの部分がどれほど苦痛であるのか明らかにすることが，より焦点を当てた治療目標を定めることに役立つ．治療は，スキルの改善（例：感情統御，苦悩耐性）と，心理療法や薬物療法による精神症状の緩和に焦点を当てる必要がある．苦痛に満ちた対人関係から逃れることが患者にとっての主要

表 2-10 自殺企図の動機の評価

動機	評価のための質問
死	絶望感,生きる理由,救命されたことへの後悔
苦痛に満ちた感情	感情のタイプを同定する,精神症状と結びつける,苦悩耐性
苦痛に満ちた状況	安全(虐待)やいじめについて評価する,何が耐え難くて,それはなぜかを探る
感情を表す	感情を探る,適切な自己主張,コミュニケーションスキル
他者に影響を及ぼす	心理的欲求を探る能力,適切な自己主張,コミュニケーションスキル

な動機であるならば,その状況,障害,それにどのように対処するかを探っていくのが合理的である.患者は家庭での虐待や学校でのいじめといった耐え難い状況を語るかもしれない.そういった場合には,患者を家庭や学校から離したり,いじめをやめさせるような学校での介入が必要だろう.「耐え難い」状況が患者個人がそのように認識しているためであるかもしれない.たとえば,ボーイフレンドがいないことがつらいと患者が述べるのならば,ボーイフレンドがいないというどの点が耐え難いのかさらに探っていくべきである.そして,治療は,耐え難い状況をどのようにとらえて,それに対処していくのか他の選択肢に焦点を当てていく.思春期の自殺行動のもう1つのよくある動機とは,重要な関係にある周囲の誰かに対して感情を表出したり,その人から何らかの反応を引き出したりしようとするものである(例:注意を引く,復讐する,敵意を表す,何かに対して誰かの心を変えさせようとする).対人関係に動機のある思春期患者では,どの程度,患者の気分や心理的欲求が関連しているかを同定し,問題を解決し,怒りや失望感を直接表し,心理的欲求や必要性を他者に効果的に伝えられるかについて,臨床家は探っていく(表 2-10 参照).

| 症例 |

9歳の少年アダムがきわめて致死性の高い自殺未遂に及んだ.彼はひどく抑うつ的であったものの,精神病症状は認めなかった.アダムは精神科病院に入院となった.彼は死んでしまいたかったと話した.「ここを離れて,どこかへ行ってしまいたかった」と語ったが,それ以上は何

も言わなかった．この症例では，臨床家はさらにどのような評価戦略を取ることができるだろうか？

| 反応 |

　精神病症状を認めない9歳の少年アダムが非常に致死性の高い自殺未遂に及んだのだが，これはおそらく，虐待やいじめと密接に関連している可能性が高い．臨床家は虐待や暴行の徴候を探るとともに，両親に対しても質問する必要がある．身体検査の結果，アダムには肛門裂傷が発見された．臨床家がアダムの母親にこの点について問いつめたところ，母親は再婚相手の男（アダムの義理の父親）がアダムを性的に虐待している疑いがあると打ち明けた．

契機
何か？

　契機とは，患者が自殺を図ろうとしたきっかけになった出来事や一連の複数の出来事である．一般に，契機は自殺企図が生じる前の24〜48時間以内に起きている（例外として，虐待のように長期にわたって生じているストレッサーもある）．思春期の若者において自殺の契機としてもっとも多く認められるのは親との葛藤である．より年齢の高い思春期の人における契機としては，学業不振，懲戒処分，法的問題，対人関係の破綻や喪失などがある．他の可能性のある契機には，家庭での虐待，身体的あるいは性的虐待，学校でのいじめ，同性愛志向に気づいたことに伴う出来事や感情などがある（表2-11参照）．

なぜ？

　自殺の危険の高い患者はすべて，生きたいという願望と死にたいという願望を同時に抱いている．評価の目標は，この2つの願望の平衡を破って自殺を図ろうとするきっかけとなる個人的かつ環境的な要因を同定することである．患者が同定した契機が最初の自殺企図の動機と密接に関連していて，それが再発する可能性が高いならば，治療は最初に，契機の頻度や強度を減らすか，それに対する患者の反応を修正することに焦点を当てていく．もしも，

表 2-11　自殺企図の契機の評価

- 「あなたが自殺を図ろうとしたきっかけとなった出来事について自分の言葉で話してください」
- 「最近, どのような出来事が起きたために, あなたは自殺を図りたいと思うようになったのですか？」
- 「あなたは自殺を図ることで何かを成し遂げよう（例：逃げ出す, 注意を引く）と思ったと話していましたね. どうして自殺を図ろうと決めたのですか？」

患者の動機が虐待やいじめといった耐え難い状況から逃れることであるならば, 治療は最初に, 特定の環境的契機を除去することに焦点を当てる. また, 契機が再発する可能性を減らすとともに, 患者と家族の反応を変化させることを組み合わせるのが最善のアプローチである場合もあるだろう. もしも, ある出来事（例：家庭での雑用, 宿題）に関する親子間の意見の不一致が契機として取り上げられたならば, 話し合いを続けて全面的な葛藤に発展させてしまうよりは, セラピストはこれらの「熱い問題」に対して一時的な休戦を提案して, 両者がひとまずその場を離れて, 冷静さを取り戻すようにするとよいだろう〔詳しくは第 4 章 (p.99) 参照〕. 治療が進んで, 親と患者がより効果的なコミュニケーションや問題解決スキルを身につけてから, こういった問題を取り上げるほうが生産的であるだろう.

どのように？

自殺企図の引き金になった出来事について質問していき, 契機を探っていく. 徐々により特定の「あなたが自殺を図ろうとするようになったもっとも重要な出来事は何でしたか？」といった質問に進んでいく. 患者が 1 つではなく, 複数の契機を挙げることもあるだろう. 自殺企図の動機が契機の鍵となることもあれば, その反対もまたあり得る. 苦痛に満ちた感情から逃れたいと考えている患者がはっきりとした出来事を同定できないこともあるかもしれないが, その代わりに, 長期にわたって続いている苦悩に満ちた感情に耐えられないのだと話すかもしれない. それでも, ある期間苦しい状態が続いていたにもかかわらず, まさにこの時に自殺を図った理由をさらに理解しようとする必要がある. 「あり得ない」状況から逃れたいと願っている患者にとって, その状況（例：虐待やいじめ）のある側面が契機になっている可能性が高い. 対人的な動機のある患者では, 契機はしばしば対人的な不和, 失望, 喪失感である (表 2-12 参照).

表 2-12　思春期の自殺行動でよく認められる契機

- 親との葛藤
- 仲間との葛藤
- 対人的な喪失や失望
- 学校での問題
- 法的問題や懲戒処分
- 虐待，攻撃，家庭内暴力の目撃
- いじめ
- 性的志向への心配

|症例|

　自殺を図った16歳の少女は「問題から逃げ出したかった」と話したものの，さらに質問されても詳しく説明しようとはしなかった．どんなことが起きて自殺を図ろうとしたのかと尋ねられても，特定の出来事を挙げることができなかった．自殺企図を引き起こした契機が何であるかをさらに理解するために，臨床家はどういった質問ができるだろうか？

|反応|

　患者が自分自身の言葉で自殺企図が起きるまでの1週間がどのようなものであったか話すように臨床家は働きかけていくとよいだろう．患者がどの程度の期間，こういった問題を抱えていて，ある特定の時点で自殺を図ろうとしたきっかけは何であったか質問することもできるだろう．

自殺行動に対する周囲の反応
何か？
　自殺企図に対する周囲の反応には，親，身内，友人，臨床家，教師の反応などがある．親の反応には，「周りを自分勝手に振り回した」といった拒絶や怒りから，支持や心配まで幅広い．

なぜ？
　自殺行動は他の行動と同様に，周囲の人々の反応によって，否定的にも，

肯定的にも強化される．もしも，自殺企図の動機が親に何かをさせようとすることであり（例：親の考えを変えて，患者に注意を向けさせる），自殺企図によってそれがうまくいったとするならば，自殺行動はこの心理的欲求を満たすのに効果的であり，将来もまた自殺企図を試みようとするかもしれないと患者は考えるだろう．繰り返し自殺行動に及ぶ患者は，入院することによって，家庭の不和や自分を支えてくれようとしない家庭環境から逃れようとして，自殺企図に及ぶかもしれない．一方，親は子どもに振り回されていると感じて，うつ病の子どもは自力で何とか問題を解決しなければならないと考えているかもしれない．親が子どもを理解できないために，子どもの苦悩はさらに強まっていき，また自殺企図が生じる可能性が高まってしまうだろう．さらに，親自身が疲れ果ててしまって，自殺企図に及ぶ子どもに敵意を向けると，子どもが治療を引き続き受けることが難しくなっていく．したがって，周囲の人々の反応に働きかけていかなければならない理由は次の3つにまとめられる．① これが自殺行動の動機に焦点を当てているかもしれない．② 自殺行動を肯定的に強化するかもしれない．③ 治療を継続できない警戒のサインかもしれない．

どのように？

臨床家は直接質問したり，観察したりすることによって，周囲の人々の反応を評価すべきである．自殺企図の動機を明らかにしたら，臨床家は患者に対して，どの程度目的を達成できたかを尋ねる．自殺企図後，患者が何らかの変化に気づいているかという点についても質問する．もしも何らかの変化があったとするならば，他者の言動の変化が，将来，自殺企図を繰り返すという決断にどのような変化をもたらすだろうか？　同時に，親にも質問する．さらに，臨床家は，親と子の間にどの程度交流があるのか，家族のコミュニケーションにはどのような特徴があるのか，親が心配や敵意を表しているかどうかという点についても注意深く見守る（**表2-13**参照）．

表2-13 自殺未遂に対する周囲の人々の反応

- 「(自殺未遂の動機について質問した後に)あなたはどの程度目的を達成しましたか？」
- 「自殺を図った後，家族や仲間との間で何か変化に気づきましたか？」
- 「周囲の人々の反応を見て，あなたは将来も自殺を図ろうとしますか(しませんか)？」
- (親に対して)「自殺未遂が，どの程度あなたのお子さんに対する感情に影響を及ぼしましたか？」

| 症例 |

　14歳の少女ジョアンナはうつ病と診断された．彼女によると，親に助けてもらおうとして，自殺を図ったのだという．両親はひどく自責的になり，自殺企図後，娘を腫れ物にでも触るように扱った．ジョアンナに対する周囲の人々の反応について，臨床家はさらにどのように評価し，家族からはどういったフィードバックが得られるだろうか？

| 反応 |

　ジョアンナが両親の態度にどのような変化があったかと気づき，それが将来の自殺企図にどういった影響を及ぼすのか，臨床家は患者に質問した．すると，ジョアンナは「ようやく両親が私に関心を払ってくれるようになったので，そうした意味がかなりありました」と答えた．臨床家とジョアンナが協力して達成できることの1つは，彼女が命の危険を冒さずに，両親に彼女の苦悩を理解してもらえるような方法を見つけることではないだろうかと，臨床家は話しかけた．退院までに，この目標をジョアンナが両親に伝えられるように，臨床家は彼女を助けることができるだろう．

| 症例 |

　この症例で，ジョアンナの両親の反応が怒りや拒絶であったら，臨床家はどうすべきだろうか？

| 反応 |

　両親は患者のどのような行動を見てそう考えているのか，臨床家はよ

く理解しなければならない．親も患者も，うつ病の医学モデルについて説明されると，しばしば多くを学ぶ．こうすることで，両者は非難の応酬をしないで，患者の態度や気分を理解するのに役立つ．

領域 2：精神障害

何か？

精神障害とは，気分，思考，行動に影響を及ぼす病気である．精神障害には，明らかな臨床症状を伴い，しばしば家族性に発症し，特徴的な経過と共通した原因を認める．

なぜ？

ほとんどすべての精神障害では，自殺願望や自殺行動の率が上昇する．気分障害が自殺願望や自殺行動にもっとも密接に関連するのだが，この理由は，気分障害では自殺願望の率を上昇させ，その結果，自殺企図の危険を高めるからだろう．摂食障害や統合失調症でも自殺の危険が増すが，自殺は思春期よりも若年成人期でしばしば起きる．苦悩に満ちた気分を伴う他の障害（例：不安障害，とくに PTSD）や衝動性のコントロールに問題のある障害（例：行為障害，アルコールや物質乱用），とくにこれらの障害が気分障害に合併した場合には，自殺願望や計画のある人がそれを行動化する危険が高まる．

単極性うつ病の患者においては，不安定な気分，イライラ感，睡眠障害が，自殺未遂や既遂自殺の危険を増す．睡眠障害は，気分障害で自殺を図ったり，既遂自殺に終わったりした患者により多く認められる．おそらくこれは，睡眠に問題のある患者はイライラ感や衝動性が強く，問題解決能力に障害が現れるためであろう．うつ病の若者に認められる自殺の危険を示す他の指標としては，苦痛に満ちた感情（例：私はもう耐えられない）や病的な自責感（例：私はみんなの負担になっている）がある．患者は最初のうつ病エピソードで既遂自殺に終わる可能性が非常に高いので，初期段階で治療方針を確定して，適切な治療を実施することが非常に重要である．

単極性うつ病の患者に比べて，双極性障害の若年患者では自殺未遂や既遂

自殺の率が高い．この危険は急速交代型(rapid cycler)や混合状態の患者で最高であり，とくに危険が高いのは混合病像を呈していて，それにアルコールや物質乱用が合併している患者である．混合状態では，患者はうつ病の抑うつ感と絶望感を覚えると同時に，躁病の衝動性やイライラ感を呈するため，自殺の危険はとくに高まる．

不安障害が気分障害に合併していると，不安と自殺行動の関連はもっとも強い．しかし，パニック障害(panic disorder)，社会不安障害(social anxiety disorder)，PTSDでは，うつ病が合併していなくても，自殺行動の危険が高まるように思われる．自殺行動は，不安障害に伴う苦痛に満ちた感情，とくに不安を惹起する状況によって引き起こされた苦痛に満ちた感情から逃れたいという願望がしばしば動機となる．複雑な死別反応(例：故人に囚われ，強烈な喪失感を覚え，故人を見送ることができない)も，他の精神症状と比べると，自殺願望のレベルが高い．

衝動性をコントロールすることに問題がある障害，とくに行為障害とアルコールや物質乱用では，患者は自殺願望を行動化する危険が高い．おそらく，この障害に伴う脱抑制や衝動性の傾向がその原因になっているのだろう．銃が手に入る環境では，アルコールや物質の影響下にある若者は自殺を図る際に銃を用いる可能性が高い．さらに，アルコールや物質は抑うつ気分を悪化させてしまう．また，このような障害を抱えた若者は法的な問題や懲戒処分の対象となることも多く，それがまた自殺行動の契機となり得る．行為障害と物質乱用が同時に存在すると，どちらか一方だけよりも，自殺の危険を増してしまう．大食症の患者で物質乱用や衝動性の問題が合併してくると，やはり自殺企図の危険が高まる．

どのように？

すべての自殺の危険の高い思春期患者に対して慎重な診断的評価を実施すべきである．現在の症状の重症度は自己回答式の方法でも評価できるのだが，患者との面接のみが，精神障害や自殺行動の時間経過を明らかにするのに役立つ．気分の変化，アルコールの乱用や不安障害といった合併する問題，自殺願望や自殺行動の生じた時点などの時間経過を，臨床家は患者との面接から明らかにしていくことを著者らは勧める．患者に何らかの精神障害

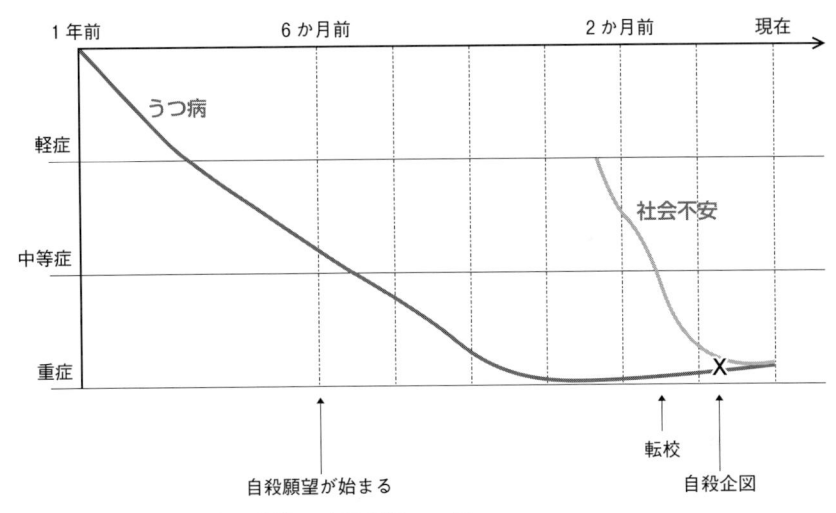

図2-1 うつ病と不安の症状の時間経過の一例

の診断が該当するという点を臨床家が知っておくことは重要ではあるが，臨床家の重要な役割とは，精神障害のどの側面がある時点において患者の自殺願望や自殺行動にもっとも密接に関連しているのかを初期評価の際に明らかにしておくことである．

| 症例 |

　15歳の少女が転校してきて間もなく，自殺を図った．昨年から漠然と自殺願望を抱いていて，抑うつ感を認めていたが，今では，社会不安障害の症状を呈していた．臨床家はどのようにして，どちらの精神症状が自殺行動にもっとも関連していると判断できるだろうか？

| 反応 |

　臨床家はこの少女のうつ病の症状と社会不安障害の症状の時間経過を図示し，自殺未遂は社会不安障害の発病から1か月後に生じたことを明らかにした(図2-1参照)．うつ病と不安があるとして，どうして自殺を図ろうとしたのか臨床家は患者に質問した．彼女は学校での周囲の人々

表 2-14 心理的特性と自殺行動

	絶望感	肯定的な記憶を思い出すことが難しい	衝動性	衝動的な攻撃性，感情統御
思考	自己，将来，世界に対する否定的な見方	肯定的な記憶を呼び起こしたり，それを保ったりできない	決断を下す際に，重要な情報を広範囲にわたって参考にできない	漠然とした状況を危険で敵意に満ちているととらえる傾向
気分	悲哀感，絶望感，怒り	幸福感の欠如	怒り	怒り，悲しみ，焦燥感．感情の反応は過大，迅速，長期にわたる
行動	行動を起こさない．強度の意図を伴う自殺企図	以前の経験を省みずに行動を起こす	熟慮しないで行動する	挑発や欲求不満に反応して，熟慮しないで行動する

との関係に不安が強くて，知らない人ばかりの学校に行くくらいなら死んでしまいたいと考えたのだと答えた．

領域3：心理的特性

何か？

　自殺行動に先行して何らかの心理的特性が存在する．特性(trait)とは，心理状態に関わりなく，比較的安定している思考，感情，行動の特徴的なパターンを意味する．うつ病のためにこの特性が増悪するかもしれないが，心理特性を考えるには，うつ病エピソードが始まる以前から認められる特徴について考える必要がある．自殺行動に関連して考慮すべき重要な4種の特性，①絶望感，②肯定的な感情を保持する能力の欠如，③衝動性，④感情統御不全，について解説する(表2-14)．

絶望感
何か？
　絶望感に圧倒されている患者は，将来，自己の能力，状況を改善する能力に対してすっかり希望を失ってしまっている．2人の人が同じ情報に接したとしても，絶望感の強い人は同じ情報をより深刻にとらえて，それを歪曲し，自己の厭世的な世界観を確認することになるが，一方で，楽観的な人は，同じ情報を希望に満ちた視点で受け止める．絶望的な人は，自己の絶望的な状況を認識した結果，否定的な感情を抱き，（試すことさえ意味がないと思ってしまって）まったく行動を起こそうとしなかったり，絶望的な世界観に合った行動（例：自殺企図）を起こしてしまったりするかもしれない．患者が現実に状況に絶望していることもある．たとえば，家庭での虐待や学校でのいじめにすっかり圧倒されてしまっている思春期患者である．こういった場合には，このような状況を変化させられることをセラピストは患者に理解させるように助力するとともに，患者や関係のある大人と協力して，問題を解決するように行動を起こす．

なぜ？
　絶望感は，自殺願望，自殺企図，既遂自殺の危険を示す重要な指標である．絶望感の強い患者は治療に対しても希望を持てず，治療を自らやめてしまう可能性が高い．そこで，治療に対して希望が持てない点を取り上げる必要があり，そうしなければ，患者は次の予約日に受診しないかもしれない．

どのように？
　治療に対して患者が希望を持てない点を，次のような質問で評価できる．「1から10までのスケールがあるとします．1はまったく希望がない，10は希望に満ちあふれている．私たちが治療であなたをどのくらい助けられると考えますか？　それを点数で答えてください」．もしも患者が低い点を答えたならば，臨床家はなぜそれよりもさらに低い点数ではないのか，点数を上げるにはどうしたらよいのか，どうすれば患者の希望が増すのかと質問していく．患者の人生の状況に関しても同様の質問ができる．患者が以前に治療を受けたことがあるならば，治療のどの点に希望があったか，あるいはな

表 2-15　絶望感の評価

- 「1 から 10 のスケールで，もっとも絶望しているのが 1，もっとも希望にあふれているのが 10 とすると，あなたが治療を受けて回復することについては何点になると考えますか？」
- 「それよりも低く（高く）ないのはどうしてですか？」
- 「どうなると，より低く（高く）なるでしょうか？」
- 以前に治療を受けた経験について質問していく．

かったか，臨床家は明らかにすべきである．以前に治療を受けても効果がなかったために，患者がこれから始まる治療に希望が持てないでいることは十分に理解できる．これから始まる治療が以前の治療とどう違うか，（以前の治療やセラピストを批判的に言うのではなく）現在の治療がなぜ効果が現れる可能性があるのかを，臨床家は患者に説明する（**表 2-15**）．

| 症例 |

17歳の慢性うつ病の患者が受診してきた．彼には自殺願望があり，計画も立てていた．彼は支持的療法を2年にわたって受けてきたが，「さっぱり効かなかった」と話した．これから受ける治療にどの程度希望があるのか，ないのかと質問されると，1から10の尺度で4と答えた．セラピストはどのように反応できるだろうか？

| 反応 |

「それはすごい．1よりもはるかに高いですね．でも，どうしてもっと低い数字ではないのですか？　そして，どうすればもっと高い値になるのでしょうか？」などとセラピストは患者に応えることができるかもしれない．少年も次のように話した．「前の治療では，先生はとてもいい人で，僕の話をよく聴いてくれました．僕は延々と話し続けたけれど，しばらくすると，どれほど僕が落ちこんでいるかと話しすぎてかえって具合が悪くなってしまいました」．次に，セラピストは次のように患者に話しかけることができるだろう．「君が以前に経験したのはとてもよい治療の重要な点をいくつも備えていたように私には思えます．担当の先生は中立的な立場で，一生懸命君の言葉に耳を傾けてくれて，君も

話しても構わないと感じたのですね．私たちもこのクリニックで同じようなことをしようと考えています．多くのうつ病のティーンエイジャーにとって，そういった治療が向いているのだけれど，君のように，治療ではっきりとした助言や方向性を示したほうがよいこともあります．そうすることは，今，君の人生を圧倒しているような否定的な感情に対処していくさまざまな方法を身につけるのにきっと役立つはずです．これが私たちの一般的なアプローチです．どんな風に感じますか？」

肯定的な感情を保持する能力の欠如
何か？
　肯定的な感情を経験したり，それを保持したりするのが難しい患者もいる．報酬となる活動への反応が低かったり，否定的な感情に妨げられたり，肯定的な記憶を想起できないことの結果として，このようなことが起きている可能性がある．

なぜ？
　肯定的な感情を経験する能力に欠けているために，絶望感，うつ病，生きる理由を見つける能力の低下などが生じているかもしれない．ストレスを経験している人は，しばしば肯定的な感情を呼び起こそうとしたり，現在の問題にうまく対処できた以前の同じような状況を思い出そうとしたりする．しかし，肯定的な感情を保持できない人は，そういった対処法を活用するのが難しい．このような人は，以前に獲得した適応力の高い対処規制を想起することが困難であり，そのためにストレスに効果的に反応する能力が妨げられてしまう．こういった認知スタイルの人はストレス下では，ある問題に対する一連の適切な解決法を編み出して，その中から適切なものを選ぶことができなくなってしまう．これらすべての問題が，自殺行動に関連する可能性がある．

どのように？
　臨床家は，快楽を経験する患者の能力を評価し，能力の低下が現時点のうつ病や人生の対処規制全般にどのように影響を及ぼしているかを見定めなけ

ればならない．できる限り特定の質問をしたほうがよい．たとえば，「本当に楽しいと最後に感じたのはいつですか？　あなたはその時，何をしていましたか？　楽しむことが難しくなってしまうような出来事を経験しましたか？」．肯定的な感情を保持する患者の能力を評価するために，臨床家は「本当に楽しいと最後に感じたのはいつですか？　それはどのくらいの期間続きましたか？」などと質問してもよい．患者は自分の気分を時間経過に沿って図示することもできる．肯定的な気分はどのくらいの期間続いたのか，いつ気分が下がって，どういった思考や感情がその落ちこみと関連していたのだろうか．肯定的で適応的な記憶を想起する患者の能力を評価するためには，どれくらいの頻度でそれが可能か，ストレスや否定的な感情がこの能力にどのように影響するかについて質問する．

衝動性と問題解決能力の低さ
何か？
　衝動性とは，前もってよく考えることなく行動に及ぶことを指す．この傾向にはしばしば問題解決能力の低さが伴い，その人本来の問題解決能力とは関係なく，誰よりも早く行動を起こし，重要な解決を図ろうとしてしまう．衝動性に加えて，多くの自殺企図者は，問題に対して一連の解決策を考えて，それを検討したうえで，適切な行動を選び出すという能力が低くなっている．

なぜ？
　思春期の自殺企図者の大多数は衝動的である．衝動性と問題解決能力は互いに関連しあう．衝動性は問題解決スキルの低下に直結する．反対に，問題に対して一連の重要な解決策を考え出す能力が低いことは，自殺企図者が衝動的な行動を起こしやすくしている．衝動性と，問題に対する解決策を考え出してその中から適切な方法を選び出すことが難しいという，この両方の問題が思春期の自殺未遂者にはしばしば認められる．

どのように？
　衝動性の傾向を評価するには，臨床家は「あなたはよく考えないでしばし

ば行動を起こしますか？ その例を挙げてください．そういったことはよくありますか？」と尋ねることができる．そして，自殺未遂に話題を戻して，自殺について最初に考えた時と自殺を図るまでに一体何が起きたのかと質問する．さらに，「あなたはその時に他の選択肢を考えましたか？ 今ならばどう考えますか？ ストレスにさらされると，問題に対していくつもの解決策を思いつくのが難しく感じますか？」などと質問することによって，臨床家は患者の問題解決能力を評価できる．

感情統御不全
何か？

　感情統御不全とは，衝動的攻撃性が含まれるより広い範疇で，いつものその人とは異なり，ある状況に対して示される感情的な反応を指している．これには，反応の閾値の低さ（例：比較的些細なことによって引き起こされる感情的な反応），過大な反応（例：きわめて強い感情的な反応），持続の長さ（例：予想されるよりも長く続く反応）などが含まれる．たとえば，感情統御不全の問題を抱えない人が交通違反切符を切られた場合，多少は困惑したとしても，罰金を支払って，そのまま他のことを始めるだろう．しかし，感情統御不全の問題を抱えた人というのは，警察官に対して癇癪を破裂させたり（感情的な反応に対する閾値が低く，より過大な反応を示す），その後も数日にわたって交通違反切符を切られたことに対して当惑したりする（反応が長期にわたる）．衝動的攻撃性とは，挑発や欲求不満に対して敵意や攻撃性で反応する傾向を指している．衝動的攻撃性は，反応的攻撃性と呼ばれることもあるが，前もって立てた計画を実行に移す攻撃的行動（手段的攻撃性）とは異なる．

なぜ？

　何らかの出来事が，統御不能な感情反応を引き起こし，その結果，思春期の人が一連の解決策を考えることができなくなったり，感情を刺激するような状況に即座に対処しようとしたりするために，いつもならば可能だったスキルを活用できなくなってしまう．慢性うつ病，双極性障害，睡眠障害，アルコールや物質乱用も，極度の感情統御不全を引き起こす．しかし，疾患，

表 2-16 感情統御不全や衝動的攻撃性の評価

- 「あなたの気分は安定していますか，それとも浮き沈みが激しいですか？」
- 「最近，気分の変化を引き起こした出来事について話してください」
- 「どれくらい狼狽して，それがどのくらいの期間続きましたか？」
- 「混乱してしまうと，どのくらい問題解決を図ったり，どのくらいかけて落ち着くことができますか？」
- 「混乱してしまうと，何かを慌ててしようとする傾向がありますか？ そういった傾向があるとするならば，どんなことをしますか？」

睡眠障害，物質乱用などのために生じる一時的な感情統御の障害と，一生にわたる個人的な特性としての感情統御不全とを分けて考えることが重要である．

とくに思春期や若年成人の既遂自殺者や自殺未遂者では，うつ病にかかっているか否かに関わらず，衝動的攻撃性が自殺の危険と密接に関連している．衝動的攻撃性のある患者は，漠然とした状況を敵意に満ちたものとしばしば解釈し，葛藤を不必要に引き起こしてしまう．こういった葛藤が自殺企図の契機となることがある．さらに，このような患者は，敵意に満ちていると解釈した状況に対して感情統御不全になることで反応してしまうため，合理的な問題解決が難しくなる傾向がある．自殺を図る親の子どもも自殺を図ろうとする傾向があるという理由の1つとして，衝動的攻撃性が家族的に認められるという解釈がある．この特性が親から子どもへと受け継がれるので，自殺行動の危険も伝達されていく．脳画像，既遂自殺者の死後脳研究，他のタイプの生物学的研究などが，自殺行動と衝動的攻撃性に伴う生物学的変化はきわめて類似していることを明らかにしてきた．したがって，自殺の危険の高い患者では，殺人に関する考えについても評価すべきである．

どのように？

感情統御不全の程度や衝動的攻撃性の傾向が，自殺企図の際に明らかになることがしばしばある．そこで，患者にとってこれが実際に人生全般にわたるパターンなのか，それともいつもとは異なり最近現れてきた傾向なのかを，臨床家は判断する必要がある．感情統御不全や衝動的攻撃性を評価するための質問を表 2-16 に挙げておく．

| 症例 |

 6か月前に，16歳の少年ジョーは深刻な自殺未遂に及んだ．当時，彼はうつ病の治療としてCBTを受け始めていた．うつ病の症状は明らかに改善し，治療は進展しているように思われた．しかし，治療開始後5週間目の時に，ジョーはガールフレンドと喧嘩をした後，両手首をカミソリで切り，治療が必要だった．この行動をどのように考えることができるだろうか？

| 反応 |

 CBTで身につけたスキルを活用できるので，ジョーのうつ病を治療することは再企図から彼を守ることになるだろうと，臨床家は信じていたかもしれない．しかし，彼には衝動的攻撃性の問題があり，それはストレスにさらされない限りは，明らかにはならなかった．臨床家は，感情統御スキルを学ぶ治療にもう一度焦点を当て直したため，ジョーは身につけたスキルを活用できるまでに落ち着きを保てるようになった．

領域4：家族的・環境的ストレッサーとサポート

何か？

 自殺の危険に関連して，しばしば認められる家族的・環境的要因には，親子の不和，親の精神疾患，不適切な養育，学校でのいじめ，同性愛的志向などがある．これらのストレッサーは互いに密接に関連していることが多い．親がうつ病で，イライラ感が強いと，親子の不仲が生じる可能性が高い．そして，親の精神障害も不適切な養育を増してしまう．同性愛的志向のあるティーンエイジャーは，学校や家庭でしばしばいじめられたり，拒絶されたりする．

なぜ？

 親子の不仲が自殺行動の契機となることは，思春期初期ではきわめて多い．これは親子の間の喧嘩が自殺企図を引き起こしたという意味ではない．というのも，同じような不仲が起きている家族は他にも多くあるのだが，か

ならずしもどの家族でも自殺が生じているわけではないからである．しかし，家族内の葛藤が，脆弱性の高い思春期の人にとって自殺に寄与する要因となり得る．家庭での葛藤のために，思春期患者がうつ病から回復するのが難しかったり，再発の可能性が高まってしまったりすることもよくある．

　それとは対照的に，たとえ親にうつ病などの自殺行動を引き起こしやすくなるような状態を認めたとしても，家族的・環境的な特徴が自殺行動から子どもを守る役割を果たしていることもある．たとえば，患者が少なくとも両親のうちのどちらかと肯定的で信頼に満ちた関係を保っている，家族が協力して何かをする(例：一緒に食事をとる，一緒に余暇を楽しむ)，親が思春期の子どもの活動を積極的に見守ったり指導したりするといったことなどである．対人関係や仲間との関係に活発に関わったり，学校との関係がよかったりすることも保護的な要因となる．

　親の精神障害は次の2つの形で子どもの自殺の危険を高めることになりかねない．第一に，精神障害と自殺行動は家族性に生じる傾向があるため，そのような親の子どもはうつ病や自殺行動の危険が高まるかもしれない．第二に，現時点で親がうつ病であるということは，子どもの苦悩や症状と関連しているので，子どもがうつ病の治療を受けている場合には，円滑な回復が妨げられてしまうかもしれない．もっとも重要な点は，母親のうつ病を治療することによって，子どもの治療結果も改善するという点である．したがって，親の精神障害を適切に評価して，治療に導入することは，子どもの完全な回復にはきわめて重要である．

　たとえば，養育放棄，身体的あるいは性的虐待といった，不適切な養育を受けた経験があると，いくつかの理由で自殺企図の危険が非常に高まる．不適切な養育は，うつ病やPTSDの危険も高めてしまい，どちらも自殺行動の危険を増すことになる．さらに，虐待された経験がある若者は，強度の衝動的攻撃性を示し，漠然とした状況に直面すると，とくに意味もない状況を敵意に満ちていると解釈しがちである．現時点で虐待を認める場合には，緊急に子どもを家庭から引き離さなければならない．いじめも自殺の危険と密接に関連し，これは仲間たちからの虐待ととらえることができる．また，実際に行動に移さなくても，同性の人に惹かれるということは，自殺企図，うつ病，物質乱用の危険を増してしまう．同性の人に惹かれる若者は，学校で

いじめにあい，家庭では拒絶されて，周囲からのサポートが現実にあるいは想像上で得られないために，性的同一性を発達させていくのが難しいことが多い．さらに，同性愛を否定的にとらえるような家庭で育った若者はとくに，同性愛的志向が極度の苦痛を生む．いじめや仲間からの拒絶は自殺の危険を高めるが，たとえ自殺行動の他の危険因子が存在したとしても，友達や学校との間に絆があり，学校の活動に参加していることは，保護的に働く．

どのように？

表2-17には，よく認める環境的ストレッサーとサポートについて評価するための質問をまとめた．自殺企図の契機と動機は，患者のストレスの原因についての鍵を示すかもしれない．親は自分自身の抱える問題に焦点を当てることに抵抗を示すかもしれないが，臨床家はこの問題を最初の面接で取り上げるべきか，それとも関係が築き上げられるまで待つべきか自ら判断しなければならない．親のうつ病についての簡単なスクリーニングのための質問紙をルーチンで用いることによって，この種の話し合いを始めることができる．親が回復することは，子どももよくなる機会を高められると臨床家は説明する．患者が虐待について打ち明けて，それが現在も起きているならば，ほとんどの地域の法律はこの事実を当局に報告することを求めている．さらに，患者が自宅に戻っても安全か否かについて，臨床家は判断を下す必要がある．その地域の法律次第だが，過去における虐待の事実や患者あるいは他者に対する現在の危険についても通報する必要があるかもしれない．いじめはかならずしも緊急事態ではないが，ほとんどの学校にはいじめ対策の方針がある．臨床家は患者や家族と協力して，学校の方針が適切に実施されているか，そして，患者の要求に見合ったものであるかを確認する必要がある＊．

同性に魅力を感じるかと質問するのは，臨床家にとっても患者にとっても，恥ずかしいことかもしれない．これはざっくばらんに評価すべきである．次のように，「性的な考えや態度に関する質問をあなたにいくつかした

＊訳者注：たとえば，米国では，学校が生徒の自殺の危険を察知し，それを保護者に通告したにもかかわらず，保護者がその通告を無視するような場合には，ネグレクトとして児童福祉局に通報することが義務づけられている州もある．子どもの安全は社会全体で守るという共通認識があるようだ．

表2-17 環境的ストレッサーとサポートの評価

親子関係
- 「あなたと両親の関係はどうですか？」
- 「何について、どれくらい喧嘩しますか？」
- 「両親はあなたのどんな点について非難しますか？」
- 「両親はあなたをどのくらいサポートしてくれますか？」
- 「両親とあなたは何を一緒にしますか？」
- 「両親はいつもあなたがしていることを知っていますか？」

親の精神状態
- （親に質問する）「2週間以上気分が沈んで、日常生活に支障をきたしたことがありますか？」あるいは親にCES-D（疫学研究センターうつ病尺度）に記入してもらう。不安や物質使用についても質問する。

虐待と家庭内の暴力
- 「誰かが繰り返しあなたを殴ったり、そうすると脅したりしましたか？」
- 「誰かがあなたの許しなしに、性的に触れてきたりしましたか？」
- 「自宅にいて安全を脅かされるように感じることがありますか？」
- 「自宅で喧嘩を目撃することがありましたか？」
- 「家族の誰かの安全が脅かされるように感じますか？」

学校
- 「学校は好きですか？」
- 「学校、他の生徒、先生との関係はどうですか？」
- 「とくに強い絆を感じる先生はいますか？」

仲間
- 「友達と特別な関係があるように感じますか？」
- 「皆と一緒に何をしますか？　何かクラブ活動をしていますか？　皆と一緒にする活動はありますか？」
- 「友達がトラブルに巻きこまれたり、違法な薬物やアルコールを使っていますか？」

いじめ
- 「繰り返しからかわれたり、いじめられたりしましたか？」
- 「今通っている学校に自分の居場所がないように感じますか？」

性的志向
- 「男の子、女の子、あるいはその両方に主に魅力を感じますか？」

いと思います。少し恥ずかしいと感じるかもしれませんが、これは私たちが話してきた他の事柄と同様に重要です。これを話題にしても構いませんか？

他のすべての話題と同じく、私たちがここで話すことは、秘密にします。ただし、あなたの命が危険にさらされている時は例外ですが」と性的志向について尋ねると有用かもしれない。患者が拒否したら、臨床家は単に「あなたがこの点について話してもよいと考えるようになったら、またこの話題に

戻りましょう」と言えばよい．

| 症例 |

　15歳の少女とその母親との初期面接の際，母親はひどく悲しげに見えた．母親は自記式質問紙でも現在多くの抑うつ症状があることを認めた．臨床家は次に何をすべきか？

| 反応 |

　臨床家は次に母親だけと個別に話すことを提案し，質問紙の評点がうつ病の可能性を示していることを説明すべきである．そして，この説明に対する反応を探っていく．母親がその点について話したくないと答えたならば，臨床家は彼女のプライバシーを尊重することを告げる必要がある．スクリーニングの結果，うつ病が家族的に発生していること，そして，親がうつ病であると，子どもの治療を進めていくのが難しくなることを臨床家はさらに説明していく．この問題についていつでもまた相談に乗ることを告げて，もしも母親の気が変わって，秘密に話したいと感じたならば連絡できる電話番号を教えておくことができる．

領域5：致死的な方法の手に入りやすさ

何か？

　致死的方法とは，銃，薬物，家庭にある化学物質など，自殺に用いられると実際に命を落としかねない手段である．

なぜ？

　思春期の自殺行動は衝動的なことが多く，致死的な手段が手に入ると，生死を分けることになる．既遂自殺に終わった思春期の人の約10％には精神障害を認めず，16歳以下の自殺者を見るとその40％には精神障害を認めなかった．明らかな精神障害を認めないものの自殺した若者と，健康な対照群との唯一の差は，自宅に弾のこめられた銃や他の致死的な方法が存在したという点である．とくに思春期や若年成人の場合，致死的な方法（例：銃，鎮

表 2-18　銃と自殺について家族に提供すべき事実

・銃は思春期の男女ともに既遂自殺にもっとも多く認められる自殺手段である．
・既遂自殺者は，対照群と比較して，自宅に銃がある率が 4〜10 倍高かった．
・明らかな精神障害を認めないのに自殺した若者は，対照群と比較して，自宅に弾のこめられた銃がある率が 31 倍高かった．
・銃を厳重に保管しておくほうが，弾がこめられたまま放置されるよりはよほどよいのだが，銃が保管されていたとしても何らかの自殺の危険が残る．

痛剤，殺虫剤，ガス）が身近に手に入ることが自殺率に大きな影響を及ぼしていることを多くの研究が明らかにしてきた．米国では銃がもっとも多く用いられる方法であるので，銃の手に入りやすさや保管法に焦点を当てて，家族に正しい情報を提供しておく（**表 2-18**）．

どのように？

　臨床家は患者にとって，銃，薬，家庭用化学物質，刃物がどのくらい手に入りやすくて，どのように保管されているかについて質問して，それを取り除いたり，安全に保管したりしておくことを助言すべきである．しかし，致死性の高い手段を取り除くことについて家族と話し合っただけで，家族が自宅から銃を取り除くと，臨床家は思いこんではならない．防衛のために自宅に銃を置いている人は多い．たとえ自宅に銃があると，殺人と同じく，自殺が起きることと密接に関連しているという証拠があったとしても，そういう人にとっては銃を自宅から取り除くということは，家族を危険にさらすということと同じ意味を持つ．銃を自宅に置かないと約束した親の 4 人に 1 人しか，実際に銃を取り除かなかったという点を明らかにした研究がある．銃を取り除く可能性がもっとも高いのは片親の場合である．おそらく臨床家は母親にそう説得することが多いのだろうが，銃の所有者に直接そう伝えるべきである．一方，銃を取り除くことにもっとも抵抗するのは，結婚していて，アルコールや薬物の乱用といった問題を抱える配偶者と不仲な人である．銃の所有者が物質乱用者の夫で，妻とは不仲である場合，妻がこういった会話を夫と交わそうとするのが難しいことは十分に理解できる．したがって，銃の所有者と安全策について直接話すことが重要である（**表 2-19** 参照）．さら

表2-19 自殺の危険の高い若者の自宅から銃を取り除くことをどのように交渉すべきか

- 「自宅に銃がありますか？」
- (もしもあるならば)「どのような銃ですか？　安全に保管されていますか？」
- 「誰の銃ですか？」
- 銃の所有者に次の質問をする．
  - ✓　「どうして銃を持っているのですか？」
  - ✓　「(子どもの自殺の危険が高い)この期間だけ，自宅から銃を取り除くことを考えてくれませんか？」
  - ✓　「もしも銃を取り除くことができないならば，せめて厳重に保管してくれませんか？」

に，銃を取り除くのではなく，保管法を確かなものにするといった，完全ではない解決法でも臨床家は当面は受け入れる必要があるだろう．

緊急の自殺の危険を評価する

　前節では，うつ病で自殺の危険の高い思春期患者に対する包括的治療計画の評価の領域について解説した．評価の領域の特徴の1つとは，以下に述べるように，緊急の自殺の危険を評価して，治療のレベルを決定する一助とすることがある．入院や部分的入院といったより集中的な治療が必要となるのは次のような場合である．①患者が安全計画を守れず，一般的な治療では危険である．②一般的な治療が効果を示さなかった．③日常生活における機能に障害をきたし，外来治療では十分ではない(例：患者の不安やうつ病があまりにも重症で，登校できない)．

　患者が安全計画(safety plan)を守ることが現実にできなかったり，それが予想されたりする場合には，急性のあるいは緊急の危険が高い．安全計画とは，繰り返し襲ってくる自殺願望や衝動に患者と家族がどのようにして対処するかという点について，セラピスト，患者，家族が協力して，一連の方針を立てることである〔詳細は第4章(p.99)参照〕．患者が安全計画を守るのが難しくなるような危険因子について以下に解説する．危険の判断を下すための記憶法として，"AID ILL SAD DADS"というのがある．"AID"と"ILL"は直近の危険因子を，"SAD"と"DADS"は遠位の危険因子を指している．

直近の危険因子

　自殺行動の直近の危険因子とは，患者が安全計画を実施するのを難しくするような，現在の臨床状態や社会的状況に直接的に関連する因子である．対処能力を減じたり，自殺衝動を増したりするので，こういった危険因子は安全計画の妨げとなる．

- Agitation（焦燥感）：これは，不眠，不安（とくにパニック障害やPTSD），激越うつ病，薬物の副作用としての落ち着きのなさなどといった，急性の不快感，過覚醒，落ち着きのなさといった状態である．患者は，この急性の不快感や苦悩から逃れたいと思うあまり，自殺に追いつめられていく．
- Intent（意図）：死の願望が強い人は，自殺企図や既遂自殺の可能性が高い．このような人はしばしば，将来に絶望していて，具体的な計画を伴う自殺願望があり，すでに自殺未遂に及んでいたとすると救命されたことを後悔している．
- Despair（絶望）：絶望とは，極端に抑うつ感が強く，それに苦痛が伴い，耐えることができない状態に達しているという経験である．焦燥感の強い人と同様に，自殺の危険の高い人の動機とは，苦痛に満ちたうつ病の苦悩から逃れるということである．苦悩に耐え，苦痛に満ちた感情を統御する能力が減じた人にとって，これは危険な徴候である．
- Instability（不安定）：頭部外傷の後遺症，単極性うつ病，混合型や急速交代型の双極性障害，現時点における物質使用，極度の衝動的攻撃性，精神病などの結果として，患者の気分，判断力，自殺行動に及ばないといった状態は大きく変動し，安全計画を守るのがひどく難しくなってしまう．
- Loss（喪失）：関係，役割（例：職業，フットボールチームのキャプテンといった役割），健康，機能の喪失は人生全般にわたって，自殺願望や自殺行動の急性の契機となり得る．
- Lethal method（致死的な方法）：銃や他の致死的な自殺手段が身近に手に入ることは，命の危険をもたらしかねない自殺企図の可能性を高める．

遠位の危険因子

　より遠位の自殺行動の危険因子は治療を計画するには重要であるが，緊急の自殺の危険を評価するにはそれほど重要ではない．そのような危険因子は次のように記憶することができる．

- Suicide history（自殺企図歴）：過去における患者自身や家族の自殺行動を認めることを指す．自殺企図が最近起きていればいるほど，危険は高く，とくに患者に慢性的な自殺願望とうつ病を認める場合に，最初の自殺企図から3か月以内に再企図の最高のピークが来る．さらに，患者本人および家族の両者が過去に自殺行動に及んだことがある場合には，自殺行動の危険が増す．しかし，患者や家族に過去に自殺行動を認めたからといって，いつ再企図の危険が起きるかについての情報は得られない．
- Anhedonia（快感消失）：肯定的な感情を経験し，保持することができないため，患者のうつ病や自殺行動が生じるが，緊急の危険を示すものではない．
- Difficult course（困難な経過）：さまざまな薬物療法，心理療法，他のプログラムなどを試みたものの，症状が緩和されなかった患者は次第に回復する希望を失っていく．将来や治療について急性に絶望的になると，これは緊急の自殺の危険を増すことになる．
- Difficult treatment history（困難な治療歴）：治療計画に従わなかったり，セラピストをしばしば代えたり，治療者と良好な関係を築くことができなかった患者は，治療の効果に希望を失い，自殺の危険が増していく．
- Abuse and trauma（虐待とトラウマ）：虐待や他のタイプの暴力を受けた経験があると，自殺行動の危険が増す．ただし，自殺の危険が高まるのがどの時点であるかは定かではない．虐待経験のある人は，他者との関わりが難しく，PTSDの症状を呈し，慢性の自尊心の問題を抱えるかもしれないのだが，これらのすべては治療的意味合いがある．しかし，現在，虐待を受けている状況にあり，そこから抜け出すことができないと感じている人は，とても耐えられない社会的状況ととらえていることから抜け出そうとして，自殺企図に及ぶ危険が非常に高い．
- Disconnection（孤立）：社会的に孤立している患者（例：仲間，家族，学

校，職場と関係がない）は，既遂自殺の危険がきわめて高い．しかし，主な援助源が突然患者の社会的ネットワークから取り除かれたりしない限り（例：親友が遠い場所に引っ越してしまう），孤立は緊急の危険とはなり得ない．
・Substance abuse（物質乱用）：アルコールや薬物の乱用は，既遂自殺や自殺未遂の危険を高めるが，急性中毒だけが緊急の危険を増す．さらに，思春期と成人では，アルコールや他の物質の問題を抱える者は，ストレスに満ちた人生の出来事（例：関係の断絶や失業）に過敏に反応する．

| 症例 |

　思春期の少年が手首自傷のために救急部を受診した．彼には計画や意図を伴う自殺願望があり，酩酊状態であり，双極性障害の混合状態であった．この患者には感情統御不全（例：自傷行為）があり，さらに，物質乱用と双極性障害のために，感情が不安定だった．この患者は緊急の自殺の危険が高いだろうか？　もしそうならば，その理由は何だろうか？

| 反応 |

　臨床的に不安定であるとともに，自殺の意図も高いので，この患者が自殺行動に及ぶ危険は非常に高い．患者を入院させて，双極性障害の症状の安定を図り，双極性障害とアルコール使用を管理する治療に紹介するのが理想的である．

治療の場の決定

　この自殺の危険の評価に基づいて，臨床家はどの程度の精神科治療が必要であるか判断しなければならない．きわめて自殺の危険が高く，自殺企図に及んだことに後悔しておらず，自殺の意図が強く，症状があまりにも不安定なために安全計画を立ててそれを守ることができない患者は，安全を確保するために入院が必要である．もしも家族が入院に反対するならば，デイホスピタルや集中的な外来治療などの，家族が守ることのできるような修正した

治療計画を試すのが普通は望ましい．自殺行動の管理に関して入院治療の効果を支持する現在入手可能なデータはないので，臨床家はあまり頑なな態度を取らないことが重要である．入院から外来治療への移行期間に既遂自殺や自殺未遂の率が最高となるので，この移行期に明確な治療計画を立てておくことも重要である．外来で患者を治療することになっている臨床家は，退院前に患者や家族に会っておくことを著者らは勧める．というのも，そうすることによって，退院後に可能な限り日をおかずに決められた，最初の外来予約を守る可能性が高まるからである．

| 症例 |

　思春期の少年は，薬物療法と心理療法をよく守っていたのだが，それでも，計画を伴う自殺願望が繰り返し生じ，うつ病の症状も増悪してきた．彼は実施されていた治療を比較的よく守っていた．臨床家が患者に何か変わったことが起きたのかと質問すると，患者は自分の同性愛的志向に気づき，それに悩んでいるのだと打ち明けた．臨床家と患者はともに安全計画を見直し，自殺願望はあるものの，患者は対処スキルを活用して，自殺願望を何とかコントロールしてみようと述べた．その週に，追加のフォローアップの予約を入れた．この患者には緊急の自殺の危険があるのだろうか？　その理由は何だろうか？

| 反応 |

　この患者には計画を伴う自殺願望があったものの，セラピストとの強い治療関係があり，これまでも安全計画を守りそれを実行してきた．さらに，明らかな契機があった．より集中的な治療を実施することは，セラピストと患者の間の良好に機能している関係に破壊的に作用するかもしれなかった．

| 症例 |

　ティーンエイジャーの少年には気分変調性障害，行為障害，物質乱用があり，治療を受け始めたばかりだった．彼は母親と喧嘩している最中に，自殺すると脅した．彼はこれまでに自殺の危険が高まったことはな

かった．母親はクリニックに電話をしてきたが，すっかり慌てふためいていて，息子をすぐに救急部に受診させるべきか知りたがった．この患者は自殺行動の緊急の危険が高かっただろうか？

| 反応 |

　この思春期の男子患者には，行為障害，物質乱用，気分障害の重複罹患を認めたが，これは既遂自殺に一般的に認められるパターンである．しかし，患者の発している自殺するという威嚇が，死の意図を明らかに示すものなのか，あるいは単に怒りに駆られて言ったものかは明らかではない．セラピストは患者と話をさせてほしいと言った．この症例では，自殺願望はなく，自殺を図るつもりもなく，怒りに駆られてそう言ったのだと本人が認めた．セラピストは患者に，そういった言葉は真剣に受け止めなければならないが，このような言葉は自分の感情を本当に表している時だけ使うようにしなければならないと説明した．患者を評価し，最初の印象を確認し，患者と母親に自殺の威嚇や自殺行動について心理教育をするために，翌日に予約を入れた．

本章の要点

・自殺の危険を評価し，適切な治療計画を立てるために，自殺行動の5つの主要な領域を評価する．
  - ✓ 現在と過去の自殺願望と自殺行動の特徴
  - ✓ 精神障害
  - ✓ 心理的特性
  - ✓ 家族的・環境的ストレッサー
  - ✓ 致死的な手段の手に入りやすさ
・以下のどれかに該当する場合には，入院か部分的入院の適用となる．
  - ✓ 患者が安全計画を守ることができず，集中度がより低い治療では危険である
  - ✓ 集中度の低い治療では患者の病状が改善しなかった
  - ✓ 機能の程度が外来治療では十分でない(例：患者の不安やうつ病があまりにも強くて，登校できない)

第3章 効果的治療の重要な要素

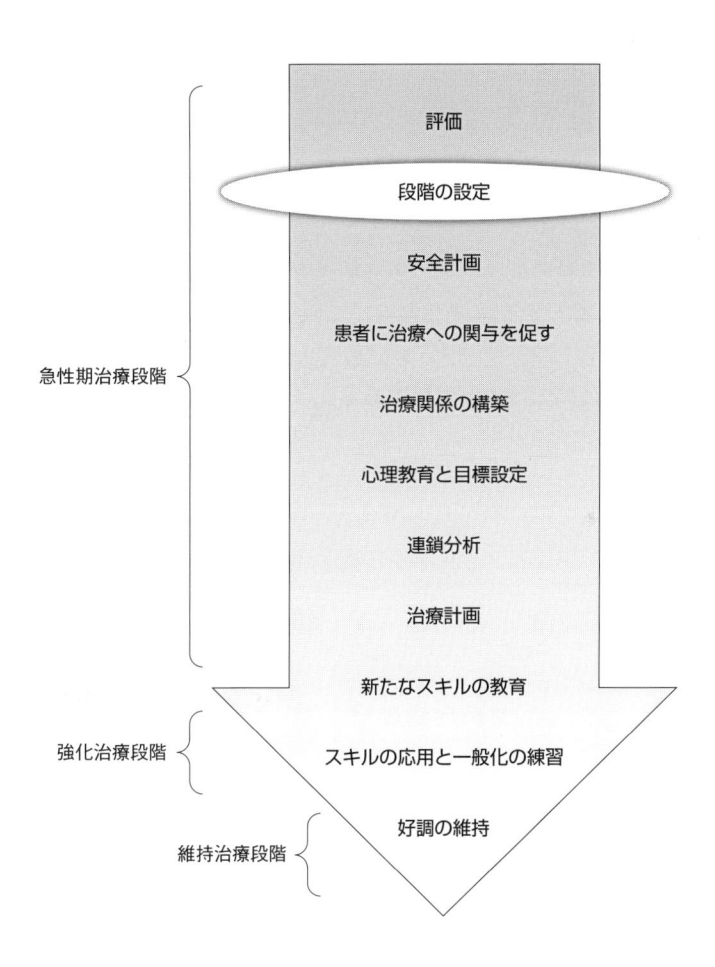

```
                    ┌─ 評価
                    │
                    │  段階の設定
                    │
                    │  安全計画
                    │
                    │  患者に治療への関与を促す
   急性期治療段階 ─┤
                    │  治療関係の構築
                    │
                    │  心理教育と目標設定
                    │
                    │  連鎖分析
                    │
                    └─ 治療計画

                       新たなスキルの教育
   強化治療段階 ─┤
                       スキルの応用と一般化の練習

   維持治療段階 ─┤  好調の維持
```

第3章 効果的治療の重要な要素

本章の内容

- うつ病で自殺の危険の高い思春期患者を効果的に治療するのに必要な重要な要素
    - ✓ 治療チームの重要性
    - ✓ スーパービジョンの機能
    - ✓ 24時間態勢を備えるための手引き
    - ✓ チームがない場合にはどうするか
- 助けになるセラピストの特徴
- 治療的関係の性質

本章では，うつ病で自殺の危険の高い思春期患者を効果的に治療していくためにセラピストが必要とする重要な要素について解説する．図 3-1 に示すように，これらの要素とは，①組織の環境，②セラピストの人柄，③セラピストと思春期患者の間の治療的関係である．

組織の環境

自殺の危険の高いティーンエイジャーを治療していくために最適な組織の

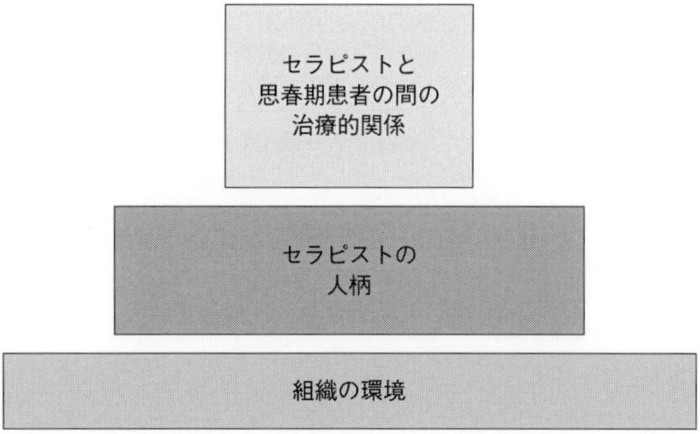

図 3-1　うつ病で自殺の危険の高い思春期患者を治療するための三層の枠組み

環境とは，チームアプローチを提供し，定期的なスーパービジョンやコンサルテーションを実施し，継続的なケアを保証するために関心や資源を与え，可能ならば24時間のバックアップ態勢を敷くことである．

チームアプローチ

　自殺の危険が高いうつ病の思春期患者を治療していくと，セラピストはさまざまな問題に直面する．著者らのクリニックの独特の雰囲気の土台になっているのが，治療に対するチームアプローチである．これによって，協力して決断を下し，困難な患者を治療しているセラピストに支持的な環境を与えられる．

　治療チームは多職種の専門家からなり，セラピスト，(心理療法も行う)ナースセラピスト，児童精神科医などが治療チームのメンバーである．この構成によって，患者に対して包括的な治療を提供できる．本書の「はじめに」で解説したように，STARクリニックの治療チームは精神疾患のメディカルモデルを支持している．メディカルモデル，すなわちうつ病や合併する他の精神医学的状態は，生物学的基盤を有する脳の障害ととらえられている．本書で一貫して，思春期の人を患者と称しているのはその理由からである．関係の協同的特性に焦点を当てる意味で，クライアントという言葉を好むセラピストがいることも著者らは承知している．この用語法に賛同するので，著者らは思春期の人を患者と呼ぶが，彼らをもちろんクライアントととらえて治療している．私たちの多分野からなる学際的なアプローチによって，思春期のうつ病や自殺の危険にごく普通に伴う他のさまざまな医学的・心理社会的問題の管理を促進できる．

　うつ病で自殺の危険の高い思春期患者を治療している臨床家は，緊急の危険や適切な治療レベルについてしばしば決断を下す必要がある．こういった臨床的決断は，複雑で，不安を引き起こし，いかに経験豊富であっても，こういった決断を単独で下すのはきわめて難しいと感じる．むしろ，専門家チームからのコンサルテーションを受けられるので，安全について配慮する臨床家の能力を最大限に発揮できる．

　チームのメンバーの多様な意見を統合することによって，最適な症例の概

> 表3-1 スーパービジョンの主な要素
>
> ・セラピストのスキルを向上させる
> ・セラピストの個人的特性を適切に活用する
> ・セラピストを支持し励ます

念化が可能になる．これが起きるのはSTARクリニックでは，すべてのメンバーが参加して毎週開催される治療チームミーティングである．チームのメンバーは，臨床的定式化(clinical formulation)を共有し，他のメンバーのアプローチを検証するように働きかけられる．治療チームミーティングでは，薬物療法，心理療法(例：個人療法，家族療法)，症例マネジメント，学校コンサルテーションなどといった一連の介入を統合した，個々の患者に最適の治療計画を検討する．治療チームミーティングの学際的な状況では，それぞれの異なる分野の専門家からのフィードバックによって症例が概念化されていく．

スーパービジョン

　自殺の危険の高いうつ病の思春期患者を治療していくというのは多くの労力を要する．たとえ最高のセラピストであっても，毎週の治療チームミーティングに加えて，同時進行的にスーパービジョンが必要である．STARクリニックのセラピストは毎週，個人的なスーパービジョンを受けて，次の3つの本質的な要素について取り上げる．①セラピストのスキルを向上させる，②セラピストの個人的特性を適切に活用する，③セラピストを支持し励ます(表3-1参照)．
　スーパービジョンでは主に，セラピストの持っている一連のスキルをさらに向上させて，適切な治療を実施することに焦点を当てる．症例を概念化し，治療を計画する過程で，ビデオテープに録画した面接をしばしば再検討することはとくに多くの情報をもたらす．セラピストが面接での出来事を主観的に想起することを，ビデオテープは客観的に示し，当初セラピストが気づいていなかった症例の概念化の重要な要素を認識するのに役立つ．たとえ

ば，最初はセラピストは苦悩耐性スキルに欠けていると症例を概念化していたのだが，ビデオテープを見直して，患者の絶望感に対してこそ介入を集中させるべきだと考え直した．面接の録画を見直すことによって，スーパービジョンの重要な話題となる患者とセラピストとの間の非言語的態度に関心を払うこともできる．ビデオを見ていると，関心を払うべき点がはっきりとしてきて，どのように治療のこれらの要素を微調整すべきかがわかるので，治療の頻度や時期も自ずと明らかになってくる．

ビデオに録画したスーパービジョンも含めて，一対一のスーパービジョンは，セラピスト自身の特性が治療的過程にいかに独特に影響を及ぼしているかを示してくれる．ビデオに録画された面接を見ていると，セラピストは自分が思春期患者に対する方法がどのようにして面接過程に影響しているかを観察できる．たとえば，セラピストが不快あるいは否定の表情を示したために，患者がその話題をさらに話し続けるのを控えたことをビデオテープが明らかに示すかもしれない．スーパービジョンでは，思春期患者やその治療過程に対するセラピスト自身の感情的反応について話し合うように働きかけていく．最適な治療過程を実施するのを妨げているセラピスト自身の感情や反応について話し合うのはとくに重要である．

| 症例 |

15歳の患者アンナは，4週間前に過量服薬をして，自殺を図った．彼女の身体的状態が安定した後，精神科入院病棟に転棟となり，4日後に退院となった．その後，3週間の部分的入院プログラムに参加した．私たちのスタッフの1人が彼女の外来治療を，もう1人が個人スーパービジョンを担当した．アンナの自殺未遂は，非常に強い意図があり（例：数週間にわたって自殺を計画し，遺書を書き，自宅に誰もいない時に薬をのんだために，誰かに発見されるチャンスがほとんどなかった），致死性も高かった（例：鎮痛剤タイレノールを約100錠服用）．「何もうまくいかなかった」とアンナは極度の絶望感を表した．結局，母親が偶然いつもよりも早く帰宅し，自殺を図った娘を発見したのだ．アンナは父親との関係がよかったのだが，父親は数年前に自殺していた．アンナの現在の家庭状況は混乱し，葛藤に満ちていた．自殺を図ろうとした動機

は，「お父さんのところへ行って，人生の苦しみから逃れる」ためだった．彼女は安全計画を守ることに同意したが，今でも極度の自殺願望があり，死ねなかったことを後悔していた．そのうえ，生きる理由を見つけるのが難しく，たとえ今すぐではなかったとしても，結局，自殺してしまうのだと強く感じていた．

　ビデオを再検討して，セラピストが患者に対する期待に関して面接中にひどく控えめに見えることに，セラピストとスーパーバイザーの両者が気づいた．確固とした治療同盟が成り立っているように見えるものの，患者を変化させようという点についてセラピストはどこか躊躇していた．スーパービジョンの際に，セラピストがアンナの安全について不安を感じているため治療過程に影響が出ていることを，セラピストとスーパーバイザーは気づいた．まず，患者には非常に自殺の危険が高いことを示す多くのサインがたしかに存在していたので，スーパーバイザーはセラピストが不安を抱くのはごく当然だと述べた．患者の困難な人生の状況を認めることと，患者に圧倒されてしまわないことの間にどのようにしてバランスをとるかという点について考えるように，スーパーバイザーはセラピストに働きかけていった．アンナが生きていくことと治療に積極的に関わるようにするために，セラピストは彼女に対して変化するように少し強く働きかけていく必要があることが明らかになった．このような話し合いによって，セラピストが何に躊躇しているのかを明らかにし，患者についてのセラピストの不安を認め，患者に対してもう少し積極的に関与する刺激を与えることに役立った．

　この症例で，セラピストがスーパービジョンを受けずにアンナを治療していったならば，どんなことが起きたかを想像してみることにしよう．まず，患者が自殺してしまうのではないだろうかというセラピストの強い不安が治療に影響を及ぼしただろう．アンナが自力でコントロールできる人生の出来事を見つけられるように助力していくのではなく，セラピストは患者の困難な人生の状況にばかり目を奪われてしまったかもしれない．少し強く働きかけてみてはどうかというスーパーバイザーからの助言がなければ，アンナの治療に対する恐怖と絶望感のために，セラピストは動きが取れなくなってし

まった可能性もある．おそらくその結果として，治療計画は頓挫し，有効な治療を実施することができなくなってしまっただろう．

　もちろんそうする必要はあるのだが，セラピストが担当する自殺の危険の高い患者数を制限するというだけでは，このような難しい患者の治療を成功させるには十分ではないというのが，著者らの意見である．自殺の危険の高い患者を効果的に治療するためには，コンサルテーションや協力的治療を用いたチームが絶対に必要である．自殺の危険が高いうつ病の思春期患者の治療という挑戦的な課題に向き合うために，セラピストには同時進行的な支持と激励が不可欠である．スーパービジョンによって，セラピストは現在実施している治療の詳細な点に焦点を当てて，治療目標に向けた全般的な進展に関する方向性を保つのに役立つ．さらに，スーパーバイザーとセラピストは，セラピストが担当している急性期治療段階にある患者数にとくに注意を払いながら，各セラピストの治療の限界についても念頭に置くべきである．

治療の継続に配慮する

　自殺の危険がもっとも高まるのは治療の移行期である．とくに，患者がより集中的な入院治療から外来治療に移行する時期である．危険が迫る要因として，入院に至った時と同様のストレッサーに再びさらされる，入院スタッフと外来スタッフの間の協力関係が欠けている，助言された退院計画に患者と家族が抵抗を覚える，などが挙げられる．そこで，とくに患者があるレベルの治療から他の段階に移行する際には，患者が治療の継続と紹介をたしかに守らせるような段階を著者らは踏むことにしている．著者らは，患者を紹介してくる同じ部門の他のレベルの治療の代表者と定期的に会って，患者の状態や紹介について話し合うことにしている．新たに紹介されてくる患者がまだより集中的な治療段階にある場合には，著者らのプログラムに参加する前に患者や家族に会うことにしている．こうすることによって，患者や家族が治療者に前もって会って，ラポールを築くことができるので，患者が治療計画に沿うようになってきた．さらに，患者や家族が治療の移行に抱いている不安をセラピストは取り除くことができる．この方針は，ある治療者から他の治療者への移行を円滑なものにするのに役立つ．さらに具体的には，他

のプログラムを終了してできるだけ早く，新たなプログラムの予約を入れるというのも同様に重要である．

24時間のバックアップ態勢

　自殺の危険の高い患者の治療を担当するセラピストは，できれば地域の精神科救急部や病院と連絡を取って，24時間のバックアップ態勢を提供できるようにしなければならない．危機に対処し，危険を評価し，必要ならば入院が提供できるようにするために，24時間態勢の精神科移動危機チームを備えている地域もある．著者らは地域の救急部の電話番号の情報を定期的に更新するとともに，危機チームに対して著者らの個人的な連絡先の情報を提供している．患者が危機にある際に入院を決定するにあたって，著者らに連絡して相談するように各種の機関に働きかけている．これは次の第4章（p.99）で解説する安全計画の本質的な要素であり，セラピストはこのような機関といつどのようにして連絡すべきか患者や家族と詳しく話し合うべきである．患者が治療を継続し，治療計画を守るために，セラピストと救急治療の担当者が情報を交換し合うことは役立つ．

　救急部のスタッフが，就業時間後も著者らに連絡が取れるようにしてあるが，かならずしも患者に著者らの自宅や携帯電話の番号を教えているわけではない．このように助言する理由が3つある．第一に，自殺の危険の高い思春期患者の治療は，大変な労力を要する過酷な仕事である．セラピスト自身が燃え尽きないようにするには，セラピスト自身も職場から離れた時間と場所を持つ必要があると著者らは考えている．自殺の危険の高い患者を治療するセラピストが，充電して，個人的な生活を持ち，バーンアウトを防ぐための保護された時間を持つことが重要である．第二に，患者の多くは，自分自身が個人的な境界を効率的に保っている大人にほとんど接触した経験がない．そこで，このように個人的な境界を保つ手本となるように著者らはセラピストに示そうとしている．第三に，思春期患者自身の問題を解決するのに必要なスキルを，患者がセラピストと協力して学んでいくことを著者らは伝えようとしている（すなわち，「あなたがあなた自身にとってのセラピストになってほしいのです．そうすることができれば，あなたの人生に何が起きよ

うと，それに対処できるようになります」）．こうすることで，自己に対する信頼感や自律性を高めるように患者に励まし，自己効率感を育んでいく．

チームを作る

　すべてのセラピストが治療チームが存在する状況で働いているわけではないことを著者らも承知している．治療チームによるアプローチが自殺の危険の高い若者の治療には理想的であると考えるが，常にこれが可能ではないということも理解している．セラピストに治療チームがない場合には，スーパービジョンや同時進行的なコンサルテーションを受けられるような専門家のネットワークを築くことを助言する．このネットワークには，地域で同じような患者を治療している他のセラピスト，臨床家，精神科医を含める．実際に顔を合わせるミーティングを開けなければ，電話やインターネット会議でこのようなスーパービジョンやコンサルテーションを受けるようにすることもできる．

セラピストの人柄

　治療を実施していくうえで，セラピストは2種のスキルを用いる．すなわち，技術的スキルと対人的スキルである．有能なセラピストは，この両方のスキルを巧みに統合させることができる．これらを本来の特性というよりは，むしろスキルと呼ぶ．技術的スキルも対人的スキルもともに，スーパービジョンや高い自己認識によって，学び，習得し，改善できると考えられるからである．

技術的スキル

　技術的スキルには，評価のスキルや治療に特異的なスキルが含まれる．うつ病と自殺の危険を評価し，モニターするスキルについては，すでに第1章（p.1）と第2章（p.35）で解説した．治療に特異的なスキルには，支持と激励，認知の再構築，感情統御，問題解決，家族への介入といったスキルが含まれ

る.これらのスキルを実施することに関しては,本書の後の章で取り上げる.

本書で解説する治療モデルに基づいて自殺の危険の高い思春期患者に効果的に働きかけていくうえで,セラピストは精神保健に関連した領域で少なくとも修士号を有していることを著者らは勧めたい.さらに,セラピストは,思春期の発達に関する基本的な知識を持つとともに,CBTや家族療法に関する臨床経験があるべきだ.しばしば,これらの治療に特異的な技法は,専門家としての研修や現在進行中のスーパービジョンの焦点となる.新たな情報が次々に出てくるので,セラピストは生涯にわたって技術的スキルの幅を広げていくことが求められる.なお,うつ病で自殺の危険の高い思春期患者に対して,CBTだけが有効な心理療法的アプローチであるなどと主張するつもりはない.しかし,この領域における経験的な仕事のほとんどがCBTに焦点を当てているために,著者らにとってCBTが基礎となっている.著者らの治療志向がCBTに基礎を置いているので,本書で強調する治療のタイプがCBTなのである.

すでに解説したように,ビデオに録画した面接を再検討するのは,特異的な治療技法や技術的スキルを評価するよい方法である.スーパーバイザーとロールプレイを行うのは,特定の患者に対する治療的アプローチを予行し,改善し,強化する1つの方法である.スーパービジョンを受けている者が,ある技法を実施するのが難しいと感じたならば,セラピスト自身が患者役となることによって,手本となる実施可能なアプローチをスーパーバイザーが示すことができるだろう.

対人的スキル

良好な治療は,セラピストの技術的スキルばかりでなく,対人的スキルにもかかっている.対人的スキルには,協力する能力,決断の能力,自己に対する信頼感を示す能力,適切な自己主張,柔軟性,適切に「自己を使う」能力などが含まれる(表3-2参照).こういった特性が相手が誰かによってごく自然に現れることもあるが,これらの対人的スキルも学習したり,改善したりできることを強調しておきたい.スーパービジョンや臨床経験を通じて,セラピストはこれらの対人的スキルを改善することができるのだ.

表 3-2　うつ病で自殺の危険の高い思春期患者の治療に役立つ対人的スキル

・進んで協力しようとする能力がある
・中立的な態度を保つことができる
・自己に対する信頼感を伝えられる
・適切な自己主張能力を示すことできる
・柔軟な態度を取ることができる
・適切に「自己を用いる」ことができる

　もっとも重要なのは，思春期患者の治療では，セラピストは患者のパートナーとして，協力して治療にあたらなければならないという点である．この協同的アプローチはCBTの基本的要素であり，発達論的な必要性から，思春期患者の治療ではとくに重要である．したがって，思春期患者自身が自分の治療に積極的な役割を果たすように働きかける協同的治療モデルは発達論的にみても適切である．多くの場合，思春期の人がごく普通に経験している，家庭外における大人と思春期の人の関係というのは，教師と生徒といったような縦関係であるので，ほとんどのティーンエイジャーはこの協同的アプローチをとても新鮮に感じる．さらに，他の一般の医療従事者との関係では，ティーンエイジャーが同世代の仲間から得られる経験と比べて，そう多くを得られないかもしれない．というのも，（精神保健以外の）他の医療従事者は思春期患者の頭越しに，主に親と治療についての情報を交換するからである．このようなことのために，思春期患者は自己の能力が低いように感じてしまい，治療者が患者自身の欲求に答えるように何かをしてくれる人というよりは，親の代理人のようにとらえてしまいかねない．治療が成功するには，思春期患者が治療の方向性に対して発言権を持っていると感じられることが重要である．これが成功するかどうかは，最初だけではなく，治療過程全般を通じて，患者自身が治療目標や治療法について重要な関与ができるかどうかにかかっている．

　他の年代の患者に比べておそらく思春期患者の治療では，セラピストはさらに中立的な態度を示す必要がある．中立的なアプローチを保つというのは，けっして全面的に賛同したり承認するという意味ではない．むしろ，一方的な判断を下さない，中立的なアプローチというのは，すべての行動や選

択は，妥当な目的を果たし，正当な欲求から生じているという前提に基づいている．行動したり，同じ必要性を満たすのにより効率的に機能したりするのに他の方法があることに患者自身が気づくように手助けするのが，セラピストの目標である．Linehan(1993)は，患者が受け入れられるという欲求と患者自身が変化する必要性の間の弁証法について明確にした．自分自身の能力を承認されていると感じていなければ，患者が困難な状況に取り組むのはきわめて難しい．さらに，セラピストがある事柄に何らかの判断を下していると患者が感じると，患者はそれを打ち明けるのを控えるようになってしまう．したがって，中立的な態度を保つことによって，環境を変化させなければならないことに患者が気づく手助けができる．

　思春期の中心的な発達論的課題が自己同一性を発達させていくことであるとするならば，中立的なアプローチは，とくに思春期患者の治療に適している．この発達段階過程では，自己のさまざまな表現を試す必要がある．ティーンエイジャーは自己表現の仕方（例：髪型，服装，ピアス，タトゥー）について大人がどのようにとらえているかしばしば試してくる．したがって，思春期患者が自己表現のこうした側面について不快に感じないで探っていけるような，安全で，受容的な治療環境を作り上げようとする必要がある．

　　患者：私が舌にピアスをしていることについて，先生は何も言わないのですね．
　　セラピスト：私が何を言うと思いましたか？
　　患者：私が変わっていると見えるとか……．
　　セラピスト：あなたは他の人々にどう思ってほしいのですか？
　　患者：ありのままの私を受け入れてほしいだけです．
　　セラピスト：そうですよ．……だから私は何も言わなかったのです．というのも，私が見つめているのが舌のピアスだけだなんて，あなたに思ってほしくなかったからです．私が知りたいと思うのはまさにあなた自身なのです．
　　患者：だから，先生は私のことをどう考えているかなんて話さなかったのですね．
　　セラピスト：まぁ，どうしてもというのならば，私の最初の印象は「ピ

アスを入れる時はきっととても痛かったのだろうな」というものでした.

　ここで，セラピストは中立的な立場を取ることと，率直な意見を述べることの間に，慎重にバランスをとっている.
　患者を助力する自信があることをセラピストが患者に伝えるのは重要である．セラピストが患者の抱えた深刻な問題（例：とくに自殺の危険）に圧倒されてしまうと，多くの思春期患者はすぐにそれに気づいてしまうことを，著者らはこれまでの経験から学んできた．思春期患者がセラピストの抱えた不安感や不快感に気づいてしまうと，患者はセラピストから助けてもらえないとの確信が強まってしまう．さらに，このために，「どうせ何も助けにならない」という思いから，思春期患者がセラピストにあまり話そうとしなくなったりするかもしれない．これは，思春期患者の問題のすべてを解決するのはセラピストの全責任であるなどと意味するものではない．むしろ，患者の抱える問題を協力して解決していこうという点をセラピストは思春期患者に伝えるのがもっとも重要である.
　自己に対する信頼感には，セラピストが次にどのような方向に進んでいくべきか定かではない時には，それを患者や家族と率直に共有しても不安にならないことも含まれる．次にどの方向に進むべきか協力して探し出すことができるという自信を，セラピストは伝えるべきである.

| 症例 |

　16歳の少年ジョージは，うつ病，自殺願望，自殺行動に対する治療を1年以上受けてきた．約2か月前，うつ病が悪化したため4日間入院したのだが，その後，引き続き3週間の部分入院プログラムに参加した．その間，彼は積極的に治療プログラムに参加し，気分も改善した．ジョージは外来治療者の元に戻り，2週間にわたる学校の外国旅行に出かける準備をしていた．彼の両親と学校は，彼が外国旅行に出かけても安全かどうか知りたかった．そこで，セラピストは一緒に考えてみようと提案した．外国旅行に参加することと参加しないことに伴う利益と危険についてジョージと両親が検討することにセラピストは助力した．こ

れはけっして簡単に答えの出る問題ではなく，明白で完全な正解などないことをセラピストははっきりと両親に伝えた．このようにして，患者の心理的欲求と治療目標に一致した結論を家族と患者が下すことができるように，セラピストは手助けしたのだ．この例は，自分自身に対する信頼感や治療過程に対する信頼感をセラピストが伝えることがいかに重要であるかをよく現している．

　セラピストが思春期患者に対して率直で，直接的で，適切な自己主張ができると，治療における生産的なコミュニケーションが成立する．たとえば，患者がセラピストの気になるようなことを何か言った後，すぐに他の話題に移ろうとしたならば，「これは大切な問題に思えます．今日はこの点について取り上げるべきでしょう．取り上げないという特別な理由はありますか？」などと話しかけて，心配していることを患者に伝えるのはセラピストの責任である．セラピストが思春期患者に率直な態度を取ると，患者もまたセラピストに対してはっきりとした態度を取るようになる可能性が高い．さらに，うつ病で自殺の危険の高い思春期患者の多くは適切な自己主張能力に欠けている．そこで，面接中のセラピストの態度は，思春期患者がより直接的なコミュニケーションスタイルを身につける手本となる．

　柔軟な態度も，臨床状態が突然変わるような患者に対していくうえで重要である．柔軟な態度によって，セラピストは思春期患者の変動する欲求や優先課題に焦点を当て，それに対して巧みに反応することができる．臨機応変な態度を取る能力は，セラピストが前もって立てておいた方針を無理やりに推し進めようとするのではなく，思春期患者の現在の懸念を承認するのに役立つ．セラピストと思春期患者は協力して治療の方向性について決断を下すことができる．うつ病で自殺の危険の高い思春期患者の多くは「全か無か」の二者択一的思考に陥っているため，柔軟性を学ぶことは患者にとって有益である．

　最後に，「自分自身の特徴を適切に使う」ことは思春期患者の治療に有効な戦略である．自分自身の特徴を利用することによって，セラピストの個人的な側面を治療に組み入れることができる．たとえば，ユーモアのセンス，比喩を用いる能力，思春期の人にとってとくに重要な話題（例：音楽，映画，

スキー）に関する知識などは，すべて治療の中に有効に組み入れることができる．うつ病で自殺の危険の高い思春期患者に最適な，ある特定の個人的特性が存在するなどと主張しているわけではない．むしろ，セラピストはあるがままの自分自身に満足できていることが重要である．自己のパーソナリティの主要な側面について快く感じていないセラピストは，危機に際して率直な態度を取り，平静を保つのが難しい．しばしば，私たちの専門職の研修では，個人的なスタイルを治療関係に持ちこむことを控えることばかりが強調される．有能なセラピストになるためには，専門家としての個性を育むべきであって，自分自身の真の個性を許す余地はないなどと，私たちは教えられているかもしれない．しかし，著者らの経験によると，思春期患者は，治療関係に率直な態度を示すセラピストに対して，もっともよく反応する．セラピストが率直な自分を現さないと，思春期患者はそれをすぐに見抜いてしまう．患者はある程度は反応するだろう．しかし，セラピストが率直な態度を取っていないと感じると，患者は話すのを控え，治療過程に全面的に関わろうとしなくなってしまう．この治療の協同的性質のためには，思春期患者とセラピストの間の真の協力関係を統合することが必要になってくる．すべてのロールプレイは自分自身のスタイルを反映するものである．本書の例を単に真似ようとするのではなく，個々のセラピストがこの情報を自分の真のスタイルに組み入れることが重要である．

　これらすべての対人的スキルは学んだり，発達させたりできると考えられるのだが，うつ病で自殺の危険の高い思春期患者をすべてのセラピストが巧みに治療できるというわけではないというのも真実である．これらの対人的スキルをさらに発達させなければならない場合か，あるいは，自分がこのような患者の治療に適していない場合かを，個々のセラピストが判断するのは重要である．自分自身の治療者としての長所と短所をわきまえておく能力というのはすぐれたセラピストであることの一部である．そのようにするには，セラピストは自分のスタイルに合致するのはどのような患者であるか判断できなければならない．結局，すべてのタイプの患者にもっとも適合するセラピストなどいないのだ．

治療関係

　思春期患者との協同的治療の中に，セラピストが技術的スキルと対人的スキルを統合できた場合に，治療関係は最適な形で発展していく．確固とした治療関係が成り立つには，患者は自分が安全で，承認されていると感じ，セラピストが最大の利益を念頭に置いていることを信頼できなければならない．心理療法に関する研究のほとんどが，治療関係は治療結果を左右するもっとも重要な指標であることを明らかにしている．良好な治療関係を築く要素としては，すでに述べた対人的スキルも含まれる．さらに，守秘義務，治療への親の役割，セラピストと親の期待などについても明確なルールを定めておかなければならない．治療がうまくいかなかった場合に，どのようにして治療関係を修復したり，促進したりすべきかという点についてセラピストと患者は取り上げておくべきである．このような場合には，治療関係が全治療の基礎の役割を果たすことは明らかである．セラピストと思春期患者の間の関係に注意を払うことの意義を過小評価することはできない．治療関係を築き，さらにそれを発展させていくための技法について次の第4章で解説する．

　セラピストが間違いを犯すこともあるだろう．たとえば，予期せぬ状況が生じたために，経験豊富で時間厳守のセラピストが予約の時間に遅れてしまうといったことが起きるかもしれない．こういったことが起きたならば，セラピストは思春期患者に率直な態度を取るべきである．こうすることで，患者やその家族にとって，間違いを犯した時に，適切に責任を取り，真摯に謝罪し，自分の行為が患者や家族に影響を与えたことを認めるというよい手本になる．

　以上をまとめると，うつ病で自殺の危険の高い思春期患者の治療を成功させるために以下の3つの重要な要素について解説してきた．① 組織的な環境，② セラピストとしての個人，③ セラピストと思春期患者の間に肯定的な治療関係を構築すること．各要素に注意を払うことは，治療結果を最良のものにするうえで重要である．さらに，必要とされるスキル，そして，スキルをいかに活用して，治療関係を築き，それを維持するかについて解説した．

本章の要点

- 治療チームが提供するのは
    - ✓ 多分野からなる学際的アプローチ
    - ✓ 支持的な環境
    - ✓ 危機管理に関するコンサルテーション
- スーパービジョンの主な機能とは
    - ✓ セラピストのスキルを促進する
    - ✓ セラピスト自身の特性をもっとも有効に活用する
    - ✓ 支持と激励を差し出す
- 24時間態勢のバックアップに対する助言とは
    - ✓ 組織としての(例：院内の)資源を活用する
    - ✓ 地域の資源を活用する
- 本質的なセラピストの特性とは
    - ✓ 本質的に協力的である
    - ✓ 誠実で中立的である
    - ✓ 柔軟性に富む
    - ✓ 自信があり，適切に自己主張できる
- 治療的協力関係は治療の基礎となる

第4章 治療の開始

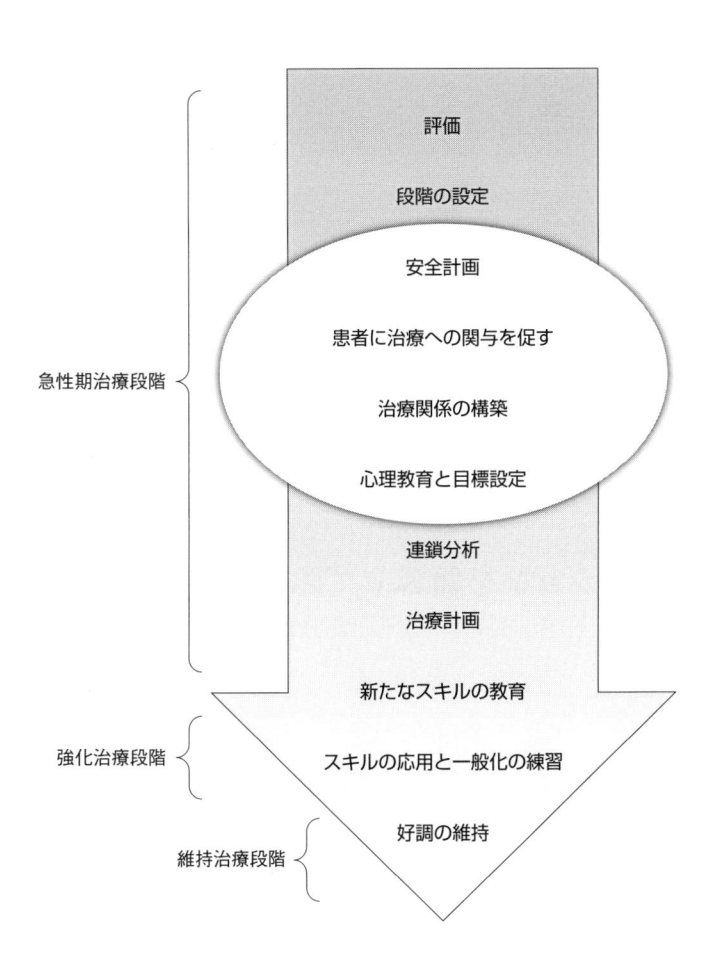

```
                    評価

                  段階の設定

                  安全計画

            患者に治療への関与を促す
急性期治療段階 {
              治療関係の構築

              心理教育と目標設定

                  連鎖分析

                  治療計画

              新たなスキルの教育
強化治療段階 {
            スキルの応用と一般化の練習

維持治療段階 {   好調の維持
```

本章の内容

・どのようにセッションを組み立てるか
・どのように安全計画を立てるか
・適切な治療のレベルを決定する
・守秘義務について話し合うためのガイドライン
・患者に治療への関与を促す
・治療関係を築く
・患者と家族に対する心理教育
・目標設定

　セラピストが完全な評価を終え，治療段階を設定すると，うつ病で自殺の危険の高い思春期患者に対する急性期治療段階がいよいよ本格的に始まることになる．本章でとくに焦点を当てていく点は，どのようにセッションを組み立てるか，どのように交渉して安全計画を立てるか，適切な治療のレベルを決定する，守秘義務について話し合う，治療に関して患者の関与を求める，治療関係を築く，患者と家族に対する心理教育を実施するといったことである．

どのようにセッションを組み立てるか

課題の設定

　認知行動療法（CBT）の基礎は協同的経験主義であるので，治療の各段階について患者の意見やフィードバックを求めることが重要である．各セッションの課題を設定するのは共同的なパートナーシップを築く重要な方法である．セラピストと思春期患者は協力して各セッションの課題を設定するのだが，それは患者が治療に関与することを働きかける一助となる．思春期患者は最初のうちは何を課題にすべきかよくわからないかもしれないので，セラピストが手本となって，どのような事柄が課題として適切であるかを示す準備をしておくとよいだろう．治療が進んでいくと，患者が前回のセッション

から今回までの間に経験したことをまとめるというのも課題に含まれるようになる．ここに含める内容としては，前回のセッションを短く振り返る，宿題を検討する，現在の気分，自殺の危険，安全計画を再検討することなどである．
　以下に，どのように課題を設定すべきかという点に関するいくつかの提案を挙げる．

・「あなたは今日，とくに話題にしたいことがありますか？」
・「今日のセッションに付け加えたいことについて何か考えがありますか？」
・「この1週間の出来事で話し合いたいことがありますか？」

　この1週間に起きたうまくいった出来事や，事務的な事柄（例：計画の立て方や，健康保険）なども課題に含まれるだろう．まず課題を挙げて，限られた時間の中で協力して優先順位を決めていくというのが最善である．

セッションをまとめて，フィードバックを求める

　各セッションの初めに，思春期患者に前回のセッションについての記憶をまとめてもらうと有用である．思考や感情を含めて，前回のセッションについてフィードバックするように依頼することを勧めたい．
　治療を通じて，これまでに話し合われたことをまとめるのは役立つ．うつ病が重症である時は，思春期患者の集中力が損なわれているかもしれない．あるいは，感情的な話しぶりになってしまって，これまでに取り上げられた情報をよく考えて，自分のものとする能力に影響が出ることもあるだろう．そこで，話し合いが長くなったり，重要な点が取り上げられたりしたら，話し合ったことをどう理解して，何が重要と考えているのか，患者にまとめてもらうようにセラピストは依頼する．こうすることで，セラピストは自分が思春期患者と同じ事柄を取り上げているかどうかを確認するのに役立つ．
　各セッションの最後に，セラピストはその日のセッションに関してフィードバックを求めるとよい．セラピスト自身もセッションがどのように進んだかという点について意見を述べることができる．互いにフィードバックしあ

うのは，治療の協同的側面を示す効果的な方法である．時々，セラピストと思春期患者はこれまでの全般的な治療の進展について話し合うのもよいだろう．

どのように安全計画を立てるか

　うつ病で自殺の危険の高い思春期患者に対する治療は，安全計画(safety plan)を立てることから始まる．安全計画とは，長期的に自殺の危険に関与する危険因子を予防し管理することを指す．

　新たなスキルを教える段階に達するために，セラピストは最初に患者に働きかけて，緊急時の安全を確保する必要がある．著者らの治療モデルでは，安全計画について話し合うことでこれを達成する．安全計画を立てることには，緊急の自殺の危険を減らすことが含まれる．

安全計画とは何か？

　安全計画とは，自殺の危機に直面した時に，患者が実施することに同意した，優先順位がついた一連の方針である．安全計画を立てることは，自殺の危険の高い若者を評価し，治療するうえでもっとも重要な1つの側面であると考えられ，セラピストと患者や家族が協力して計画を立てていく．安全計画を立てるにあたって，セラピストと思春期患者が安全計画の段階を書き出してみることを著者らは勧める（図4-1参照）．安全計画は，セラピストが自殺の危険の高い思春期患者に対して実施する最初の介入の1つである．自殺願望や自殺衝動を行動化することなく克服することによって，自己の行動をコントロールできるという感覚を増すことに安全計画は役立つ．

セラピストは患者にどのように交渉して，安全計画を立てるか？

　思春期患者1人ひとりの独特な状況に基づいて，安全計画を立てなければならない．どのように交渉して安全計画を立てるかは，適切な治療のレベルを決定するのに役立つ．患者が協力して安全計画を立てることができないというのは，外来治療よりも集中度の高い治療が必要であることを示してい

段階を設定する：安全な環境にする	警戒サインに気づく	内的戦略：自力でできること	外的戦略：意識を他に逸らすことを助力してくれる人	外的戦略：私が助けを求められる大人
1.	1.	1.	1.	1.
2.	2.	2.	2.	2.
3.	3.	3.	3.	3.

私が助けを求められる専門家
私の担当のセラピスト：＿＿＿＿＿＿＿＿＿＿＿＿＿＿　電話番号：＿＿＿＿＿＿＿＿＿＿＿＿
病院の救急部：＿＿＿＿＿＿＿＿＿＿＿＿＿＿＿＿　電話番号：＿＿＿＿＿＿＿＿＿＿＿＿
緊急の電話相談／その他：＿＿＿＿＿＿＿＿＿＿＿＿

図 4-1　安全計画のフォーマットの一例
注：David A. Brent, Kimberly D. Poling and Tina R. Goldstein: Treating Depressed and Suicidal Adolescents. Guilford Press, 2011 より引用．本書を購入した人が個人的に使用する限りは，この図を複写することが許可される．本書を購入した人は Guilford Press のウェブサイトからこの図の大きな版をダウンロードできる．

る．しかし，交渉して安全計画を立てる際に，患者に強制することは控えなければならない．そのようにすると，思春期患者が自殺の危険を隠してしまう可能性がある．

たとえば，15 歳の少女キャシーには 2 度の自殺企図を認め，そのために精神科に入院となった．計画を伴う自殺願望を以前の治療者に打ち明けたため，キャシーは他にも 3 回緊急入院したことがある．病院に行くのは嫌で，それを避けるためなら何でもすると彼女は話した．その日の朝，キャシーは受診してきたが，うつ病の症状が悪化していた．現在の自殺の危険を探るために，強制的なアプローチ，そして協同的なアプローチを，キャシーの例を用いて示すことにしよう．

強制的なアプローチ

　　セラピスト：今週は気分が悪いということだけれど，本当に滅入ってしまうね．自殺したいという思いがまた舞い戻ってきたのかな？
　　キャシー：どうして？　また入院させられるの？

セラピスト：あなたが何を言うか次第です．
キャシー：それでは，答えは「いいえ」だわ．
セラピスト：それでは，そういった「いいえ」ならば，それはあなたに自殺の危険が本当は迫っているのだけれど，「はい」という答えが戻ってきたら，私が入院させるかもしれないとあなたが考えているということですね．……あなたが病院嫌いなことを私は承知しています．
キャシー：いいえ，そういう意味ではありません．
セラピスト：それでは，あなたが帰宅する前に，安全だということを私が信じられるようにしなければなりませんね．
キャシー：わかりました．私は大丈夫です．安全計画もここにあるし，何かが必要になったら，誰に電話をすればよいかもわかっています．
セラピスト：それでは，大丈夫ですね？
キャシー：はい．

協同的なアプローチ

セラピスト：今週は気分が悪いということだけれど，本当に滅入ってしまうね．自殺したいという思いがまた舞い戻ってきたのかな？
キャシー：どうして？　また入院させられるの？
セラピスト：私はあなたが病院が嫌なのをよくわかっています．そして，入院しなくて済むように一緒に努力していくことに私たちは同意しました．今日は，安全計画についていつもと違うように考えますか？
キャシー：いいえ，かならずしもそういうわけではありません．私が考えていることを先生に正直に話すと，私を救急部に連れて行くようにと先生は母に言うのではないかと心配しています．
セラピスト：そうですか，わかりました．すると，私が何かの決断を下すとあなたは考えているわけですね．キャシー，実際のところ，あなたと私が協力して一緒に決断を下したいと私は考えています．
キャシー：それでは，先生は私が入院する必要はないと考えているのですね？

セラピスト：それを一緒に考えていきましょう．あなたに入院が必要かどうかを，私たちはどのように判断したらよいでしょうか？

安全計画を立てるための戦略とは何か？

　安全計画を立てる最初の戦略とは，患者の周囲から致死的な手段が手に入りにくくすることである．致死的な手段とは，銃，弾丸，薬，鋭利な物（例：ナイフ）などである．次に，自殺をしないという同意(no-harm agreement)を，思春期患者，親，セラピストの間で取りつける．これは，思春期患者に自殺衝動が生じた場合に，特定の期間，自殺願望や自殺衝動に抵抗して，それを行動化しないという約束である．この期間に，思春期患者は他の可能な解決法を試すことに同意する．そして，セラピストは患者に働きかけて，自殺願望や自殺衝動に対処する計画を練り上げていく．患者は，自殺の危機を示す警戒徴候が何であるかを尋ねられる．警戒徴候には，特定の考え（例：「私の人生が嫌だ」），気分（例：絶望感），行動（例：社会的孤立）などがある．

　自殺の危険の閾値を低くするような脆弱因子についても気づくように思春期患者は認識しておく必要がある．脆弱因子の例としては，特定の社会的状況，出来事，人生のテーマ，物質使用，睡眠障害などがある．セラピストは思春期患者と話し合って，（可能であれば）自殺の危険を増すような活動や状況を避けるように働きかける．

　安全計画では，内的対処戦略から外的戦略へと徐々に介入のレベルを上げていく．最初は，患者は内的戦略を考えるように働きかけられる．すなわち，他者の援助を求めずに実行できる対処スキルを試すようにする．たとえごく短時間で合ったとしても，自殺願望に対して思春期患者がまず自力で対処するように治療のまさに初期から働きかけることが，治療戦略として重要である．「あなたにまた自殺の危険が高まったとして，その衝動を行動に移さないようにするために，自力でどんなことができますか？」とセラピストは質問できるだろう．思春期患者の内的対処戦略の典型的な例としては，音楽を聴く，ジョギングをする，テレビを見る（例：漫画やコメディ），シャワーを浴びるといったことをして，短時間でも注意を（自殺衝動から）他に逸らすことが挙げられる．安全計画では，患者が優先順位に従って（例：実行が容易で，

効果が上がるだろうと思われるものから始める)実行することに同意したこれらの戦略を患者自身が探し当てることをセラピストは働きかけていかなければならない．治療を受けることによって患者が新たなスキルを学んだならば，追加の対処戦略を安全計画に含める．安全計画は治療開始時点で立てるのだが，後のセッションでそれを再検討し，修正を加えていく．治療が進むにつれて，患者はますます多くの対処スキルを活用できるようになっていく．さらに，セラピストと患者は，内的対処戦略の実行を妨げている問題を探り，解決していく．たとえば，「あなたがこういった活動について考えたり，考えたことを実行したりするのを妨げているのは何でしょうか？ こういった障害をどのように取り除くことができるでしょうか？」とセラピストは質問する．

　安全計画のある段階が実施できない場合には，それが実行可能になるまで待っていてはならない点について，セラピストは患者に説明しなければならない．同様に，戦略が効果を現さないことが明らかになったとしても，それは患者がそこで諦めてよいという許可ではない．自殺の危機を避けるのに内的戦略の効果が現れなかった場合には，患者は安全計画の中にある，助けを求めることができる他者は誰かを探し当てなければならない．理想的には，助けを求める他者の中に患者の両親のうちの1人を含めておく．もしも思春期患者が助けを求める人として親を含めるのをためらう場合には，セラピストは患者と両親と協力して，誰か代わりになる責任ある大人を見つけるようにする．助けを求める相手とこの情報を共有して安全計画を立て，詳しい計画をその人にも伝えておく．もしも安全計画に挙げられている人に連絡がつかない場合に備えて，複数の人をリストに入れておくことを患者に勧める．最初に連絡する相手として，思春期患者が同世代の仲間を挙げることはごく普通である．危機の際に連絡する相手には大きな責任が伴い，それは思春期の人には負担が大きすぎることを理解したうえで，思春期患者が誰を信頼できる連絡相手に選んだとしても，それを許すことも重要である．したがって，安全計画には十分に信頼できる大人も含めておくべきである．

　助けを求める具体的な人の名前と電話番号を安全計画にはっきりと記入しておく．このリストには，思春期患者の治療に関わるセラピストや他の精神保健の専門家を挙げておく．自宅からもっとも近くにある精神科救急部の名称，住所，電話番号も含める．すぐに入院させられてしまうのではないか，

あるいは連絡しようと思ってもその人と話すことができないのではないかなどと考えて，思春期患者が専門家に連絡するのをためらうこともある．状況によっては，思春期患者がセラピストに電話して，セラピストが患者の心配に応えるといったロールプレイをすることができる．ロールプレイを実施した後，患者の心配にどれほど応えたかを確認するために，セラピストは患者の意見を求める．

　安全計画に挙げられている，助けを求めるべき人はさまざまな形で患者を助力できる．患者はまず注意を自殺衝動から他に逸らすために，同世代の仲間に連絡するかもしれない．しかし，これだけでは患者の自殺衝動をコントロールできない場合には，安全計画の中の責任ある大人に助けを求めるべきである．これは思春期患者が自殺の危険をどれほど打ち明けたいと考えているかによって，助けを求める人の幅が異なるだろう．ごく自然に救いの手を差し伸べてくれる人（例：親）から専門家までと徐々に進んでいく．

トラブルシューティング

　セラピストと患者は安全計画の各段階を検討して，それの実施を妨げている問題を協力して解決していく．各段階の効果について患者がどのような期待を抱いているかを確認するために，セラピストは「1（起こる可能性がもっとも低い）から10（起こる可能性がもっとも高い）までの尺度で判定すると，危機の状況でこの段階を実施できる可能性についてどう考えますか？」と質問できる．もしも，患者が安全計画に挙げられた行動を実施できないとか，実施する自信がないと答えた時には，次のような戦略を実施することが可能である．①患者がある段階を実施する根拠を理解しているか確認し，必要ならばその根拠を説明する．②特定のスキルを妨害している可能性のある問題について話し合い，それに応用する問題解決スキルを用いる．③患者が実行に同意できる他の戦略を協力して編み出す（安全計画を拡充する）．

　セラピストと患者は，時々この安全計画を見直して，修正を加えて，より適切なものにすることができるだろう．患者がこの安全計画を書き上げたものをどこに保管し，危機の際にすぐに取り出せるか，セラピストと患者は話し合っておくべきである．この情報を手元に置いておく方法として，いつで

```
試してみるべき事柄

1. 深呼吸する
2. 音楽を聴く
3. 雑誌を読む
4. ブリアナかジュリーに電話する
5. 母か父に電話する
```

図 4-2　対処カードの一例

も身につけておける小さな対処カードを患者に渡すこともある．このカードには，安全計画に記録してある特定の段階を患者がいつでも思い出せるように，ごく短い文章が書いてある（図 4-2 参照）．

継続して安全計画を立てていく

　安全計画を，患者の自殺行動やその契機に関連させることが重要である．計画は臨機応変に修正すべきであり，患者が治療を通じて新たなスキルや戦略を学んだら，それを安全計画に追加する．治療初期では，安全計画は単に緊急の連絡法や非常に基本的な戦略に同意することが主である．セラピストは思春期患者に効果があったか否か，現在進行中の基礎を評価して，その経験に基づいて安全計画を修正していく．

安全計画に果たす家族の役割

　安全計画は最初は患者個人と一緒に立てるのが理想的である．次に，セラピストと患者は協力して，安全計画を実施していくうえで家族が患者を支えて，どのように助力できるか考えていく．思春期患者が家族に知らせたいこと，知らせたくないことを話し合うのは役立つかもしれない．患者とともに，家族に対しても安全計画を示す．

　安全計画を立てるうえで家族から協力を得るのは非常に重要である．第一に，家族はしばしば安全計画を助力できる．第二に，自殺の危険の高い若者のために，大人はできる限り安全な環境を整える必要がある．銃が手に入り

にくくすることについて心理教育するという特別な要素が，危険を減らすのに重要であった点に焦点を当てた研究がある．すなわち，銃の所有者と直接話して，なぜ自宅に銃を保管しているのか理解し，(たとえ銃を乗り除くことが理想的であったとしても)銃を取り除くことを主張するよりも，当面は銃の保管を厳重にするように交渉することが大切である．

最後に，安全計画に関わるもう1つの重要な家族の要素として，「熱い論争」や将来の自殺の危険の契機を当面はひとまず棚上げにして，休戦について交渉することである．この休戦によって，患者と親は，自殺行動に訴えることなく，互いに相手にうまく反対する方法を身につけるまでは，葛藤を引き起こしかねない件をひとまず棚上げするということに同意できる．家族が休戦に同意したならば，万が一，休戦が破られた場合には，家族はどうすべきかを前もって話し合っておくことが重要である(例：口論を続けないために，部屋を出て行くことに合意したり，許可を与えること)．その後のセッションで，セラピストは休戦の状態を家族に確認する．

| 症例 |

セラピスト：それでは，あなたがジョーとデートすることが，あなたと家族の仲違いの大きな原因であるようですね．今日の面接から明らかになったのは，この仲違いのために，あなたは自殺をしばしば考えてしまうというのですね．そこで，この問題をどのように取り扱うかという点について私たちが合意に達することを私は望みます．私は問題を解決する必要がないなどと言っているわけではありませんよ．しかし，少なくともあなたが治療に集中して，気分が多少よくなるまでは，あなたと両親がこの問題について話し合うのをしばらくは控えてはいかがでしょうか？ 私はしばらくこの問題を棚上げにしておいて，一時的な休戦に合意してはどうかと言っているのです．あなたはどう考えますか？

タメカ：いいですよ．でも，それは正確にはどういう意味なのですか？

親：はい，休戦というのは理にかなっています．でも，どうやって実行するのですか？

セラピスト：わかりました．それでは，休戦とはどんなものかをこれか

ら話し合っていきましょう．お父さんとお母さんは，どんな一時的な妥協を提案しますか？

親：そうですね，私たちがタメカにジョーに絶対会ってはならないというのではなく，彼が娘にとって重要であることがわかったので，毎日放課後に1時間電話で彼と話ができて，週末にはジョーがわが家にやってきてタメカと会うというのはどうでしょうか？

セラピスト：タメカ，あなたはこの提案をどう思いますか？

タメカ：今のところは，それで構いません．

セラピスト：それはよかった．あなたがご両親とこの問題に一緒に取り組もうとしたことが私にはよくわかりました．これは難しい問題なので，「休戦」を妨げる事柄について一緒に考えて，うまくいかなくなった時にはどう反応するかについても検討しましょう．

タメカ：両親が何か他のことで私に腹を立てたら，ジョーが家に来るのを許さなくなるでしょう．

セラピスト：そうですね．そうなると，休戦を保つのが難しくなってしまうでしょうね．お父さんとお母さんは，どう考えますか？

親：たしかに難しいけれど，私たちも全力を尽くして，合意を守るようにします．でも，お前にも約束を守ってほしい．こっそりジョーに会いにいったりしないで，電話で話す時間の制限も尊重してほしい．

タメカ：約束を守ります．

適切な治療のレベルを決定する

　セラピストの主な課題の1つは，思春期患者が外来治療で安全に管理できるかどうか判断することである．患者に活発な自殺願望があり，危険な手段を手に入れていて，安全計画を守ることができない場合には，より集中的な状況で治療すべきである．急性の精神病，躁病，混合状態，物質乱用などを呈している患者もより集中的な状況で治療する必要がある．かならずしも入院が必要ではなかったとしても，虐待を受けていたり，虐待が現在進行していたりする危険が高い患者は，ただちに家庭から引き離す必要がある．患者や家族がより集中的な治療を拒否する場合には，患者の必要性と，家族の意

思に反して患者を入院させたために生じる可能性のある治療関係の断絶を，セラピストは秤にかけなければならない．こういった一連の行為を起こすのは，患者（あるいは他者）の命に緊急の危険が迫っているとセラピストが判断した場合だけである．

　精神科治療の現状では，入院治療はしばしば短期間の治療であり，患者の基本的な安全を確保しようというものである．入院治療には限界があるものの，急性の精神病，躁病，緊急の自傷他害の恐れを認める患者に対しては，標準的な治療とみなされている．自殺の危険の高い思春期患者は，精神科入院治療から退院となった直後の時期に，とくに自殺行動の危険が高まることが明らかにされてきた．思春期患者は入院している間は心理社会的ストレスから引き離されているのだが，退院から日常生活への移行は困難な時期となる．そこで，入院から退院への移行の段階では，一般的な毎週の外来治療を始めるまでは，中間段階の治療レベルを考慮することを著者らは勧める（以下を参照）．

　米国の多くの地域では，思春期患者は，集中外来治療プログラムや部分的入院プログラムといった中間的なレベルの治療を受けることができる．部分的入院プログラムは，毎週の外来治療と，入院治療の間に位置する集中度の治療である．このレベルの治療プログラムには，従来の外来治療に反応せず，自殺の危険を示し続け，重篤な機能の障害（例：不登校）を呈している患者が適用となる．

　さらに，補助心理社会サービスも思春期患者と家族を支持するために使うことができるだろう．しばしばケースマネジメントや家族療法といった治療と協力して治療を進める．

最初のセッションでラポールを築く

　セラピストが気に入ったとか，これからも受診しようかといった，治療に関する決断を，多くの思春期患者は早々に下してしまいがちである．そこで，最初のセッションで思春期患者をつなぎとめることが重要である．

　しばしば思春期患者は最初のセッションにやってきて，「苦境に陥っている」と感じたり，「精査されている」と感じたりしている．セッションで何が起きるかを患者に示すことによって，思春期患者が落ち着きを取り戻し，あ

まりあれこれと徹底的に調べられているという感じが減ってくる．最初のセッションの最初の部分は次のように響くかもしれない．

> セラピスト：こんにちは，ジニー．私の名前はキムです．はじめまして．今日どんなことをするのか数分間説明しても構いませんか？
> ジニー：ええ，もちろん，構いません．
> セラピスト：お互いに少し自己紹介することから始めたいと思います．そして，あなたがなぜ受診したのか，どんなことが助けになると考えているかということを聞きたいと思います．

　セラピストは少し時間を使って，患者の生活について話し始めるとよいだろう．患者を知るために，どこの学校に通学しているのか，どんな音楽が好きか，患者が重要と考えている人生の活動，興味，友人，他の何かなどについてセラピストは質問していく．こうすることで，セラピストが，患者の問題だけでなく，個人として患者に興味を抱いていることを示すのに役立つ．
　新患の治療を始めるにあたって，セラピストの最初の話題の1つが，治療の開始に対して患者がどのような感情を抱いているかというものがある．患者がこの時点でどのようにして治療に紹介されてきたかということをセラピストが理解するのは重要である．誰か他の人に「受診させられた」と思春期患者が言うのをしばしば耳にする．セラピストは患者の理解の程度に敬意を払っていることを伝えて，患者が質問したり，どんな心配でも口にしたりするように働きかけていく．セラピストのこういった立場は，患者の自律と自己支配感を増すといった思春期の重要な発達論的欲求を認めることになる．

守秘義務

　思春期患者を効果的に治療していくには，信頼に足る治療関係をセラピストとの間に打ち立てることが重要である．多くの思春期患者はこれまでに大人との間に信頼できる関係を経験したことがないので，大人との関係はすべて権威を振りかざしたような性質が伴うと考えがちである．こういった考え方をしない思春期患者であっても，協同的な関係を期待して受診してくるこ

とはまずない．協同的関係というのは，治療関係を築くための重要な要素である．信頼感を築くためには，まず守秘義務の基礎を作り上げる必要がある．

したがって，セラピストは最初のセッションで守秘義務に関する基本原則について説明することから始める．こうすることによって思春期患者は信頼感とプライバシーの感覚を得ることができるようになる．しかし，およそ非現実的で，まるで役立たないような程度の守秘義務を約束しているわけではない．第一に，思春期患者に，守秘義務が何であるか知っていて，十分に理解しているかと質問する．治療中に話し合われた内容の大多数は私たち（例：セラピストと治療チームの他のメンバー）と患者の間だけの秘密であることを説明する．「『私はお母さんを憎んでいる．もう二度とお母さんとは話さない』などと，あなたが友人や家族について抱いている強い感情を話したとしても，これは私たちの秘密にしておきます」などとセラピストは話し始める．しかし，セラピストは完全な秘密の厳守を思春期患者に約束をしてはならない．むしろ，命の危険をもたらしかねない出来事で治療計画の変更を強いられるような場合には，親とその情報を共有するという点を患者が理解できるようにセラピストは助力する．たとえば，「あなたが自殺するとか，虐待されていると私に話したような場合には，これを秘密のままにしておくことはできません．でも，両親に話す前に，私たちはそれをどのようにして伝えるかを一緒に話し合う必要があります」などとセラピストは説明する．重要な点は，患者とセラピストが協力して，どのようにしてこの情報を親に伝えるのが最善であるかを見出すことである．

| 症例 |

セラピスト：アレックス，鎮痛剤をたくさんのんで自殺したいと思っていることを，率直に話してくれて，本当にありがとう．あなたはこの1週間大変な思いをしてきて，とてもつらかったでしょうね．私はあなたのことがとても心配で，今はもう少しサポートが必要ではないかと考えています．今あなたがとても具合の悪いことに，お母さんは気づいていますか？

アレックス：いいえ．母は今とても仕事が忙しくて，ほとんど姿を目にしなかったくらいです．母は助けになりません．

セラピスト：お母さんがとても忙しいことはよくわかります．でも，一体，今何が起きていて，どんな具合に助けになるか，お母さんは私たちから本当に聞きたいと思っているはずですよ．これについてはどう考えますか？

アレックス：母が助けてくれたら，うれしいけれど，僕に腹を立てるのではないかと心配です．

セラピスト：そうですか．そんなことが起きるかもしれませんね．でも，私たちが一緒にお母さんと話すことができたら，何か違いが生まれるかもしれませんよ．お母さんにわかってもらう一番よい方法を一緒に見つけて，それから，私たちは安全についての現在の心配をどのように表したらよいか練習しましょう．そして，またお母さんに向きあって，お母さんと話し合いましょう．こうするのはどうですか？

アレックス：わかりました．

もしも思春期患者が拒否したらどうすべきか？

　もしも思春期患者が現在の安全についての不安を親に話すことをためらったら，セラピストは患者に対して心配を直接的な言い方で率直に伝えることが重要である．セラピストは現在の自殺の危険を患者が親に打ち明けたがらない理由のすべてに進んで耳を傾け，患者の心配を認めるべきである．ほとんどの場合，患者の挙げる理由は妥当なものである．同時に，セラピストは一貫した態度を保ち続け，守秘義務の限界に関する同意のギリギリまで諦めない．この段階では，セラピストが患者にこの合意を思い出させることが役立つ．

| 症例 |

セラピスト：私はこの点についてあなたと同意見です．私たちはいわば同じチームにいるのです．でも，もしもあなたの命が失われてしまっては，私はあなたを助けることができません．だから，私たちが真っ先にしなければならないのは，あなたを生き続けるようにすることです．そこで，私たちが今心配していることを，どのようにしてお母さんに伝えることができるでしょうか？（情報を母親に伝え

るか否かではなく，どのようにして伝えるかにセラピストが焦点を当てていることに注目してほしい）

リーア：母には知らせたくありません．母はいつものようにひどく取り乱してしまって，土曜日の夜のダンスパーティに行かせてくれなくなってしまうでしょう．

セラピスト：あなたはお母さんの反応を心配しているのですね．そんな心配があることを私はよく理解できます．昨夜，自殺したいという気持ちがひどく強まったけれど，それと同時に，あなたが自分を傷つけるようなことはしないで，安全計画を守り続けることを，私たちが協力してお母さんに伝えることができる方法はありませんか？
　こうすることで，お母さんがいくつかのことに気づくように私たちは働きかけることができます．第一に，あなたが自殺したいと思ったら，それを私たちに伝えてくれることができます．第二に，あなたは自分自身の安全を守り続けることができます．さまざまな方法で，あなたが治療で頑張っていることや，道に障害物があったとしても，それは最初に逆戻りしたという意味ではないことを，お母さんに示すよい機会になります．あなたはこれを以前とはまったく異なる方法で対応できるようになってきました．どう思いますか？

リーア：そうですね．いいかもしれません．でも，まだ母が私をこの週末家から出してくれなくなってしまうのではないかと心配しています．

セラピスト：もしも私たちの伝え方によって，違いが出てくるとは思いませんか？

リーア：そうかもしれません．私は前よりも状態がよいと，先生が最初は母に伝えてくれませんか？

セラピスト：わかりました．うまくいっていることから始めるというのはよい考えだと思います．

リーア：私からではなく，母は先生から聞くほうがうまくいくでしょう……．

セラピスト：私たちは一緒にそうすることができます．一緒にお母さんと会って，まず私がよくなった点を強調します．次に私たちが協力して，昨夜起きた問題をお母さんに伝えましょう．

この過程を進めていくのは時間も労力も必要であるのだが，性急に片づけるわけにはいかない．安全計画中の特定の問題点や，情報をどのように家族に伝えるかといった点について，思春期患者と交渉していくことが重要である．（たとえ最小限の関与であったとしても）患者自身の関与なしに性急に治療過程を進めていこうとすると，患者の信頼感を損ない，後の治療過程で非協力的な雰囲気を生じてしまう危険がある．思春期患者の現在の自殺の危険を巧妙に，そして協力的に交渉していくことは，治療的関係を確固たるものにするのに役立つ．

患者自身も治療に関与させる

　ほとんどの思春期患者は自分から受診してくるということはないのだが，結果的に，自律や自己支配感を増すような，治療の焦点となる領域を本人が同定できるように，セラピストは患者に働きかけていく．著者らはこれを思春期患者自身にも治療に関与させる方法と呼んでいる．たとえば，セラピストは「あなた自身にとって，あるいは家族にとって，どのような変化が起きることを望んでいますか？」と質問できるだろう．「停留所で下車する」前に，思春期患者はまず「バスに乗車する」ことが重要なのだ．思春期患者が自分自身で定めた目標を達成するのにセラピストがどのように援助できて，そして患者からフィードバックを求めることができるかという確固たる理由を示すことで，これを達成できる．

|症例|
セラピスト：今日あなたが受診してきたのは誰の考えだったのですか？
ジニー：もちろん私が考えたのではありません．母は私がうつ病だと思っています．
セラピスト：どうしてそう考えるのですか？
ジニー：母は心配しすぎです．少し冷静になって，余裕をもって私を見てくれれば，私も気分が晴れるはずです．
セラピスト：あなたの言っていることは道理が通っているように思えます．
ジニー：学校でうまくいっていないのは承知しているけれど，きっと自

力で何とか解決できます．
セラピスト：今，ここに受診してきたわけですが，私と話をすることをどう感じていますか？
ジニー：別に構いません．自分が精神科医から何かを必要としているとは思わないけれど，別に気にしていません．
セラピスト：ジニー，あなたが取り上げた点はとても大切です．親は思春期の子どもの行動に何か変化を見つけると，とても心配してしまうことがあります．子どもの様子にイライラすることがあります．でも，行動の変化が何か問題を示していることもあるのです．だから，私とあなたがお互いに少し知り合って，一体何が起きているのか一緒に整理していくことはできないかと考えます．その後で，あなたと私が下した結論をお母さんにも伝えようと思います．これをどう思いますか？

思春期患者が精神科治療についてどう考えていて，以前にどのような経験をしたかを，セラピストが探っていくことも重要である．そうすることによって，患者が自分をどうとらえ，変化の可能性をどう考えているかという点について重要な情報を，セラピストは収集し始める．たとえば，精神科治療に紹介されたということは，自分がすっかり混乱していて，将来は惨めな人生が待っている証拠だと思春期患者はしばしば誤解している．

他にも尋ねておきたい追加の質問には次のようなものがあるだろう．

- 「以前にも精神科治療を受けたことがありますか？ 受けたことがあるのならば，それはどのようなものでしたか？」
- 「これまでの治療の経験のどこが気に入っていましたか，あるいは嫌でしたか？」
- 「何が効果がありましたか，あるいは効果がありませんでしたか？」
- 「以前に精神科治療を受けたことがあるのならば，それについてどう考えていますか？」
- 「現在，あるいは過去に治療を受けていた誰かを知っていますか？」
- 「治療を受けている人のことをあなたはどう考えますか？」

治療関係を築く

　セラピストが患者との間に治療関係を築くには，技術的スキルばかりでなく，対人的スキルも活用しなければならないことを第3章(p.81)で解説したことを思い出してほしい．対人的スキルとして，とくに，協力する能力，判断を下す能力，自己に対する自信を示す能力，自己主張の能力，柔軟性，適切に自己を用いる能力などがある．本節ではこれらの対人的スキルの1つひとつを活用して，思春期患者との間に治療関係を築く方法について解説する．

　思春期患者との間に確固たる治療関係を築くには，セラピストと患者のどちらにも協同的な態度が求められる．セラピストは思春期患者に対して，患者の治療目標に向かって同じチームの一員として協力して進んでいくことの重要性を伝える必要がある(例：「私たちはしっかりとした目標と戦略，そしていつどのようにして家族も含めるかといった決断も下しながら，一緒に努力していかなければなりません」)．「私たち」という言葉を用いて，セラピストと思春期患者の間の同盟について伝え，それを築くのだが，これは完全な秘密を守ることを約束していない(すでに解説した「守秘義務」の項を参照)．最終的には，セラピストは思春期患者に，両者は同じ目標を持っていて，これは患者のための治療であって，患者自身が責任を持つべきことを伝える必要がある．

　決断を下す能力は，治療を受けることについて患者がどう考えているのかを質問する際にしばしば必要になってくる．たとえセラピストが同意できないとしても，セラピストは思春期患者の視点を大切に考えなければならない．思春期患者に示唆，考え，保証などを示して，変化に向けて素早く前に進めていきたいと願うセラピストもいるだろう．あるいは，思春期患者が持ち出した件が何であろうと，セラピストの考えている課題を最優先させたいと強く願うセラピストもいるだろう．とくに自殺の危険の高い思春期患者の治療にあたっているセラピストはしばしばこのような経験をする．安全が問題になっている場合には，多くのセラピストが何とか変化に向けて進まなければならないというプレッシャーを感じているのは明らかである．しかし，思春期患者がセラピストが自分の話を聞いてくれて，受容されていることがわかって，初めて，変化の課題について効果的に取り上げることができる．

中立的な環境を築き，それを維持するために，決断を控えるというスキルを活用することで，受容はもっとも効果的に生まれる．治療が最大の効果を上げるためには，思春期患者が治療に出かけて，そこでは否定的な結果（例：罰，恥，非承認）が生じるという危険を冒すことなく，自分の感情，気分，経験を自由に表現できる場であると感じられなければならない．多くの思春期の人は，自分自身の人生にいる大人は，たとえ善意の人であっても，何かと一方的な判断を下す存在であるという経験を当たり前のものとしている．治療中の思春期患者の経験に対して，セラピストが自分自身の強い判断や反対を感じたならば，これはセラピストがさらに多くの情報を集めて，否定的な判断を交えずに患者の経験をよりよく理解しようとしなければならないことを示している．スーパーバイザーや同僚と症例を検討することは，セラピストが中立的な立場を保つ能力を維持するのに役立つだろう．時間をかけて，一方的な判断を下さずに話を聞くということは，患者の言い分に全面的に賛同するという意味ではない．むしろ，こうすることによって，思春期患者を受容し，将来の変化を目指そうとしているセラピストの立場を示すのである．これはしばしばセラピストにとって最初の障害となる．思春期患者が苦痛に満ちた問題行動（例：カミソリで浅く首を切る）を呈すると，セラピストはそういった問題行動をただちに消去するような介入に踏み切ろうとする衝動に抵抗するのが難しいだろう．こういったタイプの問題を聞いて，セラピストが行動を起こさないでいることが難しいのは明らかである．しかし，意味のある変化をもたらすには，まず思春期患者がセラピストは自分のことを理解してくれて，自分の問題行動を否定的に判断していないことを感じられなければならない．カミソリで自分の腕を浅く切った15歳のジェナを例に挙げよう．まずセラピストが一方的な判断を下した場合について焦点を当て，次に中立的な交流を取り上げる．

一方的な判断を下す態度

セラピスト：金曜日の夜は本当に大変だったようですね．

ジェナ：はい．ジョーと喧嘩して，とても混乱してしまって，耐えられなかったのです．気分がよくなることで思いついたことは，腕を切ることだけでした．

セラピスト：真面目に言って，そうすることでどれくらい気分はよくなりますか？
ジェナ：わかりません……．ただ，たしかに少し気分がよくなりました．
セラピスト：でも，あなたはまた別の傷を負ってしまいました．その代わりに別のことを思いつくことができませんでしたか？

| 中立的な態度 |
セラピスト：金曜日の夜は本当に大変だったようですね．
ジェナ：はい．ジョーと喧嘩して，とても混乱してしまって，耐えられなかったのです．気分がよくなることで思いついたことは，腕を切ることだけでした．
セラピスト：そうですね．あなたが混乱してしまうと，他のことを思いつくのはとても難しいのですね．
ジェナ：ええ，まさにこんなことが起きてしまったのです．そして，多少役立つと思える他のことを思い出しました．
セラピスト：そうですね．あなたの頭にまず浮かんだのは，手首を切ることで，それは少なくとも短時間は気分をよくするということを私たちは承知しています．でも結局は，その選択をしたためにさらに気分が悪くなるし，傷が残ることも嫌なので，長期的に見ると腕を切ることは役に立たないことに，私とあなたは気づきました．

おそらく，最初のセッションの内容よりも重要なのは，その内容をどう伝えるかというスタイルである．思春期患者の治療にあたるセラピストは，専門家としての境界をきちんと保ちながらも，自分自身についての基本的な情報を患者に伝えていく必要がある．これは，セラピストも生身の人間であって，他の人々と同じように，よいことも悪いことも日常生活で経験しているということを示して，セラピストが人間味あふれた存在であることを思春期患者が理解するのに役立つ．「先生はわかっていない．先生の人生は完全です」と多くの思春期患者は言う．自分自身の抱えた問題の一端を共有すると，思春期患者はセラピストを純粋にとらえるようになる．なお，セラピストは人生に関する自己の個人的な情報（例：虐待，治療，物質使用の経験）を

打ち明けるべきだなどという意味ではない．その代わりに，セラピストは，とくに害のない個人的な例を用いて，人生の問題に効果的かつ巧みに対処する手本となるようなスキルを患者に示すことができる．セラピストは，思春期患者が人生の真の問題をどのように解決していくかという点について手本となるような，影響力のある立場にある．以下の例が，この原則を表している．

> セラピスト：あなたが何を言おうとしているのか私にはわかります．ひどく混乱していると，問題を解決するのが難しいですね．先日，私は仕事に遅れてしまったのです．上司と重要な会議がありました．自動車のところに行くと，駐車違反で，タイヤに輪止めがかけられているではありませんか〔患者は笑い出す〕．本当に困ってしまいました．頭に来て，欲求不満になりました．ベッドにもぐりこんで，シーツを頭からかぶってしまいたかったほどです．
>
> 思春期患者：それで，先生はどうしたのですか？
>
> セラピスト：そこに1分間ほど立っていて，頭を振り，時間が切れる前にパーキングメーターに追加の料金を入れればよかったなどと考えました．でも，時間をさかのぼって，やり直すことはできません．そこで，まず深呼吸をして，どんなことができるか考えてみました．最初に，職場に電話をして，上司に私が遅れることを伝えなければいけないと思いました．次にどうやって職場に行くかを考えました．輪止めを外してもらうのは時間がかかりすぎると思ったので，職場に行くには他の方法を考えなければなりませんでした．結局，友人に電話して，迎えに来てもらうことにしたのです．その夜，帰宅すると，電話をして，高額な駐車違反の罰金を支払って，ようやく輪止めを外してもらいました．

患者とともにいる

さまざまなスケジュールや責任を抱えているために，一時期に1つのことだけに集中するのが難しいセラピストも多い．たとえば，セラピストはいくつもの家族に電話をかけなければならなかったり，最後の患者について今も

考えていたり，その日のうちに片づけなければならない他の事柄があったりするのに，すでに次の患者が目の前に座っているといった具合である．患者はセラピストが集中していないことに気づくかもしれない．これはうつ病の思春期患者にとくに当てはまり，患者はセラピストが他に気を取られていることを，自分が承認されていないことの証拠ととらえるかもしれない．このように，セラピストは患者とともにいることの重要性を過小評価してしまっている．患者とともにいるということは，傾聴し，現時点で起きている内容や過程に完全に注意を払っていることを意味する．言葉，視線，ボディランゲージを通じて，セラピストがこれを実行していることを示す多くの方法がある（例：前屈みになって患者の話に聞き入る，受け入れるような姿勢を取る）．

セラピストは自分が注意散漫であることに気づいているようにしなければならない．第一に，セラピストは注意が散漫になっていることに気づいたら，注意を集中し直すようにしなければならない．体の位置や姿勢を変えるのが役立つことがある．それでもしばらく注意を集中するのが難しい状態が続くならば，注意散漫な点を短時間だけ話題にするという手もある（例：「ああ，マイク，ごめんなさい．ちょっと気が散ってしまいました．今日，後でしなければいけないことを考えていました．昨日何が起きたのか，私は本当は知りたかったのです．私が理解できるように，もう一度話してくれませんか？」）．ティーンエイジャーは，人の態度にすぐに気づくので，セラピストより早く気づいて，セラピストの気が散っていることについて意見を言うだろう．

| 症例 |

マイク：今日，先生は心ここにあらずといった感じですね．僕の話を聞いていますか？

セラピスト：マイク，まさに君の言う通りです．自分が自分でないみたいで，あまり気分がすぐれません．何かが起きているに違いない．風邪でもひいたのかもしれない．セッションの障害になったならば，お詫びします．

マイク：帰宅したほうがよいのでは……．

セラピスト：ありがとう．でも，もう一度注意を集中するのを試させて
　　　　　ほしい．構いませんか？
　　マイク：ええ，いいですよ．

　反対に，セラピストがセッションに向かう時に自分が「100％」ではないかもしれないと感じるならば，患者や家族にそう伝えたほうがよいだろう．

　　「こんにちは．またお会いできてうれしいです．重症の緊急患者を診てきたばかりなので，いつもの私とはまったく同じではないかもしれないことをあらかじめお伝えしておきます．セッションを始めたいと思いますが，もしも私が注意散漫に見えたら，許してください」

不承不承な態度に対処する

　思春期患者が変化する可能性について考えることに半信半疑であったり，不承不承な態度を取っていたりする場合に，患者に積極的に治療に関与させようとすると特定の問題が生じてくる．そのような思春期患者は怒りに満ちていて，イライラした態度を取るため，治療に「抵抗している」としばしば言われる．しかし，思春期患者が妥当な理由から不承不承な態度を取っている場合には，セラピストは主導権争いを控えるべきである．人は正当な理由で何かをする，と言うではないか．患者が進んで何かをしようとしないことを探し出し，（患者の助けを借りて）理解し，こういった心配を協力して取り上げるのは，セラピストの役割である．不承不承な態度を十分に承認して初めて，セラピストはさらに治療を進めていき，変化をもたらす計画を立てることができる．
　セラピストは第一に思春期患者が何を望んでいるのかを探るべきである（例：「私とあなたが協力して取り組んでいくことができて，そして，あなたが変化させたいと思っている，何かがありますか？」）．患者が人生で変化させたいと思っている何かを見つけ出すことによって，セラピストは足掛かりを得られるかもしれない．たとえば，母親に無理やり受診させられたと感じている，まるでやる気のない思春期患者も，母親の影響力を取り除く方法を

まず見つけてみようという提案についてはセラピストと協力することに同意するかもしれない．治療中にどのように話したらよいか，何を話題にすべきかを単に理解していないことの反応として，不承不承な態度を取っている思春期患者もいるだろう．思春期患者が自己支配感を覚えると同時に，治療過程を理解し始めるように助力するために，セラピストは患者に一緒に作り出していく可能な目標の選択肢を示すことができる．

　治療への関与に対するもう1つの障害は，変化することへの絶望感である．自分が変化することが可能だなどとはまったく信じられないティーンエイジャーもいる．彼らはセラピストとの関係を築いていったとしても，彼らがいかに努力しても，あるいはセラピストが助けてくれようと努力しても，彼らの人生はまったく変わらないと頑なに信じている．「先生と話すのはうれしいです．先生はクールな人で，治療はおそらく他の人には効くでしょう．でも，私には効果がありません．私の家族はあまりにも混乱しています．これまでもずっとこうだったのです．それを治せる治療なんて絶対にありません」などと，思春期患者は言うかもしれない．こういった反応はしばしば患者が人生を支配しているのは自分自身でなく，外部の力だと確信していることを表している．彼らは，外的要因が現在自分の抱えている問題の原因であり，いかに何かを別のやり方で試みようとしても，彼らはあまりにも無力で，これらの外的要因を変化させられないと信じている．たとえば，薬物中毒で重症の精神障害の両親に育てられている，うつ病で自殺の危険の高い17歳のジルは次のように語った．

　　セラピスト：あなたはとても大変な事態を何とか乗り切ってきたようですね．今日，受診してきてくれて本当にうれしいです．
　　ジル：ええ，とても大変でした．私が10歳の時に，私と自閉症の妹を捨てて，母が家を出ました．父はいつも家にいなくて，お酒を飲んでばかりいました．
　　セラピスト：それで，あなたは他の子どもと比べると，早く大人になって，たくさんの責任を負わなければならなかったのですね．あなたが人生を送っていくことがどれほど大変だと思っているか，私にはよくわかりますよ．

ジル：その通りです．何をやっても，私にはうまくいきません．それは母の人生がひどかったのと，まるで同じです．母は 17 歳で高校を中退しました．私は今何とかやっているけれど，きっと母と同じようなことになるでしょう．どんなに努力しても，つらすぎます．負担が大きすぎて，それに耐えられません．

セラピスト：わかりますよ．あまりにも多くの問題を抱えて，困り果てているのですね．あなたが 17 年の人生で，他の大人が背負ってきたものよりも多くのことを経験してきたのは明らかです．これは不公平です．あなたには，今とは違った人生が送れるようになるための素晴らしい大人の手本がなかったというのは本当です．そのうえ，うつ病にも向き合わなければならないし，妹に対する責任もあります．自分自身に対しても責任があります．あなたよりもこの状況にうまく向き合える人を私は想像することができません．

セラピストはまず思春期患者の経験がいかに大変なものであったかを認めてから，患者が実際に自力でコントロールできるようになる内的要因を同定し，それに焦点を当てることに移っていくように，段階を設定する．以下は引き続きジルとの面接を示したものである．

セラピスト：人生には自力ではどうにもならないこと〔外的要因〕があるというのは，真実です．あなたは，お母さんに薬をやめさせることも，お父さんがお酒を飲むのを止めることもできません．でも，今，あなたはここに私と一緒にいます．自分自身と今ここからあなたが何をするかということ〔内的要因〕は自力で何とかできるはずです．

ジル：ええ，でもそれは，私が毎日こんなひどいことすべてに向き合わなければならないことを何ひとつ変えたりはしません．

セラピスト：まったくその通りですね．あなたと私がここでできることの何も，あなたの人生のそういった〔外的〕要因を変えることはないでしょう．でも，あなたと私が，あなた自身を大切にすることに焦点を当て始めて，同時に，あなたにとって大切な他の事柄についても大切にしたいと思うための何らかの方法を探すことができるよう

になるのではないかと，私は考えています．
ジル：私はいつも自分ではなくて，誰か他の人の世話をしてきたように感じます．私自身が変化するように，実際に自分の心配をするのはよいことかもしれません．どうすればよいのかわかりませんが，試してみてもいいです．

　ジルとセラピストとの交流から，患者が治療に関わり始める過程が始まり，患者は自分の問題が外的要因から生じていることをとらえるようになった．しかし，次に示す16歳のマルコムのように，うつ病をむしろ遺伝的な要因に関与している（すなわち，より内的要因のために問題が生じている）ととらえる思春期患者もいる．「僕は覚えている限りずっとうつ病だった．これがまさに僕自身なんだ．そして，これからもずっと同じだ」．この種の反応は，思春期患者の内的要因に対する支配力をしばしば反映している．

セラピスト：あなたの言う通りです．長いこと，あなたはうつ病でした．そのために，自分自身や将来をどうとらえるかに影響を受けるのは，当然です．あなたと私は臨床的なうつ病について話し合いを始めてはどうでしょうか．うつ病とは何か，その原因，そして，大切なのはどうやって回復するのかについて話し合うのです．長い間かかっていたこの病気の治療をあなたは一度も受けたことがありませんでしたね．
マルコム：これが病気であって，私の性格ではないと，先生はどうして言い切れるのですか？
セラピスト：よい質問です．それでは，一緒にうつ病の症状について話し合って，あなた自身がその答えを出すというのはどうですか？
マルコム：それもいいかもしれません．

　著者らの経験からは，思春期患者が治療開始当初から，積極的に治療に参加し，そのまま治療にとどまるというのは稀である．ジルの場合も，マルコムの場合も，患者に治療へ関与させることを部分的に行うことによって，セラピストは治療の手掛かりを得た．ごく一般的に，思春期患者の治療への関

与の程度は治療期間を通じて変化する．患者を治療に関与させ，それを維持させるというのは，現在進行の過程である．

　以上をまとめると，思春期患者が適切に治療的経験をするためには，患者が変わり，彼らの人生を改善するために治療がいかに効果を現すかを理解できるようにする必要がある．著者の経験では，これは治療結果の成功を予測するもっとも重要な要素である．患者自身が治療に関与しなければ，たとえ最高のセラピストによる最高の治療であっても，効果を現すことはない．

患者と家族に対する心理教育

　うつ病はしばしば慢性で再発性の障害であるために，セラピスト，患者，家族の間の協力関係が必要になる．教育は同時進行的な過程であり，この協力関係の重要な部分であると著者らは確信している．徐々に，患者と家族はうつ病の管理に対してより多くの責任を負うようになっていく．最初の一歩は，うつ病は病気であって，家族の誰かの責任などではないことを，患者と家族が理解できるように助力する．患者と家族は，どのようにしてうつ病の症状をとらえ，治療効果を見守り，将来の再発に注意するかを学ばなければならない．彼らはうつ病患者の予想される経過について理解し，さまざまな治療法の危険と利益について教育されて，それらの選択肢から合理的に治療法を選ぶことができるようにすべきである．たとえば，ある患者が薬物療法に反応しなかったとしたら，臨床家は薬物療法の次の試行段階について説明することが重要である．うつ病の思春期患者とその家族に対する心理教育を実施することに関して，詳しくは Brent と Poling(1998)の文献を参照されたい．

| 症例 |

　イライラ感，非自殺性自傷行動，学業不振，級友や家族との口論，以前には楽しんでいた活動への興味を失うといった点を学校から指摘されて，両親に付き添われて，14歳の少女リンが受診した．母親は娘がごく普通の思春期の少女であり，母親自身も高校生の時に同じような経験をしたという．リンは単に関心を引きたいだけであって，治療は必要ないと，母親は述べた．

| 反応 |

　臨床家が患者を診察して，うつ病の診断を確定したならば，思春期の正常範囲の浮き沈みとうつ病の間には明らかな差があることを説明する．心臓病や糖尿病といった他のいかなる病気も比喩に用いることができる．思春期の発達論的な変化はけっして，機能障害や自傷へと発展していくことはない．他の多くの病気と同じように，うつ病も家族性に多発するので，リンの母親が同じような何かを経験していたとしてもけっして不思議ではない．ほとんどの思春期の人は，注意を引こうとするが，かといって彼らが自傷に及んだり，いつも喧嘩をしたり，他の活動からすっかり引きこもってしまうことはない．

目標設定

　セラピストが思春期患者と家族に対して心理教育を実施したら，治療の一般的目標について話し合うことが次の段階へと移行していくのに役立つ．治療の結果として何が変化することをもっとも望むかと思春期患者や家族に質問することから始める．まず患者に質問することを勧める．このような話し合いの例を以下に挙げることにしよう．

　　セラピスト：それでは，これから6か月後について考えてみましょう．あなたはどんな具合に治療の効果が上がってほしいと思いますか？
　　ジェーン：私の気分がもっとよくなってほしいです．
　　セラピスト：その調子ですよ．どうなると，気分がよくなったと言えますか？
　　ジェーン：そうですね，今よりもぐっすり眠れて，誰に対してもイライラすることがなくなるとか．自殺をあまり考えないようにもなるでしょう．
　　セラピスト：たしかにその通りです．ごく的を射た期待ですよ．友達，家族，学校との関係があなたの人生でどのように変化するでしょうか？
　　ジェーン：学校でもうまくいって，友達とのいさかいも減るでしょう．

ここで，セラピストは親にも話し合いに入ってもらう．

> セラピスト：お父さんとお母さんは，6か月後にはジェーンにどのように変わってほしいですか？
> 母親：自殺を考えないようになってほしいです．それが私の一番の心配です．私たちは本当に心配しています．
> 父親：私も同じです．娘にもう一度幸せになってほしいです．成績がまたよくなって，友達と一緒に楽しい時間を持てるようになれば，事態は好転するでしょう．
> セラピスト：では，ジェーンの気分がよくなったら，人生がどんな風になるか，皆さん同じように考えているようですね．家族の中ではどのような変化が起きるでしょうか？
> 母親：娘が今よりも家族と一緒に過ごして，部屋にこもることが減ってほしいです．
> ジェーン：そうね，私たちの喧嘩が減れば，そうなるかもしれない．
> 父親：そうだよ，家ではお互いにもっと相手に敬意を払う必要がある．
> セラピスト：ジェーンのうつ病が改善するのを助けていくことに私たちが協力するというように思えます．そうすると，彼女はイライラしたり，自殺しようと考えたりすることが減っていくという意味ですね．ジェーン，あなたも学校でもっとうまくやって，友達とも仲良くなりたいと言いましたね．最後に，皆さん全員が，家族の中での喧嘩が減れば，それは治療の重要な結果であるという点も同意してくださいますね．いいですよ．話し忘れたことが他にもありますか？
> 母親：いいえ，これで重要な点はほとんど取り上げたと思います．ジェーンはどう？
> ジェーン：はい，全部話しました．

まとめると，セラピストは思春期患者と家族を相手に，最終的な治療目標について話し合うことを促していく．こうすることで，セラピストは家族からも話を聞いて，彼らが治療の優先順位をどのように理解しているかといっ

た点についても知ることができる．

| 本章の要点 |

・セッションは，課題の設定，セッションのまとめ，フィードバックからなる．
・セラピスト，患者，家族が協力して，さまざまな段階の介入を含めた安全計画を立てる．
・安全計画は，治療の進展に従って，改訂していく．
・患者と交渉して安全計画を立てるには，適切なレベルの治療を決定しなければならない．
・気の進まない思春期患者を治療に関与させるためには，患者がまずやってみようと思うようなことを探す必要がある．
・治療関係に対する信頼感が重要である．しかし，完全な守秘義務を思春期患者に約束してはならない．
・発達論を考慮すると，思春期患者は，中立的で，率直で，誠実なセラピストを受け入れる．
・患者と家族に対する心理教育は，治療における重要な同時進行的な側面である．
・治療目標を設定するには，治療の結果としてどのような変化が生じることをもっとも望んでいるかと，患者や両親に質問する．

第5章 連鎖分析と治療計画

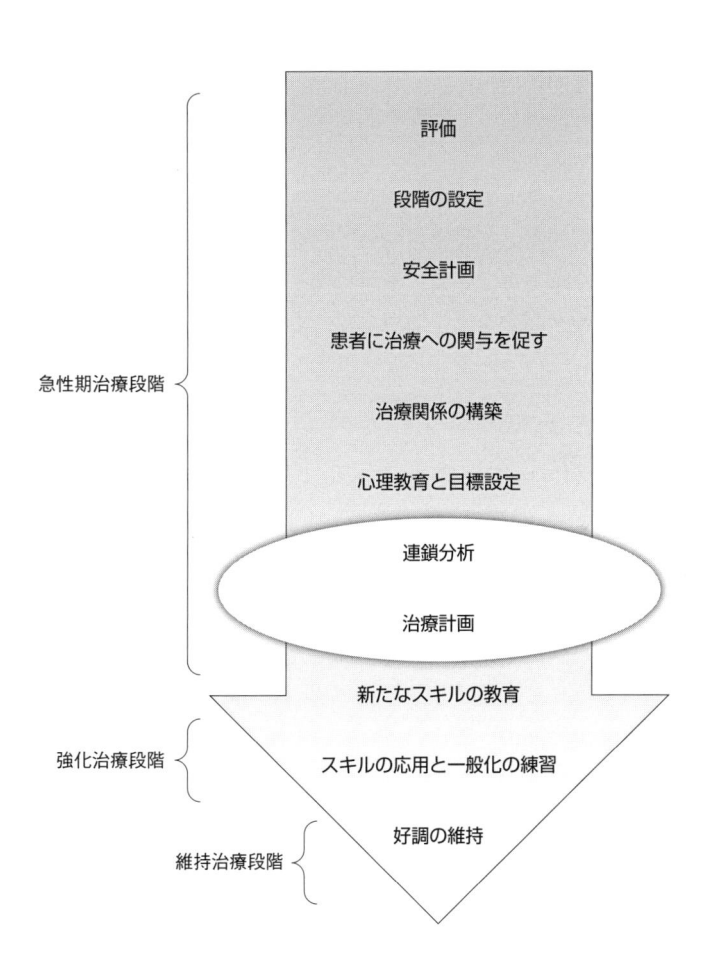

急性期治療段階
- 評価
- 段階の設定
- 安全計画
- 患者に治療への関与を促す
- 治療関係の構築
- 心理教育と目標設定
- **連鎖分析**
- **治療計画**

強化治療段階
- 新たなスキルの教育
- スキルの応用と一般化の練習

維持治療段階
- 好調の維持

本章の内容

・連鎖分析とは何か
・いつ連鎖分析を利用するか
・連鎖分析を実施する際の障害をどう克服するか
・思春期患者に連鎖分析をどのように行うか
・家族を連鎖分析にどのように含めるか
・危険因子と保護因子の重要性
・連鎖分析をどのように活用して,治療計画を立てるか

　セラピスト,患者,家族が治療目標について合意できたら,セラピストは連鎖分析へと進んでいくことができる.本章では,連鎖分析を解説し,その合理性を示し,連鎖分析をどのように活用して,治療計画を立てるか考えていく.

連鎖分析とは何か?

　連鎖分析(chain analysis)とはいかなる行動にも応用できる詳細な機能分析である.自殺予防の目的に照らすと,一般的に行動とは,たとえば自殺企図,非自殺性自傷,アルコールや薬物の使用,攻撃性,他の衝動的行為といった,問題をはらんだ行動を指している.連鎖分析を実施する過程は,特定の問題行動がどのようにして始まり,それが続いているのか,セラピストと患者が理解するうえで役立つ.こういった要因を同定することを通じて,これらの要因にとくに焦点を当てた治療的介入を発見できる.
　連鎖分析の基礎は行動主義にある.それは主に,Ivan Pavlov, John Watson, B. F. Skinnerらの影響力のある3つの理論によって,1900年代初頭に築かれた.Pavlovはイヌを使った研究で伝統的な条件付けについて記述した.これは,環境刺激(ベルの音)が条件反射(ベルの音に反応して唾液が出る)を引き起こすのに用いられた実験である.WatsonはPavlovの理論を発展させて,ヒトの行動に応用した.そして,Skinnerはオペラント条件

づけの理論を生み出し，強化は望ましい行動の増加につながる一方で，罰は望ましくない行動を減らすことを示した．

このような行動主義の概念は，さまざまな人口において，行動を変化させるように企画された治療技法を創出するのに重要な役割を果たした．たとえば，行動分析は，発達障害の子どもが新たなスキルを獲得するのを助力するためのとくに効果的なツールであることが証明されてきた．同様に，行動分析は，気分障害の患者が感情や行動を自己統御するうえでの問題に焦点を当てる治療技法として用いられてきた．David Wexler(1991)は，連鎖分析の一法は，発達論的に見て，思春期の人に適していると述べた．彼はこの技法を，自己統御の問題がある思春期の人のための，コマ止め技法(freeze frame method)と呼んだ．コマ止め技法では，まるで患者は映画やテレビ番組をスローモーションで見るように，セラピストは思春期患者にスローモーションの出来事を通じて語りかけていく．Marsha Linehan(1993)は，自傷行為を呈している成人患者に連鎖分析を応用した．ペンシルバニア大学のGreg Brownら(2005)は成人の自殺未遂者に対して認知行動分析を用いた．

思春期患者はしばしば，最近の問題行動の引き金になった出来事やそれに関与する要因を最初は明確に語ることができない．たとえば，「私が薬をたくさんのんだ日に，特別なことは起きていなかった．ただ薬をのんだだけ．もう二度としません」などと思春期患者が言うのはめずらしくない．たとえ，最初はそのような理由がわからなかったとしても，連鎖分析によって，どのような行為も妥当な理由があって起きていることに，セラピストは患者に気づかせることができる．たとえば，

>「人は本当に妥当な理由で何かをするのだと私たちは信じています．あなたと私が一緒になって注意を払って，あの日の行動にどのような理由があったのかを探っていきませんか？」

このような理由を見つけようとする過程を通じて，セラピストと思春期患者は問題行動を深く理解できるようになっていく．その結果，思春期患者は自分の行動を支配できるという感覚が増していき，最後には，変化することが可能だと信じられるようになる(**表 5-1** 参照)．

表 5-1　連鎖分析を実施する理由

・思春期患者が特定の問題行動の理由に気づくように助力する
・行動を支配する能力を育むように助力する
・変化は可能だという確信を強める
・治療計画を立てるために，脆弱性や足りないスキルが何かをはっきりさせる

いつ連鎖分析を利用するか

　セラピストは，うつ病で自殺の危険の高い思春期患者の治療初期に連鎖分析を積極的に実施すべきである．治療のこの段階では，連鎖分析は危険の高い行動に焦点を当てることが多い(例：自傷，物質使用，危険な性行為，自殺行動)．

　治療の後期になって，危険な行動の頻度が減ってきたら，連鎖分析は，思春期患者が苦痛と感じている特定の経験(行動あるいは感情)を深く理解することに役立つ．たとえば，16歳のジュリーはセッションで，親友が自分の元のボーイフレンドと交際していることを知って，ひどくつらくなったと話した．ジュリーは以前とは異なり，自傷行為に及ぶことはなかったが，自分でもよく理解できない，極端に強烈で苦痛に満ちた感情を覚えた．連鎖分析を実施する過程を通じて，彼女は自分の感情的反応が理解できて，結局，連鎖を断つ方法を見出し，苦悩の程度を和らげるのを助けられた．

　連鎖分析は家族セッションで，家族の反応のような，問題行動と関連している外的要因を同定するためにも利用できる．たとえば，リサは門限をめぐって母親と口論になった．お互いに罵り合った後，リサは腹を立てて自室にこもってしまい，カミソリで腕に浅い傷をつけた．その直後，リサは階下に降りていき，自分のしたことを母親に打ち明けた．その場では，母親が娘に謝った．そして，リサも謝った．こうして2人の間の緊張は解け，抱き合い，それ以上，門限について口論しあうこともなかった．問題行動が他者の反応によって不注意にも強化されてしまっているかもしれないことを，この例は示している．こういった状況に介入するための特定のスキルは第6章(p.157)と第7章(p.185)で詳述する．

連鎖分析をする際の障害をどう克服するか

　著者らの経験では，多くの思春期患者は，過去を振り返って，自分の話を詳しくするのに最初は躊躇するものである．以下は，思春期患者が挙げる「一連のつながりのある出来事」について振り返りたがらない理由と，セラピストがそれにどう応えるかについての参考になる事例である．

　　思春期患者：もうけっしてしません．そのことを話すと，また混乱してしまいます．
　　セラピスト：あなたの言う通りです．これほど気が動転するような状況について話すのはとても難しいでしょう．あなたが話したくないことは，私もよくわかります．でも，ほとんどの場合，振り返ってみて，その時にあなたに何が起きていたのかもう一度考え直してみることで，何かとても重要なことを学べます．あなたと私が協力して成し遂げたいと思うことには，混乱するような感情に耐える能力をあなたが増していくことがあります．将来，混乱させられるような状況に再び出会った時に，それをごく当たり前の人生の一部ととらえられるようになってほしいのです．
　　思春期患者：気分はもうだいぶよくなりました．
　　セラピスト：過去の問題について話し合うのに最適なのは，気分がよい時かもしれません．振り返ってみて，混乱を引き起こした原因を探し当てて，将来，自殺を図ったりするのを防ぐのに役立つ視点を得るのに，もってこいの時かもしれません．これは，あなたの気分がこれからもよいままでいるのを助けてくれる方法の１つです．
　　思春期患者：私はもう教訓を得ました．それなのに，またあれこれと取り上げる意味がありますか？
　　セラピスト：とてもよい質問です．またあれこれと取り上げる意味がありますか？　そうですね，大事な点は，その日に起きた出来事すべてを深く理解することは，人生がうまくいかない時に，自分の行動をコントロールする能力を増すことになるからです．「それ」があなたを支配するのではなくて，あなたが「それ」を支配していると感じ

るようになってほしいのです．あなたはこの点についてどう考えますか？」

　セラピストが連鎖分析を先に進めてよいという許可を患者から得たとしたら，連鎖分析が将来どのような意味を持つのか説明することが重要である．たとえば，

「あなたが進んで話をしようというのを聞いて，私はとてもうれしいです．こうして私たちは協力することができると思います．自殺を図ろうとしたこと（あるいは他の問題行動）をおそらく引き起こしたすべての要因（外的要因も内的要因も）を一緒に見つけていきましょう．その日はいつもとたしかにどこかが違っていたことは明らかです．私たちがすべての関連する脆弱因子について知ることができれば，人生の経験を予測して，それに備え，反応し，立ち向かうための，戦略やスキルを見つけることができるはずです」

連鎖分析をどのように実施するか？

　最初に，自殺企図に至った内的出来事と外的出来事を思い浮かべるようにと思春期患者に質問する（後には，親に対しても同じ質問をする）．セラピストは患者にその日（時には一日だけでなく，もう少し長い期間）の外的出来事を振り返るようにと質問することで始めていく．たとえば，「振り返ってみると，いつすべてがうまくいかなくなり始めたと思いますか？」などとセラピストは質問する．（コマ止め技法で述べたように）その日の出来事の映画をスローモーションで見ているといった，わかりやすい喩えを用いるのが，連鎖分析を実施するのに役立つ．たとえば，

「その日に何が起きたか私がわかるように話してほしいのです．もしも差し支えなければ，あなたの説明を私が書き留めていきます．そうすれば，その日に何が起きたのか，私たちは一緒に振り返ることができますね．次々と起きた一連の出来事を書き上げてみることによっ

て，自殺を図ろうとするに至った複数の出来事の関連を見つけることができます．私たちがしようとしているのは，その日をできるだけ詳しく振り返ってみることです．それはまるでその日の出来事をスローモーションの映画で見ようとしているようなものです．こうすることによって，実際に映画のシーンを静止させて，重要なシーンがどれだったかを見きわめることができます」

話が進むにつれて，関連した外的要因と内的要因（例：患者がどこにいて，誰が一緒で，何をしようとしていて，それぞれの関連のある時点で何を考えて何を感じていたか）についてさらに詳しく思い出すようにセラピストは患者に働きかけていく．たとえば「その日の天気はどうでしたか？」「あなたはどんな服装をしていましたか？」といった，より特定の，詳しい質問をしていくことで，患者がさらに詳しく思い出すようにセラピストは働きかけていく．別の日ではなく，まさにその日に自殺企図が生じるに至った脆弱要因についても質問する．脆弱因子のいくつかの例としては，疲労，睡眠不足，物質の使用，カフェインの使用，ホルモン要因などである．

問題行動が引き起こした結果や周囲の人々の反応も，連鎖分析に含めなければならない．特定の結果や反応，短期的結果と長期的結果の差についても質問すべきである．たとえば「薬を全部のんでしまって，病院に行った後，次に何が起きましたか？　病院ではどのように扱われましたか？　家族はどのように反応しましたか？　あなたの友達はどうでしたか？」．こういった情報はすべて，連鎖分析の用紙に書きこんでいく（図 5-1 参照）．

親と連鎖分析を実施する

思春期患者との連鎖分析を終えたら，セラピストは次に親とともに出来事の関連を振り返っていく．しばしば，親は追加の情報を持っていて，それは治療方針を立てるうえで有益な，別の視点を与えてくれる．親と連鎖分析を実施する方法は，思春期患者の場合と同様である．セラピストは親に出来事の経験を話してくれるようにまず質問していく．

自殺企図（あるいは他の問題行動）について話すのをためらう家族もいるだ

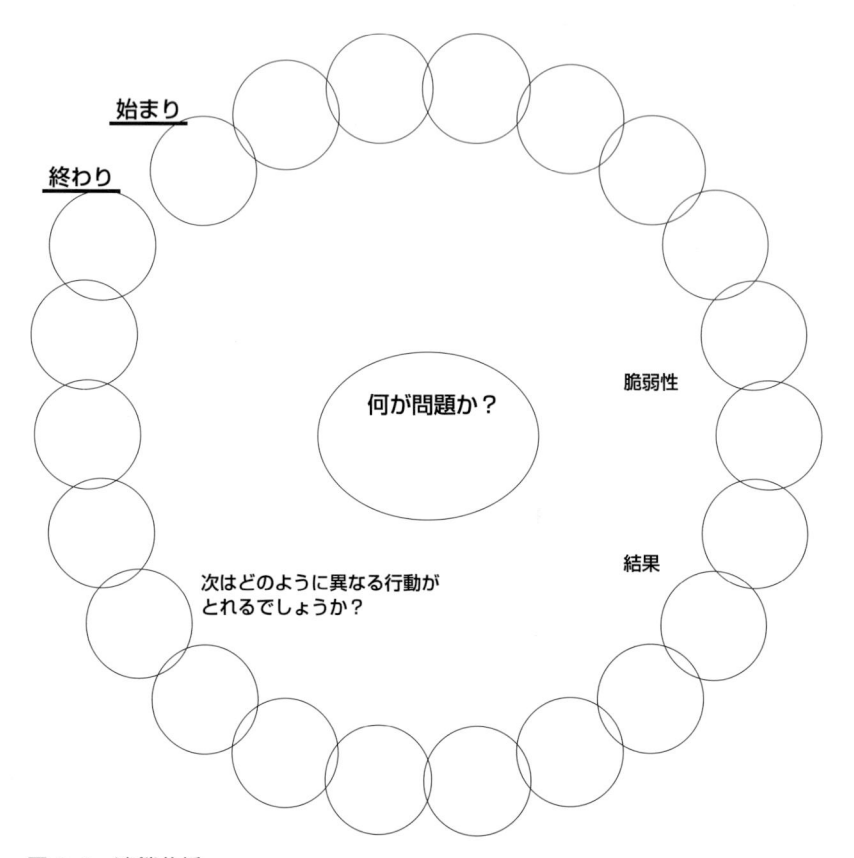

図 5-1　連鎖分析
注：David A. Brent, Kimberly D. Poling and Tina R. Goldstein: Treating Depressed and Suicidal Adolescents. Guilford Press, 2011 より引用．本書を購入した人が個人的に使用する限りは，この図を複写することが許可される．本書を購入した人は Guilford Press のウェブサイトからこの図の大きな版をダウンロードできる．

ろう．家族は問題の深刻さをことさら軽く扱おうとしたり，単に注意を引こうとしただけだとか，周囲を振り回そうとしているだけだなどととらえたりするかもしれない．自殺企図について話すと，かえって事態をさらに悪化させてしまうのではないかと恐れる親もいるだろう．あるいは，「あれは思春期では正常範囲の行動」などと考える親もいるかもしれない．

親が躊躇している場合には，セラピストはまず彼らの視点に傾聴することが重要である．セラピストは，思春期患者の場合と同様に，親に対しても一方的な判断をしない，中立的な立場を保つ必要がある．思春期患者が妥当な理由で行動を起こしたのと同様に，親もまた同じことが当てはまる．自分の非が明らかにされるのではないか，子どもの問題の責任はすべて自分にあるとみなされるのではないかと親はしばしば恐れている．家族に働きかける際に，複数の要因が実際には関与していて（例：親の気分障害，多世代にわたるトラウマ，家庭内の暴力，環境的ストレッサー），そのうちのどれか1つの出来事や要因で自殺企図のすべてを説明できるものではない点を，セラピストは忘れてはならない．

危険因子と保護因子を取り上げる

　連鎖分析を実施して得られた情報から，セラピストと思春期患者は自殺行動に関連する重要な因子について理解する．この情報によって，どのように治療を進めるべきかが直接明らかになってくる．以下の質問をすることで，セラピストはこのアプローチを思春期患者に示すことができる．

- 「その日はいつもとはどのように違っていましたか？」
- 「いつもと違って，その日に自殺行動（あるいは他の問題行動）に及ぶ可能性を高めていたのは何だったのでしょうか？」

　セラピストはさらに思春期患者に対して，問題行動に関与していて，それを引き起こしたと思われる危険因子を明らかにしようとする根拠を説明していく．治療中の比較的短期間に，危険因子は修正できるものがきわめて多い．たとえば，睡眠障害といった危険因子は，患者自身が問題行動に関連していると容易に認識できるからである．さらに，対人的葛藤といった他の関連因子を話し合う場合に比べて，こういった点を話し合うほうが感情が巻きこまれることが少ない．したがって，思春期患者は他のより感情面を巻きこむ話題（例：虐待，家族の葛藤）とは対照的に，進んで危険因子について話そうとするものだ．

連鎖分析は，思春期患者にとっての保護因子を明らかにするのにも役立つ．保護因子とは，危険から患者を保護している因子である．たとえば，仲間との健全な交際，地域や学校において有意義で積極的な活動に加わっている，大人の支持的なロール・モデルがあるといったことは，思春期患者が問題行動を呈することから患者を守っているかもしれない．

危険因子と保護因子の両者を取り上げるという考えは，うつ病と自殺の危険の治療に対して，「代償」(compensation)モデルか「投資」(capitalization)モデルのどちらがすぐれているかを決定しようと試みる最近の研究と同列のものである．代償モデル(例：危険因子を重視する)は個人の比較的弱点である領域を治療することに焦点を当て，投資モデルは個人の長所をさらに増していくことに焦点を当てる．現段階では，どちらのアプローチのほうがより効果的であるかは十分に明らかになっていない．これまでの研究からは，欠陥のタイプや程度によって適切なアプローチを決定するのに重要であるだろうとされてきた．というのも，他よりも修正しやすい欠陥があるからだ．たとえば，問題解決能力が低いことが明らかであれば，このスキルを高めることに焦点を当てた代償的アプローチが効果的だろうが，対人的スキルが低い場合には，スキル訓練に反応するのに時間がかかるかもしれないので，このような状況に対しては，投資モデルのほうが適しているだろう．この領域に疑問が残っているならば，セラピストは危険因子と保護因子の両方に焦点を当てる包括的なアプローチを取るべきである．

危険因子

危険因子は患者のうつ病や自殺行動に関与する．十分な睡眠が取れていないことは，思春期患者の脆弱性を増して，否定的な感情や危険な行動を引き起こすもっとも重要な因子の1つである．したがって，治療初期に，睡眠の問題といった危険因子が気分や行動にどのような悪影響を及ぼすか思春期患者に教育しておくことが重要である．たとえば，ほとんどのティーンエイジャーは，よく眠れないと，すぐにイライラしたり，混乱したりすることに気づいている．そこで，セラピストは良好な睡眠習慣を身につけることの重要性を患者に教える．良好な睡眠習慣を身につけるための助言を**表5-2**に

表5-2 睡眠を改善するための助言

- 就寝時間や起床時間を決めて，週末や休暇の時でもそれを守る．
- ひどく疲れていても，昼寝をしない．
- とくに就寝前の4〜6時間にはカフェインやニコチンを摂取しない．
- 規則的に運動する．ただし，就寝前の4〜6時間は運動しない．
- 睡眠中に小用に起きなくて済むように，就寝前に水分を取らない．
- 就寝前にたくさん食べない．しかし，軽食や気に入ったスナックを少し食べるのは睡眠を促進するかもしれない．
- ベッドでは眠るだけにする．ベッドで読書や宿題をしたり，テレビを見たりしない．
- 快適なベッドを用意し，自室を静かで快適な温度にしておく．
- 就寝前に約1時間熱い風呂に入る．その後，体温が急激に下がり，寝つきやすくなる．就寝直前に入浴すると，覚醒度を上げてしまう．
- ベッドに入る前に30分間，何かリラックスするようなことを行う．たとえば，読書，リラックスできる音楽を聴く，リラックスのための軽い運動をする．
- 時計を見ない．時間に囚われると，さらに眠れなくなってしまう．
- 15〜20分間以内に寝つけなければ，ベッドから出て，他の部屋に行き，再び眠くなるまで，読書をしたり，他の静かな活動を試みる．

まとめてある．

　良好な睡眠習慣を身につけることに加えて，思春期患者が感情をより効率的に統御できるように助力するために危険因子を減らすことを目的とした他の戦略がある．たとえば，規則的な食習慣といった他の基本的な欲求も満たすように患者に働きかけていく．多くの思春期患者は，食べ過ぎたり，あるいはほとんど食べなかったりした時に，健康，自尊感情，気分に否定的な影響があったことを思い出すことができるだろう．

　規則的な運動も患者に勧める．まったく何の運動もしない思春期患者の場合，軽い運動から始めて，その人に合った毎日の妥当な目標に向けて進めていく．目標として，患者の現在の健康状態や，うつ病を発病する以前の行動のレベルを考慮する．いかなる身体疾患や痛みも感情の安定に影響を及ぼすので，思春期患者は全般的な身体面での健康を目指し，それを保つようにすることも重要である．

　抑うつ気分や自殺の危険に果たしている薬物やアルコールの役割についても思春期患者と話し合うことが重要である．物質使用は，抑うつ気分や自分の行動をコントロールできなくなる状態を引き起こし，適切な決断を下す能力を障害する主要因となり得る．うつ病のティーンエイジャーがアルコール

や薬物を使用すると，自殺行動の危険はさらに高まる．

保護因子

　多くの自殺企図者は，死の願望に対して何らかの両価性を示す．自殺の危険の高い人であっても，強く働きかけられると，それはごく小さいものかもしれないが，特定の理由で生きていたいという自分のある部分にしばしば気づくものである．これこそがまさに，セラピストが思春期患者に働きかけて，一緒に見つけ出すものであり，自己破壊的行動から身を守るような因子を強める．

　保護因子を同定するには2つの方法がある．第一の方法とは，自分の人生の中で患者自身が「生きる理由」として挙げる特別な事柄を探ることである．それは短期的な，あるいは長期的な願望かもしれない．たとえば，思春期患者は，ダンスパーティに行きたい，高校を卒業したい，自分のアパートを持ちたい，結婚したいなどと考えているかもしれない．セラピストは患者に，こういった将来の目標について詳しく語ってもらい，目標を達成するための希望の徴候を探し出そうとする．現在の苦悩が急性疾患の症状として現れているととらえるのではなく，急性のうつ病である多くのティーンエイジャーはこれからもずっとこのように感じ続けると確信している．うつ病の特定の症状（例：絶望感，動機の低下，快感消失）のために，将来の目標がけっして達成できないという確信が生じていることを，セラピストは思春期患者に理解させるように助力すべきである．治療可能な病気から改善してくると，患者は自分の将来について今までとは違う見方をするようになる．このようにして，セラピストは将来への希望を育むようにする．さらに，他にもどのようなことが自殺行動に及ぶのを防いできたかとセラピストは質問していく．探っていくべき領域としては，思春期患者の宗教的信条，家族や友人やペットとの絆，将来の計画への関わりあいなどがある．

　第二の方法とは，最近の文献から得た知見が明らかにした保護因子を治療に統合することである．思春期患者の人生で，自殺から身を守っているある因子が存在することを，うつ病の思春期患者の研究が一貫して支持している．たとえば，健康で社交的な仲間のグループに属している，学校や地域と

のつながりがある，家族との積極的な関係があるといったことである．こういった重要な 3 つの領域での関わりあいを増すことによって，セラピストは思春期患者の保護因子を強化しようとすることができる．たとえば，

> セラピスト：家族の皆がとても忙しいということが私にはわかりました．そのために，一緒に過ごすのが難しくなっているのですね．
> 母親：そうです．私は 2 つの仕事を持っていますし，ジョイは週 4 日は夜フットボールの練習をしています．それに私は赤ちゃんを保育園まで連れて行ったり，迎えに行ったりしなければなりません．いろいろなことをいつもやっています．
> セラピスト：そうですか．いつも何かをしているのですね．では，いつあなたとジョイが顔を合わせるのですか？
> ジョイ：あまりその機会がありません．
> 母親：ジョイの言う通りです．朝ほんの少し顔を合わせるだけです．
> セラピスト：一緒に時間を過ごすのがとても難しいようですね．何か今と違ったらよいと思うことはありますか？
> ジョイ：赤ちゃんが生まれるまでは，母と僕はいつも話していました．
> 母親：そんな頃が懐かしいけれど，今やっている以上のことはできません．
> セラピスト：お母さんが育児に全力を挙げていて，事態はすっかり変わってしまったことが私にはよくわかります．でも，2 人が以前そうしていたように，ほんの少しだけでも時間を見つけることはできないでしょうか？
> 母親：そうできるとよいのですが，でも，いつ時間が取れるかしら．
> ジョイ：朝，赤ちゃんがまだ眠っているうちはどうかな？　少なくとも朝食を一緒にとることはできるかもしれない．
> 母親：それはいい考えね．でも，朝は慌ただしい気がするけれど．
> セラピスト：では，今週，それを試してみてはどうですか．
> 母親：5 分か 10 分，早く起きればいいですね．
> セラピスト：それはいい考えです．ジョイ，あなたはどう思いますか？
> ジョイ：試してみたいと思います．

セラピスト：それはよかった．どんな具合になるか，お聞きするのが楽しみです．

危険因子と保護因子を取り上げていく基本的前提として，生活の基本を取り上げていくことによって，これらの影響を減らし，それから身を守ることができるので，日常生活のストレッサーや強烈な感情を効果的に管理する能力を育むことができる．

治療計画

協力して治療計画を立てる

治療計画を立てる過程では，患者や家族と協力していく必要がある．協力的アプローチが重要であることに3つの理由がある．第一に，思春期患者と家族自身が治療についての合意事項を実行するので，自分自身が治療に責任があると感じることが重要である．治療を強制されていると感じる家族は，治療を最後まで受けないことが多い．第二に，多少なりとも同等のサポートとなるいくつかのアプローチ法がしばしばある．もしも，患者と家族がそのうちの1つに価値を見出して，セラピストがそれをうまく実施できるならば，そのアプローチ法から始めるとよい．長所や短所を含めて，セラピストはさまざまな治療の選択肢を示し，セラピストが助力できる選択肢を患者と家族も納得して，選ぶように働きかける．第三に，いくつかの重要な研究結果にもかかわらず，多くの患者は実に複雑で，研究の知見をはるかに超えた，臨床上の問題を引き起こす．これは，治療計画は入手可能な研究知見と臨床経験を統合したものに基づくべきであり，権威的な態度というものは経験的に支持されないことが多いという意味である．

どのようにして治療計画を立てるか？

思春期患者とセラピストが連鎖分析を用いて，自殺企図に至るまでの一連の出来事や他の関連事項について詳しく書き出し，家族からの情報も統合し

たら，協力して連鎖分析を利用しながら治療計画を練っていく．最初に，思春期患者とセラピストは連鎖分析の図をじっくりと見つめて，重要な時点を探っていく．まるで「探偵のように」という喩えを時々使う．すなわち，担当した事例を注意深く観察し，何がどのような理由で起きたのかを理解する鍵を探っていく．連鎖の中の弱い関連にとくに注意を払うことで，それが可能となる．換言すると，関連するスキルの不足（例：低い苦悩耐性，低い問題解決能力，自己批判的な認知スタイル）どれも治療標的となり得ると考えられるかもしれない．たとえば，

> 「あなたと私が一緒に連鎖分析の図を注意深く見ていって，自殺企図につながった重要な関連と思われる領域を探っていくというのはどうですか？　こうすることによって，治療計画を練ることができます．あなたがまた自殺企図に及ぶ危険を減らすための最善の治療法に私たちが特別な関心を払うことが重要です．何に対して一緒に努力するのが重要かという点に合意できたら，次に，あなたの両親に会って，意見を聴き，治療計画に同意していただこうと思います．あなたは私の提案をどう思いますか？」

特定の直近の危険因子が同定されたら，セラピストと思春期患者はどの問題やスキルの欠損がもっとも生命の危険をもたらし，危険であるかについて判断を下す．しばしば，治療の焦点となる多くの異なる治療的戦略がある．これらのスキルのうちで特定のスキルを最優先で取り扱うことにすると，自殺企図（や他の深刻な問題行動）の反復を予防できることが多い．もっとも危険な問題やスキルの欠損が以前の自殺企図が生じる前の状況で起きていたならば，それはより明らかになる．特定の治療的介入を選択することは，思春期患者とセラピストが協力して行うべきである．治療計画用紙（**図 5-2**）にまとめてあるように，特定の介入戦略を選択するうえで役立ついくつかの質問として，以下が挙げられる．

1. セラピストと思春期患者の両者は，どの介入が自殺行動を予防するためにもっとも効果的であると考えるか？

問題	関連の危険因子	関連の保護因子	問題に対してもっとも効果的と考えられる介入（〇をつける）	実施するうえでの障害
1.			行動賦活	
			感情統御	
			認知再構築	
			対人関係効率化	
			苦悩耐性	
			その他	
2.			行動賦活	
			感情統御	
			認知再構築	
			対人関係効率化	
			苦悩耐性	
			その他	
3.			行動賦活	
			感情統御	
			認知再構築	
			対人関係効率化	
			苦悩耐性	
			その他	

図 5-2　治療計画用紙
注：David A. Brent, Kimberly D. Poling and Tina R. Goldstein: Treating Depressed and Suicidal Adolescents. Guilford Press, 2011 より引用．本書を購入した人が個人的に使用する限りは，この図を複写することが許可される．本書を購入した人は Guilford Press のウェブサイトからこの図の大きな版をダウンロードできる．

2. 以前の自殺企図を予防するのに何らかの効果が出た介入法とは何であるか？
3. どの介入が，患者の現存する能力や援助源をさらに強化するか？
4. 患者はどの介入を進んで実行しようとするか？

　どの介入を選択することができるかという点について思春期患者と話し合うことに加えて，家族も話し合いに含める．直近の危険因子や保護因子に関する新たな情報が明らかになったり，計画に有用な追加の情報が得られたりした場合には，治療計画は当然改訂していく．

複数の問題に直面した際の優先順位

　複数の問題は次の順で優先順位づけをする．生命の危険をもたらす問題，治療を妨げる問題，機能をもっとも妨げる症状や障害．自殺や殺人，薬の静脈注射，慢性疾患に対する治療（例：糖尿病に対するインスリン治療）をやめてしまうといった生命の危険をもたらす問題に対しては，たとえうつ病が問題を引き起こしているとしても，うつ病の治療に先立って，最優先で取り上げなければならない．親や思春期患者が治療計画に同意しない，治療に絶望する，単に自宅が遠くて定期的に受診できないといった，治療を妨げる問題についても，全体的な治療計画を立てる前に，取り上げておく必要がある．うつ病の若者はしばしば他の合併障害も呈するので，最大の機能障害を引き起こしている症状を最初に取り上げる．合併する状態を適切に管理することがうつ病の治療に成功する基礎と考えられる場合には，合併する状態に最初に焦点を当てる．うつ病の思春期患者が拒食症のために栄養面での問題を呈しているならば，うつ病の治療を開始する前に，まず栄養状態を改善する．一方，大食症だが正常な体重の思春期患者が，否定的な感情を呈していたり，自尊感情が低かったりする場合には，摂食障害を効果的に治療する目的で，うつ病の治療を優先する必要があるかもしれない．うつ病とアヘン依存症の思春期患者は，まず解毒させ，うつ病の治療を始める前に物質乱用の治療を実施する．なお，大酒するようになる以前から明らかなうつ病エピソードを呈していた若者は，うつ病とアルコール使用に対して同時に治療するこ

とが効果的かもしれない．うつ病と ADHD が合併していて，自殺の危険が高く，社会的に引きこもり，絶望感の強い患者に対しては，うつ病の治療を最優先事項とすべきである．なお，学業不振や，衝動性のために仲間外れにされた結果，うつ病を呈している患者は最初に ADHD の治療をすべきである．

治療計画を家族に提示する

　セラピストと思春期患者は治療計画について話し合った結果を家族に提示し，家族からも情報や意見を求める．特定の治療目標について家族全員の合意を得る．これは，セッションの頻度や，個人療法と家族療法のバランスをとるといった件を話し合って，合意を形成する理想的な機会となる．

> | 症例 |
>
> 　17 歳のジョーはサッカーの花形選手だった．数か月前に失恋した後，ジョーは引きこもりがちとなり，成績も落ち始めた．学業不振のために，サッカーもできなくなってしまい，自殺を図った．失恋し，気分が沈み，勉強に集中できなくなり，将来に絶望していったことが，連鎖分析の結果，明らかになった．失恋，成績の低下，サッカーチームへの参加を許されないといったことで，彼の自尊感情をひどく低くしていた．これまでは，すべてがうまくいっていたのに，今はいくつものストレッサーに直面して，それに太刀打ちできないと，彼は話した．そこで，ジョーとセラピストは協力して治療計画を立て，まず，問題解決スキルと苦悩耐性スキルを強化することに取り組むことにした．このように合意が成立したら，次に，両親にもセッションに参加してもらい，計画を提示し，意見を求めた．
>
> セラピスト：今晩はセッションに来てくださって，ありがとうございます．ジョーと私は有意義な話し合いができて，治療について考えました．その点について，ご両親とお話ししたいのです．
> 母親：はい．どんなことを考えたのか興味があります．自殺企図が二度と起こらないでほしいのです．

セラピスト：ジョー，君からご両親にまず話してもらえませんか．どうして自殺を図ろうと考えたか，これからの治療をどのように考えているかという点についてです．

ジョー：では，僕から始めます．ついこの間までは，何もかもとても楽に動いていたように思えていました．学校もスポーツもうまくやっていて，友達やガールフレンドとの仲もよかった，という意味です．ところが，メグとの仲がうまくいかなくなってからは，どうも調子が悪くて，それがひどい打撃になったのです．そういったことをこれまでに経験したことがなかったので，何を，どうしたらよいかまるでわかりませんでした．それで，大変なことが起きた時に，それに立ち向かう何か他の方法を見つけるようにしようと，先生と僕は考えたのです．僕は他に何か助けになることができると思います．

父親：なるほど．

母親：私も理にかなっていると思います．

セラピスト：ありがとう，ジョー．どのようにして治療を始めていくかという点をお父さんとお母さんにうまく伝えることができましたね．ご両親は，この治療計画をどのように思いますか？

母親：とてもよいと思います．ジョーにとって人生がいつもうまくいくことを望んでいますが，今は皆で協力して問題に取り組んでいきましょう．悪いことが起きることもあります．そんなことが起きても，息子がそれに取り組めるようになってほしいです．

父親：私も同じ意見です．

セラピスト：ここで私たち皆が正しい方向に進んでいることに合意できたように思えます．ご両親のお考えでは，ジョーと私が気をつける必要のある他の点は何でしょうか？

母親：他には何も思いつきません．

父親：私もです．

具体的な症例

本章では，連鎖分析を用いて自殺行動を評価し，治療計画を立てるという過程について解説してきた．最後に症例を具体的に提示して，この過程をどのように臨床の場で応用するかを示す．

16歳のマーサは鎮痛解熱剤を致死量近く服用した．マーサとボーイフレンドのブライアンがパーティに出かけ，彼女は酒を飲んだ．マーサはブライアンが他の少女と話しているのを見て，2人は喧嘩を始めた．マーサはパーティを出て，歩いて自宅に戻って，薬をのんでしまった．ボーイフレンドに後悔させて，自分に注意を向けさせようとしたのだ．死んでも，生き残っても，どちらでも構わないと思っていたという．

マーサはうつ病エピソードを呈していて，不安も明らかに強かった．マーサはブライアンを最高の親友と考えて，「すべて」彼を頼りにしていたが，ブライアンはそれを「重苦しい」と感じていた．ブライアンと交際する以前は，マーサは何人かの同性の友達と過ごし，バンドや教会の青年団で積極的に活動していた．うつ病が発病してからは，こういった活動にすっかり関心がなくなってしまったと彼女は話した．さらに，いくつものことを同時に行って，さらにブライアントの仲を保つだけの時間がないとも話した．

マーサとセラピストは自殺行動に関する連鎖分析を行った（図5-3参照）．

セラピスト：どうしてこのようなことが始まったと考えますか？
マーサ：ボーイフレンドがあまりにもスージーと話しているので，喧嘩になってしまいました．ブライアンは私のことをしつこいと言いました．もしも私のことを愛しているならば，スージーではなくて，私と過ごしたいと思うはずだと，私は言ったのです．でも，ますます状況が悪くなっていきました．
セラピスト：それから何が起きましたか？
マーサ：私はパーティから出てきました．
セラピスト：そうですか．その時，何を考えて，どう感じていましたか？
マーサ：本当に頭にきて，ブライアンが私を追いかけてきて，謝ってほしいと思いました．彼がパーティから出てこようとしないのを見

具体的な症例　151

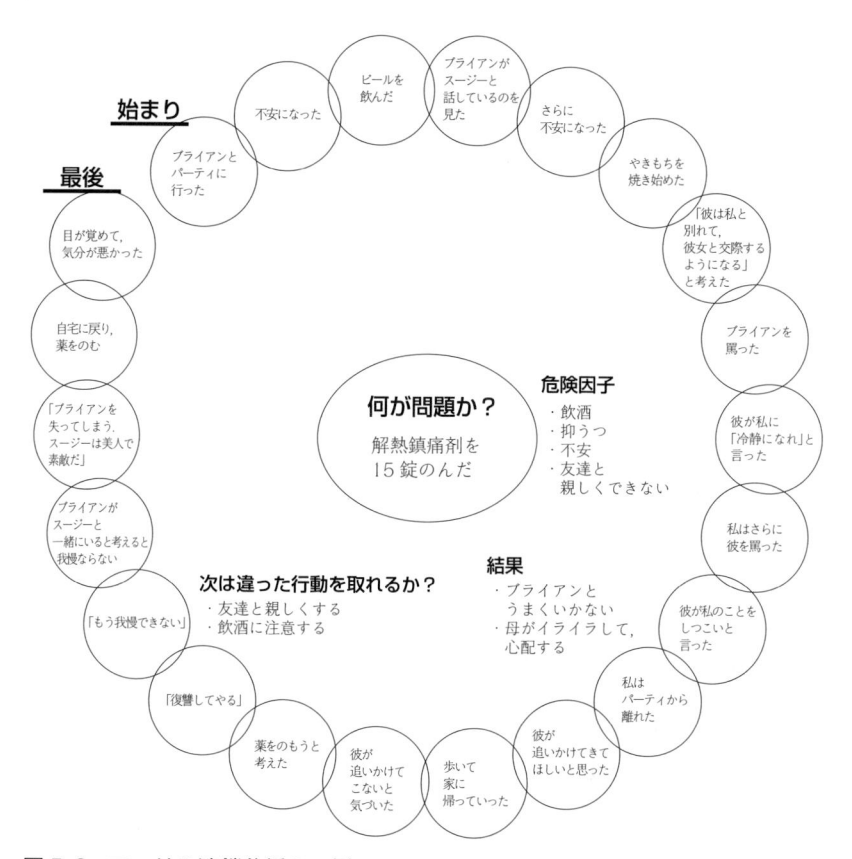

図5-3　マーサの連鎖分析の一例

　　　　て，思い知らせてやると考えました．
　セラピスト：他には？
　マーサ：ブライアンがいなくては私は生きていけません．彼なしでは，
　　　気分がすぐれないのです．ブライアンがスージーと一緒にいること
　　　を考えるなんて耐えられません．スージーがブライアンを好きなこ
　　　とを私は知っています．
　セラピスト：自殺を図ろうとしたこの時点で，他に何が起きていました
　　　か？
　マーサ：最近，あまり気分がよくなかったのです．いつも気分がすぐれ

ず，不安でした．それに立ち向かうのがどんどん難しくなっていました．

セラピスト：そうですか．それからどんなことが起きましたか？

マーサ：喧嘩をしてしまい，スージーに彼を取られてしまうと考え始めたので，おそらく具合がさらに悪くなっていったのでしょう．スージーはとても美人で，誰もが彼女のことが好きです．

セラピスト：その晩のあなたはいつもとどこか違っていましたか？

マーサ：いつもよりもたくさんお酒を飲んでいました．

セラピスト：そのことについて話してくれますか？

マーサ：パーティでビールを4本か5本飲んだと思います．

セラピスト：気分はどうでしたか？

マーサ：最初は，気分がよくなって，快適で，社交的になりました．でも，そのうちやきもちを焼き始め，黙っていられなくなったのです．

セラピスト：それから何が始まりましたか？

マーサ：ブライアンがスージーとばかり一緒にいるので，私は彼を罵り出したのです．彼は私に冷静になれと言いました．それでもっと頭にきてしまったのです．ただ，彼がスージーに話しかけるのをやめて，私に注意を払ってほしかっただけなのです．

セラピスト：あなたはもっと自分に注意を払ってほしいとブライアンに言ったのですね？ それで，彼はそうしてくれましたか？

マーサ：いいえ，全然．それで，私はパーティを出てしまいました．彼が私を追いかけてきてほしいと思っていましたが，そうなりませんでした．

セラピスト：それから，薬をのんでしまおうと初めて考えたのはいつでしたか？

マーサ：歩いて家に帰る途中でした．彼が私を追いかけてこないとわかって，本当に気分が悪くなって，何とか見返してやりたいと思いました．

セラピスト：自宅に帰って，それから何が起きましたか？

マーサ：両親は寝ていました．そこで，2階の浴室の薬棚の中に解熱鎮痛剤を見つけました．それを15錠のんで，ベッドに入りました．

セラピスト:何が起きてほしいと思いましたか?

マーサ:生きていようと,死んでしまおうと,本当にどちらでも構わなかったのです.もう我慢ができなかった.私の心の中の一部では,ブライアンが電話をかけてきて,謝ってほしいと思っていました.でも,心の他の部分では,どうでもいいと思っていました.

セラピスト:それで,実際に何が起きたのですか?

マーサ:数時間後に目が覚めてしまい,とても気分が悪かったのです.浴室で吐いていると,母が来ました.どうしたのかと聞かれたので,解熱鎮痛剤をのんだことを言いました.

セラピスト:お母さんの反応はどのようでしたか?

マーサ:本当に心配そうで,少し腹を立てているようにも見えました.母は父を起こして,私を救急部に連れて行ってくれました.病院のお医者さんは大丈夫だと言って,先生を紹介してくださったのです.

セラピスト:そうですか.ブライアンとはどうなりましたか?

マーサ:翌日,電話をかけてきました.何が起きたのか説明したら,彼は本当に申し訳なく思って,謝ってくれました.今は仲もいいですが,どこかちょっと変です.

セラピスト:マーサ,人というのはごく当然の理由から何かをするということを,私たちはよく知っています.その晩,あなたにとても多くのことが起きていたようですね.私たちが一緒に鎖の「つながり」を見ていって,なぜあなたが薬をのもうとしたのか,本当に理解しようとしてみませんか? こうすることで,どのような重要な要因が関連していたのか,それに治療でどのように取り組んでいって,同じことが再び起きる危険を減らすことに役立つでしょう.

マーサ:はい,そうですね.

セラピスト:では,最近あなたは気分が沈んで不安だったようですね.そして,ブライアンとデートをするようになってからは,他の友達と会う時間が前ほどなかった.パーティに行った時に,もっと社交的になろうと思って,お酒を飲み始めたのも理解できます.そして,スージーがブライアンと話しているのを見て,それがあなたにとっ

て大きな引き金になった．心配していたことが一挙に噴き出したようですね．私は正しく理解していますか？

マーサ：はい，その通りです．それが皆あまりにも突然に起きたのです．

セラピスト：私が連鎖分析の図を見て気づいたことがまだあります．その時のあなたの感情がとても強烈で，困惑してしまうと，本当に必要なことを伝えるのが非常に難しいということです．

マーサ：その通りです．私の気持ちがどれほど激しいか誰も理解してくれないように思えます．ブライアンは私があまりにも感情的になりすぎると言うのです．たしかにある意味で当たっているかもしれません．私は彼をとても必要としています．

セラピスト：私たちは協力して，あなたの感情を自力でコントロールできるようになるようにしていきましょう．そして，何があなたの感情的欲求であるかを見つけて，そのような欲求があることを認めながら，他の人々が受け入れられるような形で伝えられるようにしていきましょう．

マーサ：先生の提案に賛成です．またこんなことが起きてほしくないです．とっても惨めでした．ブライアンはこういった大騒ぎに本当にうんざりしていると，友達から聞きました．2人の仲はそれほどうまくいっていないのです．

セラピスト：しばらく時間を使って，話し合う必要のある他の事柄がありましたか？

マーサ：はい，私はパーティで1人ぼっちの感じがしていました．同性の友達と付き合わなくなったので，ブライアン以外に話し相手がいません．以前は，バンドや教会の若者グループの活動に参加していましたが，時間がかかりすぎるように思いました．

セラピスト：そういった活動はあなたの気分を改善しましたか？

マーサ：はい．

セラピスト：あまりやり過ぎないで，もう一度，人生で何かを作り直そうとすることは理にかなっていますか？

マーサ：はい．そうしたいです．

セラピスト：素晴らしい．そこから手をつけて，もう一度，友達と付き

合えるように，今週は何か小さいことから始めていきましょう．
マーサ：よい考えですね．
セラピスト：今日はとても多くのことを話し合いました．あなたも立派にやり遂げました．ここからどこに向かっていくかという点について，私たちはよく考えることができましたね．私たちの話し合いの結果をご両親にも知らせることについて，あなたはどう考えますか？
マーサ：わかりました．おそらく両親も落ち着くでしょう．2人とも私のことをとても心配してきました．

　この症例は，どのようにしてセラピストと思春期患者が協力して，自殺未遂に関する連鎖分析を実施し，介入の優先順位づけをするかを示した．

本章の要点

- 連鎖分析は，いかなる行動に関しても実施できる詳細な機能的分析である．
- 連鎖分析を実施することによって，セラピストと思春期患者は自殺行動の機能について深く理解できるようになる．
- 実施する前に，思春期患者と連鎖分析を実施する根拠をよく話し合うことが重要である．
- 連鎖分析では，出来事，思考，感情，危険因子と保護因子，その行動の結果について取り上げる．
- 連鎖分析を完了したら，セラピストと思春期患者はその情報を用いて，自殺行動はどのような心理的欲求を満たそうとしたのか，治療で焦点を当てるべきスキルは何かを決定する．
- セラピストと思春期患者が自殺行動に関与しているさまざまな問題の優先順位をつけることができたら，反復される自殺行動にもっとも密接に関連する問題行動と効果が上がると考えられる行動に対して治療で最初に取り上げる．

第6章 行動賦活と感情統御

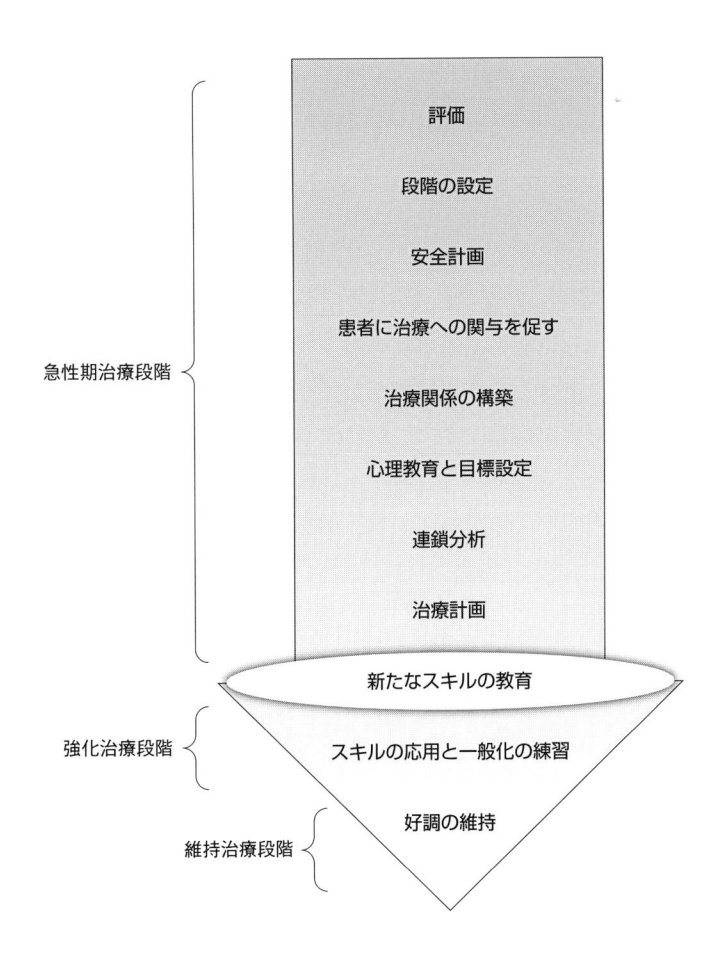

急性期治療段階
- 評価
- 段階の設定
- 安全計画
- 患者に治療への関与を促す
- 治療関係の構築
- 心理教育と目標設定
- 連鎖分析
- 治療計画

強化治療段階
- 新たなスキルの教育
- スキルの応用と一般化の練習

維持治療段階
- 好調の維持

本章の内容

- 行動賦活とは何か
- うつ病の思春期患者に対していつ行動賦活を実施するか
- 思春期患者に対してどのように行動賦活を実施するか
- 感情統御スキルとは何か
- 思春期患者と家族に教育する感情統御スキルの内容
  - ✔ 感情についての教育
  - ✔ 感情の受容
  - ✔ 感情の測定
  - ✔ 注意を逸らす
  - ✔ 深呼吸

　うつ病の認知モデルについての基本原則では，思考，感情，行動は互いに関連している．セラピストはこのうつ病の相互関連のどの部位に対しても介入できることを従来の研究が示してきた．というのは，うつ病のこれらの要因のどれかを変化させることによって，他の2つにも影響を及ぼすからである．本章ではこれらの要因のうちの2つ，すなわち，行動と感情に焦点を当てる．肯定的な活動を促進する介入を行動賦活(behavioral activation)，否定的な感情に直接働きかける介入を感情統御(emotion regulation)と呼ぶ．患者が抱える問題の主な原因は，活動の低下や感情の統御の問題であったり，他のアプローチに比べてこの種の介入を受け入れやすかったりするかもしれないので，セラピストは行動賦活と感情統御のうちのいずれか，あるいは両者を選択するだろう．

行動賦活

　行動賦活とは，一般的に強化し，楽しむことができる活動を行うように思春期患者に働きかけて，支配感，達成感，自尊感情を高めていくことである．気分が改善すると，このような活動も増してくる．

楽しい経験をする能力の減退，活力や動機の低下といったうつ病の症状のために，うつ病の思春期患者は以前に楽しんでいた活動（例：友達との交際，スポーツや他の活動）をしなくなってしまう．このような活動をしなくなってしまうと，うつ病の他の症状の増悪も招く．たとえば，うつ病の思春期患者が友人からの誘いを断っていると，友人はそのうち電話をかけてこなくなるかもしれない．その結果，患者は友人から見放されたと感じるようになるだろう．1人で過ごしていると，注意を他に逸らしたり，肯定的な強化がないために，あれこれと悩んだり，悲しくなったりする．誰でも達成感を経験する必要があるのだが，不活発で他者と関わらないでいると，達成感を経験するのが難しくなってしまう．

そこで，他者と関わりを持たず，引きこもっていると，肯定的な感情を経験する可能性がきわめて低くなってしまいかねないという点を思春期患者に説明して，セラピストは行動賦活の段階を設定していく．活発になることによって，たとえ最初は気分の改善をまったく認めなかったとしても，気分の改善に向けた可能性を築くことになる．

どのような患者にこれらの介入が効果を現す可能性があるのか？

行動賦活から多くを得られるのは，ひどく不活発で引きこもりがちの人，どのように活動を増したらよいかわからない人，人生で肯定的な感情を得る機会のほとんどない人である．さらに，認知行動療法（CBT）の他の技法と比べると，行動賦活は，自分の感情の状態や思考をモニターするのが難しい若者により効果的である．そして，気分が改善しないと，治療効果が現れてこない思春期患者もいる．行動賦活は，うつ病の症状を改善させることにもっとも早く，そして直感的な効果を現す．

行動賦活の目的は，思春期患者が時間を工夫して，楽しくて意味のある活動を始めるように助力することである．以下に，うつ病の思春期患者に対して，行動賦活を実施するための段階的なアプローチについて解説する．

現在の活動を評価する

　行動賦活の第一段階は，うつ病の思春期患者の現在の活動の程度がどのようなものであるかを把握することである．喜び(例：「これはどの程度楽しいですか？」)と支配感(例：「あなたはどの程度達成感を覚えましたか？」)について，個々の活動を1〜5の尺度で評価する(1：もっとも少ない，5：もっとも多い)．同時に気分や自殺の危険についても評価する．この結果に基づいて，とくに役立つ，あるいは問題のある活動や一日のうちの時間にセラピストと患者は気づくことができる．

　以下は16歳の患者ジャドの症例である．彼は気分の改善をもたらす活動が何であるか把握したものの，それをしようと思えないことが多かった．

　　セラピスト：木曜日の午後，ジョギングをして，それが楽しかったとあなたは話しました．他の日には，あまりジョギングをしなかったので，気分はひどく落ちこんだように思えたと言っていましたね．
　　ジャド：その通りです．運動をすると，気分がよくなります．自分自身についての気分もよくなります．でも，多くの日は，運動をしたいとは思いません．
　　セラピスト：最初に何が起きたと思いますか？　気分がよいので，ジョギングをするのですか，それとも運動をするから，気分がよくなるのですか？
　　ジャド：明らかに後者です．木曜日には気分はあまりよくありませんでした．でも，ジョギングをしようと考えたのです．

以前に楽しんでいた活動は何か？

　うつ病の思春期患者は以前に楽しんでいた活動をしばしば完全にやめてしまったりする．そのような場合には，セラピストは患者が以前に楽しんでいた活動が何かを探る必要がある．行動賦活戦略では，何が効果的か，何があまり効果的ではないかを選択する．患者の気分を改善する可能性のある活動を以下の症例で見ていこう．

セラピスト：ジニー，あなたはうつ病が悪くなってからというもの，最近あまり楽しくないのですね．以前はとても楽しかったのに，数週前，あなたはダンス教室に通うのをやめてしまいました．

ジニー：ええ，そんな気になりません．前みたいに，熱中できなくなってしまったのです．

セラピスト：そうですね．うつ病の影響で，何かを楽しめなくなったのですね．

ジニー：はい，そう思います．

セラピスト：以前は，ダンス教室に参加している最中と，教室が終わった後はどんな感じでしたか？

ジニー：とても気分がよかったです．どんどん上達していったし，教室の他の生徒に手本を見せてほしいと先生から言われたほどです．とてもよい気分でした．

セラピスト：きっとそうでしょう．ダンス教室に通うことで，自分が何かにとても得意だと思えたようですね．

ジニー：ええ．

セラピスト：最近数週間は，火曜日の晩，ダンス教室に通わずに何をしていましたか？

ジニー：とくに何もしませんでした．

セラピスト：その時の気分はどうでしたか？

ジニー：ひどく落ちこんでいました．いつもそんな感じでした．家でただごろごろしていました．

セラピスト：火曜日の晩に，自宅で休んでいても，気分は改善しなかったということですか？

ジニー：いいえ，そういうわけではありません．ただ同じだと感じています．悲しくて落ちこんでいるのです．

セラピスト：それでは，今週の火曜日は，家にいることで気分がよくなるという可能性はどのくらいだと思いますか？

ジニー：きっと，全然ないでしょう．

セラピスト：私はこんな風に考えます．あなたは今はダンス教室に通う気にならないし，以前のように熱心になれないけれど，教室に出か

けていけば，少しばかりでも気分がよくなる何らかのチャンスがあるのではないでしょうか．
　ジニー：おそらくそうかもしれません．

　そこで，うつ病の思春期患者が先送りとするか，あるいは何らかの修正を加えることを選択するかもしれない活動について見ていこう．

　セラピスト：あなたが何か達成感を覚えるような本当に楽しむことのできることについて話してください．
　モリー：私は学校新聞の編集長でした．活動の中心にいることが好きでしたし，毎月，新聞が完成するのをわくわくして楽しみにしていました．
　セラピスト：なぜそれをやめてしまったのですか？
　モリー：予定通り新聞を発行しようとすると，しばしば徹夜になりました．すると，たとえ10時間眠っても，授業中に起きているのがひどくつらくなったのです．眠らなければやっていけないと思います．はっきりと考えることができません．私が編集長だった時には，たくさんの重要な決断を下す必要がありました．
　セラピスト：編集長の役目を果たすことは，とてもやりがいがある反面，大変な労力を必要としたのですね．おそらく今は，それを再開するのに最適な時ではないでしょう．何か意味を見出せるような，新聞に関連したことはありませんか？
　モリー：そうですね，私は書くことが好きです．あまり締切が厳しくなくて，編集の重荷を誰か他の人に頼めるならば，特集記事をいくつか書くことはできるでしょう．

可能な活動のリストを作る

　ひどく不活発で，楽しめる活動を何も思いつくことのできない思春期患者は，うつ病のもたらす不活発な状態を改善するためにしばしば活動スケジュールが必要である．まず，セラピストと思春期患者は協力して，患者が

楽しめると思えるような，少なくとも10の活動のリストを作る．思春期患者が何の楽しい活動も思いつくことができないならば，うつ病になる前に楽しんでいた活動についてセラピストは質問する．思春期患者と楽しい活動のスケジュールを作るにあたって，以下の手引きを念頭に置いておく．理想的な活動とは，

1. 簡単で，繰り返しできる（例：アイススケートをしたことのない思春期患者がアイスホッケーチームに突然加わるのは無理である）
2. あまり費用がかからない
3. 他者と交わるという側面がある
4. 健康な感じや達成感を高める可能性がある

活動スケジュールを作る

　患者が以前に楽しんでいた活動と，新たに試みようとする活動のリストについて検討したら，セラピストと思春期患者は，日課（表6-1）について考えてみて，どういった活動を付け加えるかを決める．個々の活動について，セラピストと思春期患者が一緒に，どのような利益があるか，また，特定の活動を実施する際に障害となる点はないか検討していくのは有用である．セラピストはさらに患者に，簡単にできて，短期的な強化となるような行動を始めるように働きかけていく．

　たとえ，そうする気分ではなくても，計画を立てて，実際にやってみて，利益を得ることができる点を，セラピストはうつ病の思春期患者に強調すべきである．実際に，気分に一致していない行動をしなければならない時もある．しかし，あえてそうすることによって，思春期患者の気分が改善することが望ましい．ジャドの例を引き続き見ていこう．

　　セラピスト：ジョギングをした日のほうが気分がよいことに気づいたのだから，もしも毎日ジョギングをしたらどんな具合でしょうか？
　　ジャド：そうする気分ではなくても，ですか？
　　セラピスト：そうする気分ではない時は，とくにです．何かをすること

表 6-1 日課

時間	月曜日	火曜日	水曜日	木曜日	金曜日	土曜日	日曜日
8〜9							
9〜10							
10〜11							
11〜12							
12〜1							
1〜2							
2〜3							
3〜4							
4〜5							
5〜6							
6〜7							
7〜8							
8〜9							
9〜10							
10〜11							

注：David A. Brent, Kimberly D. Poling and Tina R. Goldstein: Treating Depressed and Suicidal Adolescents. Guilford Press, 2011 より引用．本書を購入した人が個人的に使用する限りは，この図を複写することが許可される．本書を購入した人は Guilford Press のウェブサイトからこの図の大きな版をダウンロードできる．

　　　　が気分の改善に役立ったとしても，うつ病の影響で何かをしたくないとしばしば感じるものです．

　セラピストと思春期患者が一緒になってリストを眺めて，この1週間に取り上げる活動を定めたら，その活動をする日と時間を決める．セラピストと思春期患者は協力して，次のセッションまでに患者が実施する活動の数の目

標を決める(例：1日に1回). 活動の前後で，気分が何点か評価するように患者に指示する．その目的は，患者の気分と活動の間の関連を明らかにすることである．ある特定の活動が効果的か否かを検証するように患者に働きかける．そして，その活動を続けるべきかどうかも判断する．

活動スケジュールをもう少し負担が小さくて，実施可能なものにすることが有用であることにセラピストが気づくこともある．

セラピスト：それでは，ロブ，ウィークデーは午後4時から6時の間に宿題をしようという活動のスケジュールを書きましたね．ジョギングをした日のほうが気分がよいことに気づいたのだから，もしも毎日ジョギングをしたらどんな具合でしょうか？

ロブ：はい．

セラピスト：君は今，難しい授業をたくさんとっていて，宿題が山のようにあると感じていますね．

ロブ：その通りです．すっかり圧倒されている感じです．

セラピスト：きっとそうでしょう．宿題のためにスケジュールでこの2時間をどうやって有効に使うかということを一緒に考えてみませんか．

ロブ：もちろんです．宿題を済ませるだけの時間が十分あるのに，どこから始めていいかわからないことがあります．

セラピスト：ああ，そうですか．授業ごとに考えていくというのはどうでしょうか．

ロブ：それはいい考えです．月，水，金曜日に，代数，生物学，英語の授業があります．この科目の宿題は，日，火，木曜日の午後にしてはどうだろう．スペイン語の授業では，毎週木曜日に単語テストがあるので，そのテストの準備は水曜日の夜にすることにします．体育の授業には宿題はありません．最後は歴史の授業です．これは火曜日と木曜日にあって，1章を読んでおかなければなりません．だから，この予習は，月曜日と水曜日の夜にします．

セラピスト：素晴らしい，ロブ！ 宿題の時間を具体的にいつするかということが君に役立つだろうということがわかりますか？

ロブ：はい．こう考えていけば，ずっと楽に思えます．今週，これを試

してみて，どんな具合になるか確かめてみます．

家族の関与

　行動賦活戦略を実施するうえで家族は助力できる．行動賦活に関与するというのは，ほとんどの家族にとってよい考えなのだが，家族内の葛藤があまりにも強かったり，思春期患者が強く自立を訴えたりする場合には，適用外かもしれない．

　思春期患者自身が活動の実施に責任を持つ必要があるのだが，家族も一緒に活動を楽しむこともできるだろう．家族が関与すると，思春期患者がスキルを活用する可能性を増すし，肯定的な家族の絆（うつ病や自殺の危険に対する保護因子）も強めることができる．行動賦活は非常に具体的であるので，思春期患者に何を言って，どう助ければよいのかわからないと言う親にはとくに有用なスキルとなる．

　絆のあまり強くない家族はこのスキルから多くを得るだろう．家族の中の誰かが抑うつ的になると，他の人々が互いに距離を置いてしまうかもしれない．したがって，時間を管理して，何らかの活動を一緒に行うと，家族全体にとって利益を得られるだろう．すでに紹介したジニーの例では，セラピストは家族に以下のように働きかけていった．

　　セラピスト：今，私たちがジニーについて取り組んでいるのは，とくに彼女の気分が沈んだと感じた時に，楽しいと感じる活動を増やすように働きかけることです．ジニーがもう一度活発になって，他の人々と今よりもやり取りが多くなることが重要です．ジニーはこれを実行する計画に取り組んでいます．そこで，お父さんも励まして，活動を支持してくださると，とても助かります．これについてどう考えますか？
　　父親：はい，できると思います．
　　セラピスト：ジニーがやれるだろうと考えている活動についていくつかのアイデアがあります．ジニー，私たちが一緒に考えたいくつかのアイデアをお父さんに話してくれませんか．

行動賦活 167

ジニー：ええ．私は今週末スージーを映画に誘おうと考えていました．私たちは以前には，よく映画に行って，モールでショッピングをしていました．
父親：そうだったね．お前は長いことスージーと出かけていない．
セラピスト：お父さん，この計画にあなたが何か手伝えることがありますか？
父親：もしも構わないならば，私が2人の送り迎えをしてあげよう．
ジニー：スージーが行くとしたら，それはよい考えです．
セラピスト：よかったですね．これはジニーの活動性を高めるための全般的な方針に向けた幸先のよい始まりです．家族と一緒に楽しむことができた何かがありますか？
ジニー：以前はとても多くのことをしていました．でも，今は皆が忙しそうです．
父親：はい，私たちは忙しいです．でも，本気でやろうとすれば，以前に一緒に楽しんでいたことのいくつかをできると思います．
ジニー：それでは，前のように，日曜日に一緒にフットボールの試合を見るというのはどうかしら？
父親：それはいいね．お母さんもきっと喜ぶよ．ポップコーンも作ろう．
セラピスト：素晴らしい考えですね．他にはどうですか？
父親：夕食後にお前とお母さんがうちのイヌを一緒に散歩させるというのはどうだろう．
ジニー：それもいいわ．まだ外はそんなに寒くなっていないし．
セラピスト：今日はいくつかのとても素晴らしいアイデアを思いつきましたね．ジニーの具合がよくなって，その状態を保つことができて，また活発になるための大切な一歩であることは明らかです．ジニーの努力を助けるために家族ができるどのような援助もとても役に立ちます．

　セラピストが家族に働きかけて，家族皆で楽しむことのできる活動について話し合い，それを選ぶようにすることを，この症例は示している．さらに，思春期患者が同世代の仲間との活動をするように家族がサポートする

こともできる．兄弟姉妹を家族の活動に含めるべきかどうかは，年齢やこれまでの関係に基づいて判断すべきである．家族の楽しい活動の例としては他にも，一緒に映画を見る，スポーツ大会に参加する，外食する，一緒に仕事をする，ゲームをするなどといったことがある．いかなる行動賦活戦略の場合と同様に，計画にはいつどこで行うかという点について具体的に決めておく必要がある．セラピストと家族は計画を実行するにあたって予想される障害について前もって考えておき，その対策を練っておくべきである．

感情統御

　感情統御スキルとは，怒りや悲しみといった極度の感情を思春期患者がコントロールできるように助力することを目的としている．極度の感情は苦悩を生じ，明確な思考や効率的な選択の能力を損なう．極度の感情をコントロールするために2つの異なるアプローチがある．① 極度の感情に耐える能力（苦悩耐性 distress tolerance）を改善する．② 極度の感情を調整する能力（感情統御 emotion regulation）を改善する．第2章で解説したように，極度の否定的な感情から逃れようとするというのが，自殺行動に及ぼうとする共通した理由である．また，うつ病の思春期患者が極度の感情に圧倒されてしまうと，効率的に問題解決スキルを活用することが難しくなる．その結果，問題に対して衝動的で非適応的な解決法を選択しがちである．

　思春期患者に示すすべてのスキルと同様に，このアプローチの根拠を患者に説明し，許可と支持を得たうえでこの戦略について話し合う．さらに詳しい情報については Bonner（2002）の文献を参照されたい．セラピストがどのようにして思春期患者に働きかけて，感情統御スキルを身につけるかについて，以下の症例が示している．

　　　セラピスト：リック，先週，一緒に連鎖分析を検討したところ，強い感情に襲われると，君はしっかり考えることが難しくなってしまうことに気づきました．そこで今日はしばらく時間を使って，そのような日に強い感情を経験した時に役立つかもしれない方法について考えてみてはどうかと思っているのですが．

リック：でも，今は気分がいいです．私に助けが必要なのは，そういったことが起きた時です．
セラピスト：そうですね．あなたがとても混乱したあの日には一体何が起きていたのですか？
リック：ガールフレンドから別れ話を切り出されて，とても腹が立って，そんなことには耐えられないと思いました．それで，そんな感情から逃げ出すために，自殺を図ったのです．
セラピスト：リック，君の言う通りです．ほとんどの時間，私たちは混乱していないし，物事をうまくこなしています．問題を抱えてしまうのは，そういった強烈な感情を抱いた時です．君がまたとても難しい感情を抱くことがあってほしくありません．そうなる可能性をどう考えますか？
リック：またそんな感情に襲われることもあるでしょう．
セラピスト：では，あまりつらいと感じていない間に，一緒に対策を考えておくというのはどうですか？　そうすれば，次につらくなった時に，それに立ち向かう別の方法があることになりますよ．
リック：やってみましょう．

　セラピストは全般的な治療目標という状況で，感情統御スキルの重要性を強調する．否定的感情（例：怒り，欲求不満）であれ，肯定的感情（例：恋愛初期の状態）であれ，極度の感情に襲われると，明晰に思考するのが難しくなる．感情統御スキルは主として困難な感情をコントロールすることを思春期患者が身につけるように働きかけるのだが，治療で学習した他のいかなるスキル（例：コミュニケーションスキル）を効果的に実施する能力も改善する．セラピストは初めに，患者が極度の感情を抱いた時を思い出すように質問していく．さらにセラピストは，感情をコントロールするのを難しくしていたことを含めて，詳しく質問する．感情が自分をコントロールするのではなく，自分自身が感情をコントロールするのに，感情統御スキルが役立つことを，セラピストは説明するのである．
　本書全体を通じて解説しているように，セラピストが新たなスキルを患者に教えたり，患者が新たなスキルを使うように働きかけたりする前に，自殺

企図時の感情も現在の感情も含めて，まず，患者の感情体験が当然なものであると認めることが重要である．もう一度，リックの症例を見てみよう．

> セラピスト：君がガールフレンドと喧嘩をした日に戻ってみましょう．腹が立ったと言いましたね？
> リック：とても腹が立ったのを覚えています．「こんなことを僕にするなんて！」と考えました．
> セラピスト：そういう気持ちをとてもよく理解できます．そんな風に感じる当然の理由があったことは明らかです．そういった状況では，多くの人が同じように感じることでしょう．
> リック：そうです．彼女が僕を捨てたら，全校生徒にそれが知れ渡ってしまうと思うと，とっても困惑してしまいました．月曜日に皆に顔を合わすことに耐えられなかった．
> セラピスト：まさにその通りです．そんな事態に向き合うのはとても大変だったでしょう．ガールフレンドに腹が立っただけではなくて，困惑した感情とも向き合わなければならなかったのですね．本当に極度の感情に対処しなければならないですね．

　セラピストは患者の抱えた感情が適切なものであったかという点に触れずに，むしろ単にそういった感情が存在していたことを妥当なこととして認めている点に注目してほしい．さらに，セラピストは，苦痛がそのうち和らぐとか，別のガールフレンドが見つかるだろうなどといったよくある安請け合いをしていない．いくつもの感情を同時に経験するのはごく一般的であることも，この症例は示している．この症例では，リックは怒りを覚えるとともに，困惑していた．

感情を受容する

　多くのティーンエイジャーはある種の感情は「悪い」ものだという印象を持っている．彼らが今よりも感情を巧みにコントロールできるようになるには，判断を下さずに自分の感情を受け入れられるように助力することが重要

である．セラピストはまず，思春期患者がよくない，あるいは受け入れ難いとみなす感情についてどのように考えているか質問して，話し合っていく．どうしてこういった感情がよくないと考えるようになったのだろうか？　感情そのものと，感情に基づいて起こした行為の差を識別することは役立つ．

　セラピストは，思春期患者自身が怒りや悲しさといった強い感情を抱くことについて認識するように働きかけていく．これは，感情を判断すること（例：よい感情，あるいは悪い感情）に加えて，感情を抱いたことに対する自分自身を判断すること（例：「こんな風に感じてはならない」「こんな風に感じるのは自己中心的だ」）を意味する．症例を通じて，どのようにして感情についての自己判断が感情の苦悩を生じるか示すことにしよう．

　セラピスト：本当に強い感情を抱いた時のことを考えられますか？
　ジョン：はい．今週初めに数学で1点足りなくてAが取れないとわかった時に，とてもくよくよと悩みました．
　セラピスト：そうですか，それではその例を取り上げましょう．最初にそれに気づいた時，どのように感じたかを思い出してみてください．
　ジョン：すっかり困惑してしまいました．
　セラピスト：そうですか，1～10点の尺度では，成績についてわかった時にどれくらい困惑していましたか？
　ジョン：おそらく4点でした．
　セラピスト：では，成績がわかった時に，どのような考えが頭に浮かんだか思い出せますか？
　ジョン：えーと，そうですね，ジョーンズ先生はひどいと思いました．それから，そんなことに腹を立てるなんて，自分は本当に馬鹿だと気づきました．他の生徒はいつもBの成績なのに，けっして困惑したりしないという意味です．僕はそんな風に感じてはいけなかったのです．
　セラピスト：そういった気持ちを思い返して，今のあなたはどれくらい困惑していますか？
　ジョン：成績のことでひどく困惑したことに対して今でも自分に腹を立てています．まぁ，7点くらいでしょうか．

セラピスト：そうですね．感情についてどのように考えるかによって，人はしばしば感情を現実以上に悪くとらえてしまうものです．

　セラピストと思春期患者は次に，患者がとくにコントロールするのが難しい，別の感情についても探っていく．この目的は，感情を抱くことに対して自分自身に判断を下さずに，自分の感情を経験することを思春期患者に働きかけることである．とくに重要な点は，「私たち自身が感情そのものではない」ことに焦点を当てて，思春期患者と話し合うことである．たとえば，思春期患者がその時点で，怒りといったある感情を抱いていたとしても，これは患者が「怒りに満ちた人間」という意味ではない．むしろ，患者がその時点で怒りを感じていたということを示している．

感情についての教育

　感情は本質的には良くも悪くもない．感情は，ある人物にとってある状況の重要性や関連性についての信号と考えられる．たとえば，恐怖とは，ある状況が危険であるととらえられたことを示す信号である．怒りは，誰かに不当に利用されたといった，ある状況が自分の期待と異なる場合に経験される．悲しく感じるのは，自分にとって（物質的あるいは対人的に）価値ある何かを失ったり，自分自身の期待に応えていなかったりする時である．温かい感じ，友情，愛などは他者との絆を保つのに役立つ．ある状況では，このような個々の感情は適切であり，適応的でさえある．実際のところ，危険な状況に直面しても恐怖を感じない人は，傷を負ったり，死んでしまう危険さえ生じる．一般的に，うつ病の思春期患者は感情を経験する閾値が低く，いったん感情反応が引き起こされると，極度の感情を経験し，それが遷延化しがちである．

　感情にはいくつもの目的があることを，セラピストは思春期患者に説明する．感情は有用なものであり，しばしば生存にとって欠かせない．たとえば，何かが変であったり，他者と意思を疎通することが役立つ時に，感情は信号を発する．（たとえ苦痛が伴うものであったとしても）感情が人生で有用なものとなる他の方法を，セラピストは思春期患者と探っていく．自分に問題がなく，物事をうまく処理できるならば，苦痛に満ちた不快な感情をけっして

抱くはずはないと思いこんでいる思春期患者がいる．そのような場合には，人が感情を抱かないような世界を想像してみるように，セラピストは患者に働きかけることもできる．どのようにして，そうできるだろうか？

　　フランク：感覚が麻痺して，一切何も感じなくなってほしいのです．
　　セラピスト：感情に麻酔をかけるようなものですか？
　　フランク：その通り．
　　セラピスト：感情が麻痺することにはどんな利点がありますか？
　　フランク：傷つくことがありません．それが1つ．
　　セラピスト：そうですか．
　　フランク：悲しくなければ，腹も立ちません．
　　セラピスト：わかりました．それには不利な点はありませんか？
　　フランク：人生でわくわくしたり，よい感情を抱くこともなくなってしまうでしょう．人生はローラーコースターみたいに激しい浮き沈みがありますが……．
　　セラピスト：そうですね．それを失って，あなたは残念に思うかもしれませんよ．

感情を認識し，分類する

　感情を認識して，それを分類することが，感情を管理することに向けた第一歩となる．実際に，自分が分類できない感情を効果的にコントロールするというのは難しい．そこで，感情を正確に認識し，分類する思春期患者の能力を高めていくことで，感情統御を始める．セラピストは思春期患者に，それに耐えてコントロールするのが難しい感情や，よく経験する感情を認識し，表現するように働きかけていくことから始める．患者は個々の感情をどのように経験しているだろうか？　患者が生理，認知，行動の面でどんなことに気づいているかセラピストは探る必要がある．たとえば，

　　セラピスト：あなたは腹を立てた時にどんな気持ちになるかと話していたのですね．

思春期患者：そうです．本当にかっとなります．顔が真っ赤になり，耳は燃えているように熱くなります．他の人も私が真っ赤になっていると言います．

セラピスト：そうですか．そうなると，どんなことを考えますか？

思春期患者：私を怒らせた人は，その報いを受けなければならないと普通は考えます．

感情の性質

感情を経験した際に個人的な差が現れることに関連する感情統御の3つの側面がある．感情反応は，雪玉が坂を転がるように喩えることができる．

1. **速い**（閾値や反応の速度が）：瞬時にストレスが感情反応を引き起こす人がいる．中等度の失望がそれほど大きな感情反応を引き起こさない人もいれば，過敏で，些細な刺激が大きな反応を引き起こすきっかけになる人もいる．契機と感情反応の間にはほんのわずかの時間しかない．雪玉はあっという間に転がり出す．
2. **大きい**（反応の程度が）：感情反応の程度が大きい．極度の感情を覚え，経験され，明晰な思考が困難になる．感情の雪玉が坂を転がり出し，大きな雪玉になっていく．
3. **遅い**（反応が容易におさまらない）：極度の感情があっという間におさまる人もいる一方で，落ち着いて，リラックスできるようになるのにひどく遅い人もいる．すなわち，雪玉をもう一度坂の上に戻すのにとても時間がかかる．雪玉が坂道を転がるうちに，何らかの損害が生じたかもしれない．思春期患者は当初よりも強い苦悩を感じているだろう（例：感情経験とその後の行動が事態をさらに悪化させてしまう）．

感情統御に問題のある人は，感情反応の閾値が低い．すなわち，瞬時に強烈な反応が生じ，平静な元の状態にまで戻るまでに時間がかかる．

雪玉をもう一度坂の上まで戻して，秩序が回復されるまでは，他の強烈な感情にとても脆弱になっていることを思春期患者に理解させることが重要で

ある．その結果，患者は，次に生じたストレッサーに極度の感情で反応してしまうだろう．感情反応の個々の要素の例を挙げるように，セラピストは思春期患者に働きかけていく．

> マディ：ジョーと私は大喧嘩をしました．私は彼にとても頭にきました．今思い出しても，イライラします．
> セラピスト：そうですか．それからあなたは帰宅しました……．
> マディ：私の帰宅が遅くなったことに母が文句を言い始めたのです．私はとうとう切れてしまって．
> セラピスト：そうですか．正確にはどんなことが起きましたか？
> マディ：足を踏み鳴らして階段を上りながら，大声で母を罵りました．寝室のドアをバタンと強く閉めたので，ドアの留め金が壊れてしまったほどです．
> セラピスト：わかりました．打ち寄せる波をかき分けながら進んでいるといった感じですね．前にやってきた大波でまだバランスを崩している最中だというのに，次の大波が襲ってきて，すっかり叩きのめされたという感じですか．
> マディ：そうです．まさにそのようなことが起きたのです．

感情統御の問題に伴う脆弱性

　感情統御不全のために思春期患者に生じる反応の各要素を理解したら，速い，大きい，遅いといった特徴のある反応を引き起こしがちである要因(危険因子)を認識するように患者に働きかけていく．セラピストと思春期患者は連鎖分析を通じて自殺行動の危険因子のいくつかをすでに同定しているだろう．一般的な例としては，睡眠障害，物質使用，感情的・身体的苦痛などがある．

　適切な自己管理ができなかったために，イライラしたり，腹を立てたりしがちなのはどんな時かセラピストは質問する(例：「よく眠れないと，イライラしがちです」)．感情統御の障害を和らげるために，どのように危険因子に向き合っていったらよいと思うかと，セラピストは思春期患者の意見を求める．

感情反応の衝動を認識する

　すべての感情は，何かをしろと命ずる行為への衝動を伴って生じる．これは行動衝動（action urges）と呼ばれる．感情統御スキルを学習するには2つの重要なステップがある．①個々の感情に伴う一般的な行動衝動を認識し，②衝動に抵抗する方法を理解する．たとえば，恐怖感に伴う行動衝動は，多くの場合，どこかに隠れようとすることである．同様に，怒りの場合の行動衝動は攻撃であり，悲しみの場合は引きこもりである．セラピストはこのように一般論を説明したうえで，患者自身がしばしば経験している感情に伴う行動について取り上げる．ある行動を起こそうとする強い衝動を経験したからといって，かならずしも行動に移す必要があるという意味ではない点に，セラピストは焦点を当てるべきである．むしろ，どのように感情に反応するかについて，いくつもの選択肢があるのだ．

　うつ病で自殺の危険の高い思春期患者に感情統御スキルについて紹介する際に，セラピストは否定的な感情をコントロールするために患者がすでに身につけているスキルをまず認識し，強化すべきである．「本当につらい時に，あなたがすることがいくつかありますね．たとえば，音楽を聴くとか，友達と話すといったことです．多くの苦痛に満ちた感情を経験した時に，活用できる他のいくつかの方法を試してみたいのです」．以下は，苦痛に満ちた感情に耐えて，それをコントロールするのを助ける有用な技法である．

感情の測定

　感情の温度計（emotions thermometer）とは，すべての感情経験には一連の連続性があることを思春期患者が理解するのを助ける視覚的な補助手段となる．「速い，大きい，遅い」といった特徴ある感情反応を示したとしても，コントロールを失う（いわば，感情の「沸点」）前に普通は感情の強度が高まっていく．感情の温度計とは，患者の強度の程度を可視化するための方法である．感情の温度計の訓練の目的は，思春期患者が「自分の感情の温度を測り」，沸点に達する前に「温度を下げる」対策を実施することである．

　この練習を思春期患者に紹介するために，感情の強さは，温度計に示され

た温度に相当するものとしてとらえられることを伝える．この練習で思春期患者が学ぶ基本的スキルとは，

1. 感情の温度を測定する
2. ある温度における，認知，行動，感情の関係を明らかにする
3. それを超えるとコントロールを失う「沸点」「最遠引き返し点(point of no return)」を明らかにする
4. 沸点に達する前に感情の温度を下げるための簡単な方法を編み出す

感情の温度計スキルを教える特定のステップ

1. 何も記入していない温度計(図6-1参照)を用いて，自分のことをコントロールできないと感じた状況を語るように思春期患者に指示する．たとえば，「ストレスだ」「コントロールできない」と言う者もいれば，「欲求不満になる」「腹が立つ」などと言う者もいるだろう．感情の温度計の片側にこのような言葉を書きこみ，他の側に「コントロールできている」「リラックス」しているなどと書き上げていく．
2. これらの指標に対応する，生理的，心理的，行動的な鍵を明らかにするように思春期患者に働きかける．生理的指標とは心拍数の上昇や発汗などであり，心理的指標とはある種の思考や行動衝動を経験することであり，行動的指標とは大声を出す，拳を強く握る，物を投げるなどがある．
3. 患者に温度計の「沸点」や「最遠引き返し点」がどこであるか質問し，そこに印をつけるように言う．この点を超えると，患者は感情を統御できず，自力ではコントロールできなくなる．次に，この沸点の生理的・心理的・行動的指標を同定する．
4. 患者に中間の温度(例：20℃, 40℃)に関連する鍵を明らかにするように指示する．
5. 冷静になって「沸点」や「最遠引き返し点」に達するのを予防するために「何かをする」必要があると考える指標となるような温度や関連する鍵を選ぶように思春期患者に働きかける．この温度では，患者はまだ爆

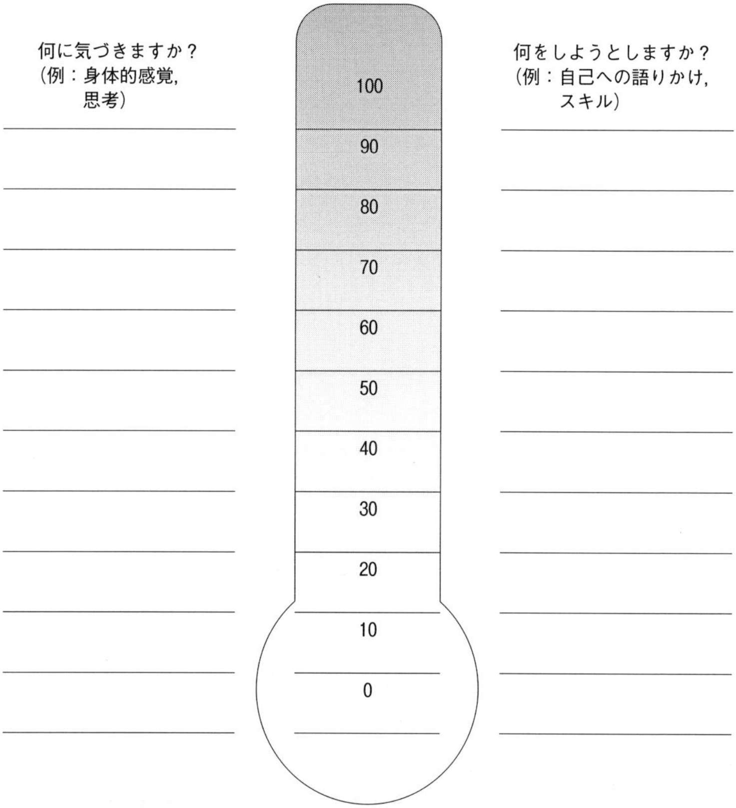

何に気づきますか？
（例：身体的感覚，
思考）

100	
90	
80	
70	
60	
50	
40	
30	
20	
10	
0	

何をしようとしますか？
（例：自己への語りかけ，
スキル）

図 6-1　感情の温度計
注：David A. Brent, Kimberly D. Poling and Tina R. Goldstein: Treating Depressed and Suicidal Adolescents. Guilford Press, 2011 より引用．本書を購入した人が個人的に使用する限りは，この図を複写することが許可される．本書を購入した人は Guilford Press のウェブサイトからこの図の大きな版をダウンロードできる．

発を避けるためのスキルを用いることができる．これを「行動ポイント」と呼ぶ（複数の「行動ポイント」があるかもしれない）．
6. 行動ポイントで，興奮が増していくのをコントロールするのを助けるために取るべき特定の対策を明らかにするように患者に働きかけていく．これらには，散歩をする，音楽を聴く，冷静になるために自分自身に語りかけるなども含まれる．

次に,「行動ポイント」で活用すべき技法について解説する.

注意を他に逸らす

　注意を他に逸らすことは,狼狽させられる思考や感情から一時的に自己を心理的に引き離すための強力な技法である.まず,狼狽させられる思考や感情から注意を他に逸らすためにすでに患者自身が行っていることが何であるか明らかにするように,セラピストは働きかける.次に,患者が進んで試みようとする新たな行動を明らかにしていく.

　他に注意を逸らすこと(distraction)は,セッション中に次のように練習できる.まず思春期患者に悲しい状況や狼狽させられるような状況を思い出すように指示する.次に,セラピストは,たとえば,何かを書く,雑誌を眺める,ゲームをするなどといった他の活動に没頭するように患者に指示する.そして,セラピストは患者に今はどのように感じているか質問し,他に注意を逸らしたことで,ついさっきまで狼狽させられていた状況をもはや考えていないことに気づかせる.セラピストと患者は協力して,患者が進んで試してみようと思う他に注意を逸らす方法のリストを作る.なお,他に注意を逸らすどの方法も,すべての人,すべての感情にいつも効果が現れるわけではない点をセラピストは患者にはっきりと説明しておくことも重要である.したがって,思春期患者は,ある状況において自分にとってどれがもっとも効果的かを見きわめるために,さまざまなタイプの注意を他に逸らす方法を実際に試みてみる必要がある.

自己に対する慰め

　狼狽させられる思考や感情から注意を他に逸らすもう1つの方法が,五感を通じて自己を慰めること(self-soothing)を考えるという技法である.これは,苦悩耐性を増すためにとくに有用な練習である.五感を通じて自己を慰める方法を探すように,セラピストは患者に働きかける.たとえば,その例として,ハンドローション(触覚),花(嗅覚),キャンディ(味覚),軽い音楽(聴覚),風景画(視覚)などをセッションに持ってくることができる.

深呼吸

　いつ，どこでもできる簡単ですぐに効果が現れるリラックス法であるので，深呼吸（deep breathing）はきわめて有用なスキルである．セラピストは，ゆっくりと深く呼吸をすることは心を鎮める作用があると患者に説明することから始める．片手を腹部に当てて深呼吸するという手本を，セラピストは患者に示す．腹部に当てた手の動きで，呼吸を感じる．それからセラピストは思春期患者と次のように練習をしていく．「鼻から息を吸って，肺に空気を完全に満たしてください．次に，自分でコントロールしながらゆっくりと口から息を吐いていきます」．患者が深呼吸をしている最中に，リラックス効果を増すような，鍵となる言葉や短い文章を付け加えるようにとセラピストは示唆する．たとえば，「リラックスしよう」「冷静に」「少し鎮まれ」「大丈夫だ」などである．セラピストと患者がセッションで練習している際に，患者が胸式呼吸ではなく，腹式呼吸をしているか，ゆっくりとコントロールされた呼吸であるかという点について患者から感想を求める．

前進的筋肉リラクセーション

　前進的筋肉リラクセーション（progressive muscle relaxation：PMR）は不安の治療に広く用いられてきたので，うつ病で自殺の危険の高い患者が呈する不安にとくに効果的である．多くの人はストレスを感じたり，狼狽したりすると，筋肉が緊張する傾向があり，それは強烈な感情に対する正常の反応であることを，セラピストはまず思春期患者に説明する．次に，リラクセーションは闘争・逃走反応に関連づけられる点について解説する．たとえば，ストレスにさらされたり，狼狽したりすると，たとえ実際に行動する必要はなかったとしても，危険を感じ，行動を起こす準備をするために，身体が反応しているのだ．ストレスにさらされると自分の身体がどのように緊張するか考えてみるように，患者に働きかける．思春期患者は頭痛がしたり，腹痛を覚えたりするだろう．うつ病の思春期患者にはしばしば身体的訴えがある．筋肉を弛緩させることによって，落ち着き，身体のコントロールを取り戻すことができる．以下にPMRの練習例を示す．このようにしてセラピス

トは実際に思春期患者と練習をしていく.

「まず，楽な姿勢をとってください．全身の筋肉をリラックスさせます．筋肉の力を抜いてください．重く感じてきます．目を閉じて，3回深く，ゆっくりと呼吸します．息を吸いながら，空気が肺を満たしていくことに注意を集中させます．そして，ゆっくりと息を吐きます．息が鼻や口を通っていくことに注意を払ってください．空気があなたの身体に入ったり，出ていったりすることを考えながら，ゆっくり息を吸っていきます．それでは，右手をできる限り硬く握ってください．私が5から数えていきますから，それと同時に，拳を硬く握った感覚に注意を払ってください．5…4…3…2…1…と数え始めますから，徐々に拳にこめた力を抜いていって，指に広がっていく温かい感じやリラックスした感じを味わってください．腕に広がっていくリラックスした感じに注意を払いましょう．今度は，左手で拳を作ってください．私がまた5…4…3…2…1…と数えていきますから，少しずつ力を抜いていくと，左手に感じていた緊張感が，徐々に温かな感じとリラックスした重い感覚に代わっていくことに注目してください．次は，肩を持ち上げて，できる限り強く頭と首に押し付けるようにします．私がまた5…4…3…2…1…と数えていきますから，少しずつ力を抜いていくと，どんな感じになるか注目してください．肩の力を抜いていきながら，頭，首，肩に広がるリラックスした，温かくて快い感覚に注意を払ってください．次に，レモンのような酸っぱい物をかじった時のように，顔をしかめてください．額に力いっぱい皺を寄せてください．私が数を数えます．私がまた5…4…3…2…1…と数えていきますから，額の力を少しずつ抜いていって，すべての皺をなくしてください．顔がとてもリラックスした感じに気づきますか．次は，顎に力を入れます．歯を食いしばってください．私がまた5…4…3…2…1…と数えていきますから，徐々に力を抜いていきましょう．次は全身の筋肉を緊張させます．顔から始めて，肩，拳と腕，背中と腹，脚，脚の指先に力を入れていきます．まるで一枚の板のように全身を緊張させてください．私がまた5…4…3…2…1…と数えていきますか

ら，徐々に力を抜いてください．あなたの身体のリラックスした感じを楽しんでください．〔思春期患者を1分間静かに座ったままにさせる〕さあ，いいですか，目を開いて，あなたの身体をいつもの状態に戻していきましょう．必要ならば，ストレッチをしてください」

　セラピストは患者がPMRをどう感じたか質問し，コツをつかむには少し練習が必要であることを説明する必要があるのだが，PMRは極度の感情をコントロールするのに非常に効果的な方法である．本章で解説したすべての技法と同様に，PMRも練習が必要である．セラピストは，思春期患者がこの練習をする手引きとなるようなオーディオテープを作っておいてもよいだろう．こうすることで，患者は自宅でも練習できる．セラピストと患者は練習のスケジュールについて合意しておく必要がある．最初は，患者は週に数回決められた時間にPMRの練習をすることを考えたほうがよいだろう．毎回の練習を患者は報告し，何に気づいたかセラピストにフィードバックする．思春期患者がPMRを身につけて，不安や他の否定的感情が生じた時にはどこにいようとも，このようなスキルを思い出して，活用するようにするのが，この練習の目的である．

快いイメージ

　リラックスした穏やかな光景を思い浮かべることによっても，身体を鎮静化することができる．鎮静化させるような光景は人によってさまざまに異なる．セラピストは思春期患者にどの場所がもっともリラックスした感覚をもたらすか質問する．「それはどこですか？　何時頃ですか？　温度は？　誰と一緒ですか？　何が聞こえますか？　どんな匂いがしますか？　何を感じますか？」といった具合に，できる限り具体的な答えを求めていく．五感全体を使って，できるだけありありとその光景を思い浮かべるように，患者に働きかける．患者にその光景を書き出してみるように，あるいは患者が望むならば絵を描いてもらってもよい．セッション中に，患者が目をつむって，そのリラックスできる場所に心の中で「出かけていく」という練習もできる．その後，セラピストは患者がどのように感じているか，感情状態，心拍数，

呼吸などに何か明らかな変化があったかと質問する．

家族に対する感情統御スキル

　うつ病の思春期患者の家族の中に強烈な感情を認めることがしばしばあり，そのような場合には，感情統御スキルを患者個人ばかりでなく，両親にも教えることが有用であるだろう．したがって，すでに解説したスキルはすべて，家族全体にも教えることができる．さらに，自分自身も感情統御不全を呈している親に働きかけていくうえでとくに有用であることが明らかになった2つの感情統御戦略がある．

退場して待つ

　「退場して待つ」（exit and wait）戦略について取り上げるには，患者も同席していてもよいし，あるいは親だけの単独のセッションでもよい．この戦略の根拠を親に対して次のように説明する．

> 「子どもが何か言ったり，何かをしたりしたことに対する反応として，自分の感情がひどく強烈になったと感じた時には，あなたも子どもも少し落ち着いて話がもう一度できるようになるまでは，その状況からいったん離れて，待つことが役立つかもしれません」

　セラピストは親に働きかけて，親自身の「行動ポイント」や，そのような反応を引き起こしがちなやり取りを明らかにしていく．思春期患者と親はこの点について率直に話し合うべきである．この戦略はどのような人々も利用できる．親は実際に部屋を出て行く前に，子どもの態度のどこが受け入れ難かったか短い言葉ではっきりと示し，皆が冷静さを取り戻して実のある話し合いができるようになるまで部屋を出て行くことを伝えるようにすべきである．

簡潔な言葉ではっきりと伝える

　うつ病の思春期患者の親の多くは，子どもが穏やかな時（そして時には口論している時）に同じことを繰り返し話し合ってきたと言う．こういった状況で考えるべき戦略とは，簡潔な言葉ではっきりと伝えるという一般原則である．親はあれこれと説教や非難をしたり，その根拠を延々と説明しようとしたりするのではなく，むしろ特定の決まりやそれを守らなかった場合の罰を簡潔に伝えて，とりあえずその状況を離れるようにすべきである．簡潔な言葉ではっきりと伝えられるように親を助力するために，家庭での決まりやそれを守らなかった場合の罰則を前もってはっきりと決めておくようにとセラピストは親に助言する．このようにして，親は前もって定めておいた決まりを持ち出し，子どもに延々と説明することを避け，自分自身が感情統御不全に陥ることが避けられる．

本章の要点

- 行動賦活は，活力が低下し，他者との関わりを避けようとするうつ病の思春期患者に役立つ．
- 患者が何かを「したくない」と感じていたとしても，何らかの活動をするようにうつ病の思春期患者に働きかける．
- 感情について教育することによって，思春期患者は自分が何を感じているかを見きわめて，それについて深く理解できるようになる．
- 自分の感情についての自己判断を減らすことは，苦痛に満ちた感情を和らげることに役立つ．
- 感情統御不全の反応には，「速い，大きい，遅い」といった3つの主な要素がある．
- 個々の感情には関連する行動衝動がある．
- 感情の温度計は，苦悩耐性や感情統御を教えるのに役立つ．

第7章 認知の再構築，問題解決，対人関係効率化

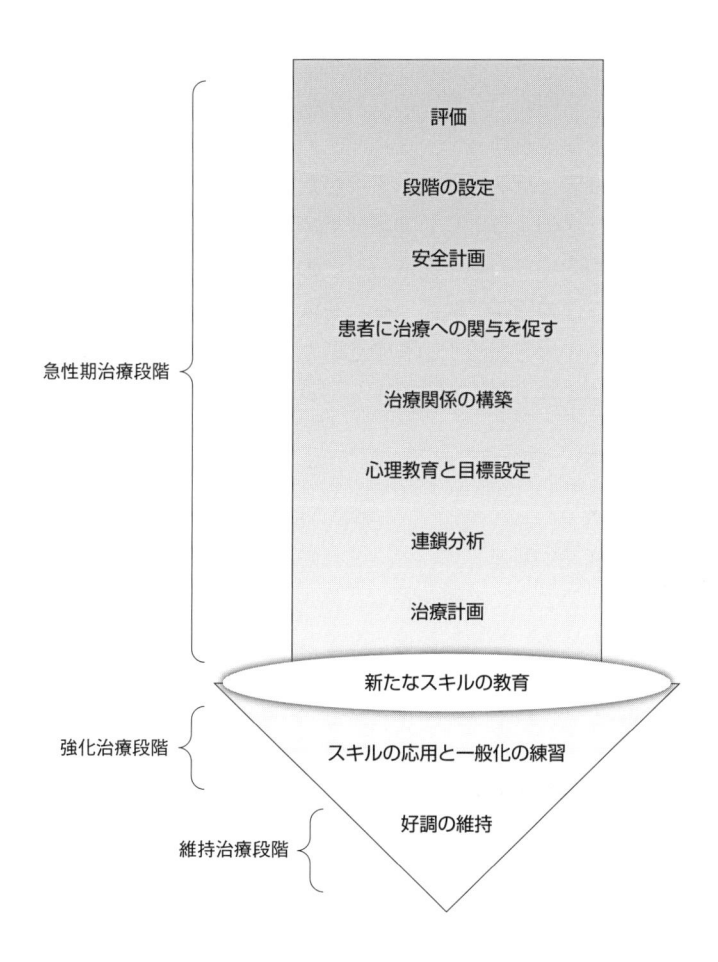

急性期治療段階
- 評価
- 段階の設定
- 安全計画
- 患者に治療への関与を促す
- 治療関係の構築
- 心理教育と目標設定
- 連鎖分析
- 治療計画

強化治療段階
- 新たなスキルの教育
- スキルの応用と一般化の練習

維持治療段階
- 好調の維持

186　第7章　認知の再構築，問題解決，対人関係効率化

| 本章の内容 |

・どのようにして思考が感情や行動に影響するかを思春期患者が理解するように働きかけるか
・どのようにして思春期患者が自分の認知の歪曲や否定的な自動思考に気づくように助力するか
・状況を解釈する他の方法があるかどうかを判断するために，どのようにして状況を「再考」するように思春期患者に働きかけるか
・どのようにして，より楽観的で，肯定的で，現実的な思考を身につけるように思春期患者に働きかけるか
・以前に自殺の危険が高まった状況において生じた重要な思考を探り，それを修正するためには，どのようにして連鎖分析を活用できるか
・宿題を決める際に協同的アプローチを取ることの重要性
・どのようにして問題解決の段階を教え，それを練習するか
・思春期患者が対人的スキルを高めていくのを助力するための重要な戦略

変化の仕方

　思考，感情，行動は相互に関連している．これらの要素のどれか1つにでも介入すると，他の2つの要素にも変化が生じ得る．感情のレベルに働きかける介入には，第6章で解説した感情統御が含まれる．行動のレベルに介入するタイプの1つが行動賦活で，これも第6章で詳しく解説した．本章では，主として思考のレベルに対する介入に焦点を当てる．どのレベルの介入がどの患者に適するかを判断するための明快な基準はない．しかし，連鎖分析を活用し，それを基礎として治療の方向性を定めることができる．あるレベルの介入に効果がなかったら，他の介入に変更する可能性を考えるという柔軟性をセラピストが備えていることも重要である．

認知と感情の障害

　認知療法は，思考の仕方が感情の仕方に影響し，結果的に，どのように行動するかにも影響を及ぼすという概念に基づいている（もちろん，常にこの順で影響が生じるわけではない）．治療の初期に，思春期患者がこの基本的な前提についてよく理解できるようにすることが重要である．うつ病の思春期患者はしばしば，うつ病を強化してしまうような，思考パターンに対して偏った考えをしている．自殺の危険の高い若者は，自殺は自分の抱えた問題に対する唯一絶対の解決策だといった視点を強化してしまう思考パターンを示す．このような偏りを認知の歪曲(cognitive distortions)と呼ぶ．これらの認知の歪曲を同定して，修正を図る過程はCBTの非常に重要な要素であり，これは認知の再構築(cognitive restructuring)と呼ばれる．うつ病の思春期患者が，認知の歪曲が何であるか理解できていないと，それを探ろうとしたり，修正を加えようとしたりできない．したがって，セラピストはまず，患者が自分自身の思考が現在の感情にどのように影響を及ぼしているのか理解するように助力していく．思考パターンがうつ病を強化していることとともに，うつ病の症状を改善するための思考パターンについても，患者が学習することが同様に重要である．治療初期では一般的に，思考が「歪曲している」とは判断しないで，むしろ，「役立つ」思考や「役立たない」思考を思春期患者が見きわめられるように働きかけていく．

思考，感情，行動の関連

　単に，思考，感情，行動の関連ついて話し合うだけでは，行動の変化は生じない．思考，感情，行動の相互関連を示すために，セラピストは患者がまずこの関連を経験するように助力すべきである．これは認知行動療法(CBT)の全般的な方向性と一致したものであり，協同的経験主義と呼ばれている．要するに，協同的経験主義とは，患者とセラピストが協力して，患者の抱えている問題についてのさまざまな視点を評価し，正確で適応的な視点を探るためにその証拠を検討していくという意味である．この関連を示すためには，患者が最近経験した出来事から具体的な例を取り出して，始めていくの

がもっともよい．効果的な始め方としては，悲しみや怒りといった強烈な感情を生じさせた，最近の経験について患者に質問する．引き続き，セラピストは思春期患者が示した例を用いて，思考，感情，行動を識別し，以下のやり取りのように，経験の3つの側面の間の関連を探っていく．

セラピスト：最近いつ強烈な感情を抱いたか思いつきますか？

思春期患者：はい．今日，私は親友と学校で大喧嘩をしました．彼女にひどく頭にきました．

セラピスト：それは大変でしたね．何が起きたのか話してくれますか？

思春期患者：最近は喧嘩ばかりしています．彼女は私のことなんてどうなっても構わないと思っているようです．彼女には別の親友ができたのに，それを私に言いたくないのです．私は彼女とはもう二度と話をしません．

セラピスト：へぇ，それは大変でしたね．喧嘩をしてから，どんな気持ちでしたか？

思春期患者：とても悲しいし，頭にきました．私たちは4年以上も親友でした．たくさんのことを一緒にしてきたのです．こんなことが起きるなんてどうしたらよいのでしょう．彼女にまた口をきくなんて考えられません．この友情が終わる時期なのです．

セラピスト：この点について私たちは少し詳しく話し合う必要がありそうですね．今ここで，思考，感情，行動について理解するために，この例を取り上げても構いませんか？

思春期患者：はい．

セラピスト：あなたは今回の出来事をどう感じていますか？

思春期患者：頭にきて，悲しくて．

セラピスト：どちらもですか？

思春期患者：友人が私をこんな風に扱ったことに頭にきていて，昔はこんな風ではなかったと思うと，悲しいです．

セラピスト：あなたは以前の友達が懐かしいですか？

思春期患者：はい．

セラピスト：その考えが頭に浮かんだ時，あなたはどのように感じま

か？

思春期患者：前に言ったように，悲しいです．そして，こんな風になるはずではなかったという意味で，頭にきてもいます．

セラピスト：悲しくて，頭にきている時に，それがあなたの行動にどういった影響を及ぼしますか？

思春期患者：彼女と一緒にいたくありません．

セラピスト：それから何が起きますか？

思春期患者：彼女のことが懐かしくなると同時に，どんどん腹が立ってきます．

セラピスト：堂々巡りですね．もう一度振り返ってみましょう．以前の友情を懐かしく思い，そのために悲しくなり，かえって今の彼女からはどんどん距離を置くことになってしまう．こういうことですか？

現時点の関連を把握する

　思考や，それと感情の関係をうまく見きわめられるようになるには，セラピストは思春期患者に働きかけて，他の例を用いて，この概念がどのような状況にも当てはまることを理解させる必要がある．これを認識するもっともよい時と場所はセッションの最中である．セッション中に起きた突然の気分の変化は，思考と感情の関連を示す絶好の機会である．気分の変化に気づいたら，セラピストは「どんな考えが頭に浮かびましたか？」「たった今，何を考えましたか？」と質問する．これらの感情とともに生じる思考は熱い認知（hot cognition）と呼ばれることがある．セラピストは患者に，前回と今回のセッションの間に生じた気分の変化で気づいたことを思い出すように質問し，役立たない思考を認識するスキルを高めるために，一連の状況と特定の思考を記憶しておくように働きかける．図 7-1 に宿題として思春期患者に渡す思考の記録用紙の一例を挙げておく（Beck, 1976；Beck, 1995 より転載）．

　セラピストの助力によって，自分の思考が感情や行動にどのような影響を及ぼしているか思春期患者が理解できるようになったら，次は，抑うつ気分

図 7-1　思考の記録

出来事	思考	感情と評点 (1〜10)	現実的な考え	感情と評点 (1〜10)

注：David A. Brent, Kimberly D. Poling and Tina R. Goldstein: Treating Depressed and Suicidal Adolescents. Guilford Press, 2011 より引用．本書を購入した人が個人的に使用する限りは，この図を複写することが許可される．本書を購入した人は Guilford Press のウェブサイトからこの図の大きな版をダウンロードできる．

を強化していると思われる思考や行動のパターンを認識できるように働きかけていく．親友と喧嘩した患者の例を引き続き見ていこう．

セラピスト：あなたは今，友情についてどう考えていますか？
思春期患者：まったく希望がありません．何をすることもできないし，彼女との友情は終わりました．
セラピスト：そして，あなたは悲しいのですね．
思春期患者：そうです．
セラピスト：しばらくの間，友情は完全に絶望的ではなく，最近の喧嘩には何か他の説明ができると考えてみることにしましょう．もしもそうならば，あなたの気分は今とは違ったものになりますか？
思春期患者：ええ，でも彼女は本当に意地悪なのです．
セラピスト：そうですか．とてもうろたえるような状況ですね．彼女はあなたにとってとても大切な人だったようです．これまでにも，2人は意見が合わなかったことがありますか？
思春期患者：はい，でも今度ほどひどくはありませんでした．
セラピスト：これまではどうやって仲直りしてきましたか？
思春期患者：えーと，よくわかりません．何となくまたうまくいくよう

になったようです.
セラピスト：彼女がそのように振る舞った他の説明を思いつきますか？
思春期患者：わかりません．思いつきません．
セラピスト：では，私にもわかりませんが，一緒に振り返ってみて，この状況を考える他の方法を見つけましょう．強烈な感情を抱いている時はとくに，しばしば最初の考えが，これを自動思考と呼びますが，正しいように思えるのです．でも，結論を考え直してみると，他の説明や，あるいは少なくとも状況について別の方法で考えてみることに気づくことがあります．もちろん，これは多少つらいこともあります．

治療のこの段階では，思考パターンを同定し，評価することは，単に「ポジティブ思考」を意味しているわけではない点を強調するのはきわめて重要である．また，セラピストは患者に何を考えろと命令しているわけでもない．むしろ，ある状況に関して考える他の方法がいくつもあることを，セラピストは思春期患者に教えようとしているのだ．換言すると，患者が状況を「再考」し，可能な他の説明すべてを検討するように助力している．セラピストの指導を受けながらも，どの選択肢が現実にもっとも適しているかを決めるのは思春期患者自身なのである．友人との関係に大きな変化が生じたといった，ある状況についてさまざまな説明を検討する過程そのものが，強烈な感情を和らげることができる．

思春期患者：それについて違ってとらえたら，私の気分はよくなるかもしれないと先生はおっしゃるのですね？
セラピスト：それがうまくいくかもしれないと，どうして考えるのですか？
思春期患者：よくわかりません．何だか自分がロボットか何かになるみたいで，私には感情を持つ資格がないような．
セラピスト：ロボットみたいになってしまうという考えはとてもよい例ですね．もう少し詳しく話してくれませんか？
思春期患者：ロボットは何かの仕事をするように設計されています．そ

して，ロボットは他の選択肢を自分では選べないまま，仕事をします．

セラピスト：何に比べて？

思春期患者：人間は選択ができます．自分が何がほしいか考えることができるし，ほしいことを感じることもできます．

セラピスト：まさにあなたの言う通りです．治療の目標は，あなたが自由にどんな思考や感情も抱けるようになることです．でも，もしも否定的な思考があまりにも強まってしまって，あなたが思考をコントロールするのではなく，むしろその考えにあなた自身が支配されてしまうようならば，一体どうなるでしょう．あなたがある状況をとらえて，ひどく絶望的だと結論を下したとします．たしかに，時には絶望的なこともあるでしょうが，それに気づいているということが大切なのです．否定的な思考が完全に正確なものでないならば，結論を下すのを急いで，これまでの人生で長い間の親友を失いたいとは思わないでしょう．

思春期患者：先生の言おうとしていることがわかった気がします．

　思春期患者が思考，感情，行動の関連について気づくようになったら，セラピストは特定の優勢な思考パターンについてより正確な情報を収集する．とくに，そもそも患者が受診してきたことと関連している可能性のある思考パターンについて探っていく．その根拠は，自身，将来，世界に対するある思考パターンが，強い抑うつ感を生じている可能性があるからである．しかし，難しい時もたしかにあるが，患者の気分を改善させるために，このような思考パターンに修正を加えられるのだと強調することが重要である．この根拠を示すことはきわめて重要で，患者は，うつ病，自殺願望，自殺行動を強化している思考パターンを見出して，それを修正していくのは大きな利益を生むと考えるようになっていく．1つの喩えとして，ソリを使って，患者に説明することがある．セラピストはごく普通のソリの例を示す．雪の坂にソリの轍ができると，誰もがソリで坂を下ろうとする時に，同じ轍を滑り降りようとする．そこで，思考パターンとソリの轍との関連を示す．すなわち，もしもあえて他の方向に考えようとしない限り，何度も何度もソリを同じ轍

に沿って滑らすのと同じように，前と同様に考えてしまう．うつ病になると，思考パターンは抑うつ気分を維持するような轍にしばしばはまりこんでしまうのだ．この傾向を意識することによって，うつ病を引き起こすような轍にはまりこまないように舵を取ることを身につけられる．

認知の歪曲

　この段階では，役に立つ，そして役に立たない思考パターンと気分の関連について，セラピストは思春期患者が理解するように助力してきた．そして，セラピストは患者がうつ病と密接に関連するいくつかの共通する思考パターンを見きわめるように働きかけていく．物事を見るのはたった1つではなく，常に複数の方法があるという考えを，セラピストは強めていくべきである．何かを考える際に，たった1つの方法でしか考えなかったり，他の方法を忘れてしまったり，注意を払わなかったりすると，多くの人は役に立たない思考パターンに陥ってしまう．たとえば，人は肯定的な情報を見落としたり，実際に起きているよいことに気づかなかったり，出来事を完全によいか完全に悪いと極端に考えるかもしれない．認知の歪曲（cognitive distortions）には多くの例がある．認知の歪曲とは，心理的苦悩にさらされると，論理がしばしば極端になるという系統的な誤謬である．このために，患者が自分の認知の歪曲に気づくようにするために，感情統御や認知技法をしばしば用いる．認知の歪曲のために，うつ病が引き起こされ，それを維持するように，自らの経験を処理してしまう．たとえば，ある人がスーパーマーケットのレジに並んでいたのだが，店員がその客に微笑まなかったとしよう．認知の歪曲を認めない，役立つ思考によれば，「店員は愛想がない．きっととても忙しいのだ」ととらえるだろうが，それとは対照的に，うつ病の人は「店員は私が嫌いなのだ」と考えてしまうかもしれない．

　思考が歪曲されているように見えるものの，実際には現実と合致していることがある．ある患者はひどくイライラしていたり，対人的スキルが低いために，実際に好きになってくれる人がほとんどいないかもしれない．学習障害の患者は，学業成績が不良なために，実際に自分が失敗していると感じているかもしれない．親が薬物中毒でホームレスの子どもは実際にほとんど変

化させることのできない環境に置かれているかもしれない．ほとんどすべての認知の歪みに対するアプローチはその思考を現実と照らし合わせて検証することであるので，患者の認知が歪曲されている可能性について，セラピストと患者は率直な態度で向き合う必要がある．もしも患者の認知が実際に歪曲されているならば，治療的アプローチとして，非適応的思考パターンを検証し，直面し，修正するように，セラピストは患者に働きかけていく．

自動思考，思いこみ，核の信念

　実際に，認知の歪みが拡大していき，感情や行動に影響を及ぼすようになる前に，患者がそれを認識できるように教育するには，セラピストはどのようにして教えることができるだろうか？　患者は自動思考(automatic thought)が何であるかを教えられる必要がある．自動思考は，内的・外的契機に反応し，反射的で，検閲されずに，常に生じる．自動思考はかならずしも適応を妨げる働きをするばかりではないのだが，患者が認知の歪みに陥りがちだと，その自動思考には認知の歪みが影響を及ぼす傾向がある．さらに，自動思考はあまりにも素早く，反射的に生じるため，まるで事実を代表しているかのように受け止められて，その真偽を検討されることがない．自動思考がうつ病による認知の歪みを反映していると，検閲を受けていない思考が，認知の歪みに基づく思考，感情，行動のさらなるパターンを形作ってしまう．これらの自動思考は患者の意識外で生じがちであるので，CBTのセラピストが行う最初の重要な介入の1つは，患者に自動思考を認識することを教えて，認知の歪みがあまりにも大きくなる前に，それに気づいて，修正を可能にすることである．

　　　セラピスト：あなたがもう少しで自殺を図ろうとしたと聞きましたが，大変でしたね．そのような事態にどうしてなったのか振り返ってみませんか？
　　　思春期患者：ガールフレンドに電話をかけて，デートに誘ったのですが，もう僕とはデートしたくないと言われました．
　　　セラピスト：それだけですか？

思春期患者：僕がしつこくて，手がかかるので，もう付き合いをやめたいと言うのです．

セラピスト：それはつらかったでしょう．

思春期患者：そうでした．本当に彼女にガールフレンドでいてほしかった．もしもそうできないなら，自殺したほうがましだと思いました．

セラピスト：ちょっと待ってください．よくわかりませんでした．彼女にガールフレンドでいてほしいという考えから，どうして自殺にまで考えが変化したのですか？

思春期患者：えーと，「彼女がいなくては，僕には何もない」と考えました．

セラピスト：あなたには何もないから，自殺すべきだと？

思春期患者：その通りです．

セラピスト：あなたの脳の写真を想像してみましょう．この考え，「彼女がいなくては，僕には何もない」という考えがふと頭に浮かんだのですね？

思春期患者：はい．

セラピスト：では，その時，これがどのくらい正しいと考えましたか？

思春期患者：90％でした．

セラピスト：今はどうですか？

思春期患者：30％です．

セラピスト：今もまだ高いですが，その時と比べると下がっていますね．何がその変化をもたらしたのですか？

思春期患者：冷静になって，彼女がガールフレンドでいること以上の何かが人生にはあることに気づきました．

セラピスト：あなたが抱いた「彼女がいなくては，僕には何もない」という考えを，自動思考と呼びます．もしもあなたが自動思考を抱き，それがうつ病の思考を代表していると，それについてあまり考えないで，飛びついてしまいます．そして，気分はさらに悪くなり，何か極端な行動に出てしまうかもしれません．

思春期患者：でも，その考えはあまりにも素早く浮かんだので，正しいものに思えました．

セラピスト：だから，それをとらえて，きちんと認識し，それが苦しみ

を生まないようにする方法を見つけなければならないのです．

　自動思考は，核の信念(core belief)と思いこみ(assumption)という２つのより深い心理的現象の最終結果である．誰にも，機能的かつ非機能的な核の信念がある．定義上は，核の信念とは患者が正しいととらえている思考であり，外的な事実と合致しなくても，患者は核の信念に基づいて行動を起こし，出来事を解釈する．しばしば，核の信念には，過去の経験から生じた事実の基礎があり，それは以前には適応的であったかもしれない．しかし，状況が変わったのに，信念が変化しないままであると，核の信念は非適応的なものになってしまうかもしれない．たとえば，子どもの頃に虐待を受けた経験のある大人は，「世界は危険な場所だ」「人は信じられない」といった核の信念を抱いているかもしれない．もしもその人がいつ殴られるかわからないような状況に置かれているならば，これは適応的な前提である．実際のところ，このような状況にあるのに，素朴で，他者を信頼するような態度は，生命の危険さえもたらしかねない．しかし，子どもが成長して，仕事を得て，チームの一員として働くようになったら，疑い深くて，他者が敵意に満ちているとすぐに結論を下すような態度は，非適応的である．核の信念は，自己，世界，将来についての確信である．自己に対する核の信念とは，たとえば，「私は人から愛してもらえない」といったものである．世界に対する核の信念とは「人を信じることはできない」，将来に対する核の信念は「将来に希望はない」といった言葉で表される．

　さらに，核の信念は，確信と自動思考の仲介役を果たす現象，すなわち思いこみを生じる．思いこみとは，自己，世界，将来に対する陳述である．たとえば，「もしも私にガールフレンドがいなければ，誰も僕のことを愛してくれない」などという言葉に表現されている．

　思考，思いこみ，核の信念の相互関係を，それを木のように図 7-2 に示した．自動思考は，最終産物，すなわち葉のようなもので，もっとも接近しやすい部分を構成している．思いこみは枝のようなものであり，核の信念は幹や根と考えられる．核の信念が思いこみを生じ，思いこみが自動思考を生じる．ガールフレンドに拒絶されたために，自殺を図った少年の例に戻ってみよう．彼の自動思考とは「彼女がいなくては，僕には何もない」であった．

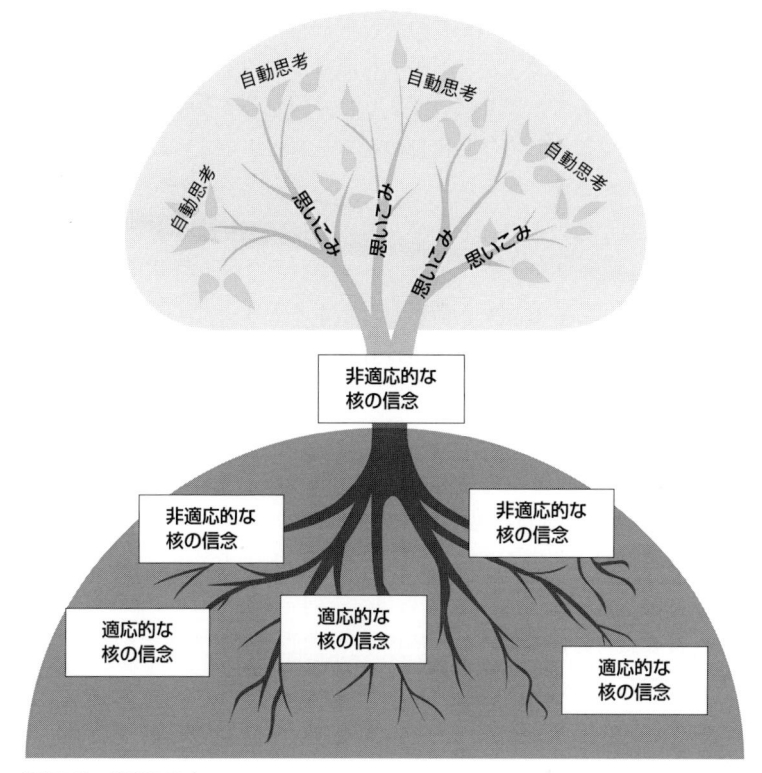

図 7-2　CBT の木

　さらに，自動思考は自己に対する「僕には何もない」「僕には価値がない」という考えであった．少年の思いこみは「誰かが僕を愛してくれなければ，僕には何の価値もない」というものであった．彼の自己に対する核の信念は，自分には「価値がない」というものであった．
　思春期患者は，自己の自動思考についての経験を話し，気楽に報告してくる．すぐに明らかになり，接近しやすいという意味で，自動思考は，木で喩えれば葉のようなものである．親友との関係にひどく狼狽した患者の例に戻ろう．

　　セラピスト：友人に冷たくされた時に，あなたは何を考えましたか？

思春期患者：私には友情などあり得ないのだということです．
セラピスト：そうですか．何年も友達だったのでしょう？
思春期患者：ええ，でも終わりました．何が起きたか見てください．
セラピスト：これはあなた自身のことを言っているのですか，それとも他の人のことですか？
思春期患者：他の人のことです．他の人は突然私にひどいことをしてきます．
セラピスト：もしも誰かを信頼したとすると？
思春期患者：結局，自分が傷つけられてしまうだけです．

　この少女が述べた自動思考とは，「私には友情などあり得ない」というものである．思いこみは「誰かを信頼すると，自分が傷つけられてしまう」である．核の信念は「他の人は信じられない」である．治療の初期では，セラピストは自動思考を探っていく．そして，セラピストは患者が次の3段階を経ていくように働きかける．①自動思考(葉)を同定し，②深く探り，③修正を加える．自動思考に焦点を当てた治療が，しばしば症状の改善につながるという点を強調しておきたい．しかし，多くの思春期患者にとっては，症状を改善させ，再発を予防するには，思いこみ(枝)や核の信念(幹や根)についてより深く探っていく必要がある．比較的短期の治療では，核の信念まで修正することは可能でないことが多い．しかし，患者は核の信念に気づき，それから生じている思いこみや自動思考に向き合う準備ができるようになっていく．

　自動思考の土台になり，接近がより難しく，枝や葉に栄養を送っているという意味で，核の信念は「木の幹や根である」と考えられる．自動思考を取り上げていくのに必要な，①同定し，②深く探り，③修正を加えるという3段階が，同じように核の信念に焦点を当てる際にも当てはまる．誰にも適応的あるいは非適応的な核の信念があるということを思春期患者に伝えるのは重要である．たとえば，無価値感を覚えているうつ病の少年が，それでも両親が自分のことを心配してくれて，何が最善のことか考えてくれていると思っているかもしれない．肯定的・適応的な信念やスキルに近づく能力が，抑うつ気分の影響で障害されてしまう．したがって，患者がうつ病になる

と，たとえ適応的な確信がまだ存在していたとしても，役立たない非適応的な確信が優勢になりかねない．評価の一部として，生きる理由を探ると，適応的な確信の鍵が明らかになってくる．

>セラピスト：あなたは今週，自殺についてしばしば考えたのですか？
>思春期患者：とても落ちこんでいました．
>セラピスト：でも，その考えを行動に移すことはありませんでした．それはどうしてですか？
>思春期患者：馬鹿馬鹿しく聞こえるかもしれませんが，今はたしかに何でも難しいけれど，これを何とか乗り越えることができれば，自分の人生に何かができるのではないかと考えます．私は立派な臨床心理士になれるかもしれない．そして，子どもたちが私に助けを求めてくるのです．
>セラピスト：たしかにもっと立派な臨床心理士の助けを得られるようになりますね．何とかあなたが持ちこたえていると聞いて，うれしいです．

思いこみは，「木の枝」のようなもので，自動思考(葉)と核の信念(幹や根)をつなぐ役割を果たしている．皮肉なことに，思いこみは，役立たない核の信念から自分を守るという働きがある．たとえば，「私は不十分だ」という核の信念を持っている人は，「もしも私がすべてに対して完璧ならば，私は大丈夫だ」という思いこみから生じる不全感から守られているのかもしれない．患者がすべてを完璧に，あるいは完璧に近くやっているうちは，不全感から距離を置くことができる．思いこみとの間に交わされた絶対的な契約をもはや果たせないとなると，核の信念が頭をもたげてくる．

木の比喩は，CBT モデルの特徴を示すのに有用なツールである．思考や，それと核の信念の関係は抽象的であるので，木を描いて説明すると，核の信念や思いこみがうつ病にどのような影響を及ぼしているのか思春期患者が理解するのに役立つ．

CBT の鍵は，認知の歪曲や役立たない自動思考をとらえ，それに向き合い，希望に満ちていて，うつ病の症状を増悪させない世界を見るためのより

現実的な方法を考えることである．よく認められる認知の歪曲を普通は思春期患者に教えたり，そのリストを渡したりはしない．それよりはむしろ，個々の患者によく認められる役立たない思考の特定のパターンを指摘していくようにする．セラピストに対して，以下に，認知の歪曲のよくあるタイプの例をいくつか挙げておこう．

- **選択的抽象**(selective abstraction)：14歳の少女が試験の結果を持って帰宅した．それには「とても素晴らしい．大変創造的です．なお，綴りと文法にもう少し注意してください」と教師の評価が書かれていた．教師は作文が「よくない」と思ったという結論を，少女は下した．これは選択的抽象の例であり，状況の否定的側面に選択的に注意を払ってしまうために，肯定的な側面を無視している．このために，自分自身を肯定的に感ずるのが難しくなる．
- **全か無かの思考**(all-or-nothing thinking，あるいは，**白か黒かの思考** black-and-white thinking)：9年生の少年がバスケットボールのチームに加わる試験を受けた．9年生が正選手になるのはほとんど例がないのだが，彼は選ばれた．しかし，最初の試合では，スタートメンバーではなかった．「僕はスタートメンバーに選ばれなかった．これではバスケットボールを続ける意味はない」と考えて，チームをやめることにした．これは全か無かの思考の例である．この生徒は到達不可能な高い目標を自分やコーチに設定し，ゲームに参加したり，技術を向上させたりする喜びを放棄してしまった．
- **過度の一般化**(overgeneralization)：17歳の少女はいつも成績がよかったが，たまたま試験に不合格になってしまった．その結果，大学でよい成績は取れないと結論を下した．これは過度の一般化の例であり，ある1つの出来事から重大な結論を下してしまう．
- **絶望**(hopelessness)：16歳の少年は学校のダンスパーティに行きたかった．友人から，ある少女が彼のことを好きで，誘ってほしがっていると言われた．しかし，「誰も僕なんかとパーティに行きたいはずがない」と考えて，彼はその少女に電話をかけなかった．これは絶望の例であり，自殺行動の危険因子としてすでに解説した将来に対する悲観的な見方である．こ

のような思考法は，彼女が同意してくれる機会に対する少年の考えに明らかに影響を及ぼす．こういった考えのために，少年は彼女に電話をかけず，ダンスパーティに行かず，結局，「誰も僕のことを好きではない」という考えを確認することになる．

自殺を考える

　自殺のエピソードにつながる否定的な自動思考を同定することはとくに重要である．このためには，連鎖分析に戻って，自殺行動につながる連鎖の中の鍵となる思考を把握する必要がある．自殺の危機にあって，思春期患者の思考は，絶望感，無価値感，無力感に密接に関連しているだろう．自殺企図にもっとも多く認められる2つの動機とは，①死にたい，②苦痛に満ちた感情から逃れたいというものである．死にたいと願っている患者は「私がいないほうが家族は幸せだ」「今より事態が改善することはけっしてない」などと考えているかもしれない．苦痛に満ちた感情から逃れたいと思っている患者は「私は苦痛に耐えられない」と思っているかもしれない．自殺行動に関連する認知の歪曲が以下の症例に現れている．

> セラピスト：自殺を図った時，あなたは本当に死にたかったのだと言っていました．
> 思春期患者：今も同じように感じています．
> セラピスト：1〜10の尺度で，10が本当に死んでしまいたい，1が死にたくないだとすると，今日は何点ですか？
> 思春期患者：8点です．
> セラピスト：なぜ10点ではないのですか？
> 思春期患者：よくわかりません．家族がとても心配したことに私が驚いたからかもしれません．僕がいないほうが家族は幸せだと思っていましたが，どんな理由かわからないけれど家族は僕とは違った考え方をしているようです．
> セラピスト：ということは，あなたがいないほうが幸せだとは，家族が考えない可能性が少しばかりあると，あなたは今考えているのですね．

思春期患者：おそらくそれ以上でしょう．でも今でも僕は死にたいと感じています．
セラピスト：感じているからといって，それがかならずしも正しいわけではありません．でも，それが正しいと感じるのですね．

　次の例は，「苦痛に耐えられない」ことに関連する認知の歪曲についてである．

セラピスト：本当に恐ろしい自殺未遂に及びましたね．
思春期患者：ええ．
セラピスト：なぜそんな大胆なことをしたのですか？
思春期患者：私が感じていた苦痛に満ちた感情のためです．とても耐えられなかったのです．
セラピスト：耐えられなかった．そんな感じが続いて，何が起きると考えましたか？
思春期患者：わかりません．でもそれは，身体の苦痛よりもひどかったのです．とても苦痛に満ちていました．
セラピスト：1～10の尺度で，10が最悪とすると，どのくらいでしたか？
思春期患者：11点でした．
セラピスト：それは大変でしたね．では今は何点ですか？
思春期患者：7点です．
セラピスト：それでは，苦痛はひどくなったり，少し和らいだりするのですか？
思春期患者：はい．
セラピスト：ある日は11点であることは，1週間後には7点にはならないという意味ではないのですね．
思春期患者：たしかにそうです．でも，11点の時には，そんなに悠長な気分ではいられません．
セラピスト：それでは，あなたが何とか耐えられる最大の苦痛は何点くらいですか？
思春期患者：おそらく8.5点か9点でしょう．

セラピスト：では，あなたの苦痛をそのくらいにまで下げることができれば，少なくともしばらくの間は，あなたは安全だと考えられますか？

思春期患者：ええ．

セラピスト：もう1つ質問があります．あなたが経験している苦痛に満ちた感情についてですが，あなたが，あるいは私たち2人が，それを変えるために何かができると思いますか？

思春期患者：おそらくできるでしょう．

　自殺を図ろうと決断することに暗に示されている別の点とは，「他に可能な解決法はない」という考えである．他の選択肢を編み出す能力を改善するために患者にどのように助力するかについて解説していくが，最初は，他の方法があり得るという点を患者が信じるように働きかけていかなければならない．

認知の再構築

　認知の歪曲に気づくだけでは，感情や行動の変化をもたらすのには十分ではない．患者は，認知の歪曲に立ち向かい，より機能的で正確な他の思考で対抗するための手段を備えておかなければならない．この技法は認知の再構築（cognitive restructuring）と呼ばれ，すべてのタイプのCBTの核である．思春期患者が，思考，感情，行動の相互関係を認識し，認知の歪曲を同定したら，セラピストは患者にこれらの歪曲に対抗する技法を教えることができる．入手可能な事実とより合致し，極度の苦痛に満ちた感情を生むことがない，他の視点を患者が検証するように助力していくために，セラピストは一連の質問から始めていく．思春期患者に認知の再構築についていくつかの技法を教えたら，次に，セラピストと患者は協力して，認知の歪曲を見きわめるための思考を記録し，自動思考を支持する，あるいは支持しない証拠を検討し，認知の歪曲に対抗する思考を考え出すという実験を計画していく．

　しかし，否定的な思考がかならずしも認知の歪曲というわけではない．患者はしばしば非常に苦痛に満ちた問題に直面し，まったく自力でコントロー

ルする能力を失ってしまうことがある．認知の歪曲と自力でコントロールができない問題の間の差を，セラピストは患者と協力して検討していく必要がある．このような場合には，患者はその問題を解決できないにしても，問題に対する反応に影響を及ぼすことは可能である．たとえば，患者の親がうつ病であるのに，受診を拒んでいるとする．患者が親の状態を改善することはできないし，親が愛情あふれて，支持的には行動できないという患者の認識は現実に基づいている．しかし，患者にはそれでもどのようにして状況に対処するかについて選択の余地がある．

狼狽させられる状況をとらえるのに他の方法があり，それが自分の抱えた苦痛を和らげるのに役立つかもしれないことに思春期患者が気づくように，セラピストは助力できる．このように気づくことは，思考パターンを変えることが可能かもしれず，患者をとても勇気づけるメッセージとなる．患者がこれに気づいたら，セラピストは，患者が改善に向けてより多くの希望を感じるようになったかを見定める機会を失ってはならない．

思春期患者が自動思考に取り組むように助力する方法

思春期患者が自動思考に取り組み，最終的にはそれを修正するように助力していくのに効果的なさまざまな方法がある．

長所と短所を検討する

ある方法について長所と短所を検討することから始めるのが有効な思春期患者がいる．ある考え方や立場を取ることに長所と短所があることを，セラピストは思春期患者が気づくように助力していく．「そう考えることがあなたにとってどのように役立つでしょうか？」「あなたがそれほど苦痛に感じないような，他の考え方がありませんか？」などと質問することができる．こうすることによって，思春期患者は自動思考がかならずしも真実ではなく，それを受け入れるか否かを選ぶことができると，セラピストは患者に働きかけていく．

思春期患者：ともかく，学校の勉強で手いっぱいになってしまいました．

セラピスト：私たちが話し合ったように，勉強の負担を少し減らすことをカウンセラーに相談に行きましたか？
思春期患者：いいえ．
セラピスト：おや，なぜですか？
思春期患者：本当に私は成績がトップでなければならないのです．
セラピスト：健康を損なってでもですか？
思春期患者：私に価値があるのは，成績がよいからなのですよ．
セラピスト：価値があるためには，成績がとてもよくなければならないというのですね．
思春期患者：そうです．
セラピスト：その考えを支持する長所はありますか？
思春期患者：ええ．トップの成績を続けることができさえすれば，自分についても気分がよいです．
セラピスト：そうですか，それが重要ですね．それでは短所はどうですか？
思春期患者：実際によい成績を保てないのではないかと思います．
セラピスト：では，不眠不休で努力を続けなければならないのか，少し勉強の負担を減らしても構わないのか，どちらでしょう？
思春期患者：そこまで悟りきっていません．
セラピスト：それでは，今，長所が短所を上回っていますか？
思春期患者：そう思えます．
セラピスト：それではまた別の機会にこの点について話し合いましょう．今のところ，あなたの判断に任せます．

ソクラテス式問答

　ソクラテス式問答 (Socratic questioning) では，ある特定の思考についての証拠をさまざまな視点から検討するように患者に働きかけていく．セラピストは患者の好奇心を刺激するような質問をする．質問は自由回答式のものとして，患者が証拠をあれこれ検討し，結論を下すように導いていく．セラピストと患者は一緒に，特定の思考がどの程度妥当なものか検討していく．以下がそのいくつかの例である．

・「その状況をとらえる他の方法はありますか？」
・「それはその状況をとらえる唯一絶対の方法ですか？」
・「他にどのようにその状況をとらえられるでしょうか？」
・「その考え方の一部しか正しくないということはありませんか？」
・「その考え方を支持する，どんな証拠がありますか？　法廷で裁判官の前に立つとするならば，それを裁判官に証明できると思いますか？」
・「他の人がその考え方を聞いたら，何と言うと思いますか？」

ロールプレイ

　問題のある状況について考える他の方法を思いつくためにロールプレイを用いることもできる．セラピストが思春期患者の役をして（これは常にセラピストを笑いの対象とする場面になる），これは自己に対する質問をする手本となる．セラピストは，どのようにして他の説明や思考について考えるかの手本となることもできるだろう．あるいは，他の考え方を思いつくのがいかに難しいかという手本を示そうとするかもしれない．実際のところ，ただちに非現実的な反応を思いつくよりは，こうするほうがしばしばよほど効果的である．次に，思春期患者が自分の役を試み，セラピストが手本を示した点を練習する．セラピストと患者はロールプレイに基づいて，計画に変更を加えていく．

セラピスト：それでは，私があなたの役を，あなたが私の役をします．いいですね？
思春期患者：はい，いいです．
セラピスト：私は数人の友達と外出する準備をしています．すると，「どっちにしても，楽しくないだろう」と私は考えました．
思春期患者：あなたは何をしましたか？
セラピスト：家にとどまりました．
思春期患者：「どっちにしても，楽しくないだろう」とあなたが考えた時に，他に考える方法がありましたか？
セラピスト：そうですね，友達は面白くないかもしれないけれど，きっと1人で家にいるよりはよほどいいだろうと思いました．

思春期患者：どうやってそれを確かめられますか？
セラピスト：次の時には，「はい」と答えて，今回と比べます．

他の思考を記録する

　これまでに解説してきた技法すべての全般的な目標は，苦悩に満ちた自動思考に代わる，他の思考を生み出す方法を身につけるように，思春期患者に助力することである．思春期患者とセラピストは他の思考を，紙，カード，ホワイトボードなどに書き上げていく．苦痛に満ちた自動思考に取り組むことに役立つ，現実的で，あまり厳しすぎない（ただし，かならずしも肯定的でなくてもよい）他の思考について考えるように患者を励ます．とくに治療初期で，独力で他の思考を思いつくのがまだそれほど容易でない時期には，このようなリストを思春期患者が肌身離さず持っておくのが有用である．著者らの経験では，索引カードに他の思考を記録するというのがもっとも効果的な戦略であり（対処カードと呼ばれることもある．Beck, 1995 参照），患者はそれを自宅に持ち帰ることができる．患者はカードに，しばしば認める自動思考とそれに役立つ反応を書きこんでおく（**表7-1** 参照）．

　「私がそう考えたら，それは事実であるという意味だ」と確信している患者がいる．このような患者は思考と事実を区別することに問題がある．ある場合には，これは根深い確信と思いこみのために生じている．このような患者には思考の実験を考えてみるように働きかける必要がある．すなわち，思考が正しくなかったら，関連する他の思考について検討すべきである．このような患者は，思考，思いこみ，核の信念に対して直接取り組むよりは，むしろその長所と短所を考えてみるほうが容易かもしれない．あるいは，セラピストが患者に「あなたの信念が正しいとして，その信念にどのように取り組むように手助けできるでしょうか？」などと質問できるだろう．

　見通しを立てるのがひどく難しいと感じる患者もいるだろう．2人の人がまったく同じ状況を経験しているのに，それを正反対に解釈することもあり得るということを，思春期患者が理解するのがとても難しいことがある．これがとくに当てはまるのは，患者が対人的な問題を抱えているのに，他者の視点を理解するのが難しい場合である．ロールプレイを活用して，この点を明らかにすることができる．

表7-1 対処カードの一例

思考	質問	他の思考
誰も私とデートしてくれない.	すべての人にデートを申しこんだか？	断る人もいるかもしれないが，私が申しこんでいない人はたくさんいる.
私は失敗する運命だ.	実際にすべてのことに失敗したか？	誰にもうまくいかない時はある.
私はうつ病からけっして回復しない.	この治療法はうつ病の他の患者に有効だったか？	同じような問題を抱えた多くの人々が回復した.
よい人などいない.	よい人もいるはずなのだが，まだ私はそういう人に会っていないのではないか？	私は人をよく知る前に，拒絶することがないように注意することができる.
笑い者になるので，私はパーティに行かないほうがよいだろう.	起こり得る最悪のこととは何か？	時に，私は人に笑われることがあるが，彼らは私が気にしなければならないような人なのか？

　また，患者は感情や認知経験を分類して，それを表現するのが難しいと感じることがある．大きな負担がかかった状況で経験が生じると，それを想起することが妨げられてしまうかもしれない．天気，部屋，服装といった，その日の出来事をできる限り詳しく思い出すようにと患者に指示することで，記憶が蘇るかもしれない．極度の感情を伴う複数の経験を同時にすると，患者はさまざまな感情を思い出すのが難しいだろう．患者は，怒り，抑うつ感，不安感，悲哀感といったいくつもの強烈な感情を同時に経験するかもしれない．セラピストは，患者が自分の経験について説明している時に，時期尚早に話を切り上げたりしてはならず，患者がいくつもの感情を同時に経験している可能性に注意しておかなければならない．

宿題

　患者は診察室でさまざまな視点を受け入れる練習ができるが，自宅や学校でも，そのような視点を受け入れて，他の思考を編み出そうと練習するのは有用である．行動，感情，認知面のいずれであっても，思春期患者が何かに

気づき，新たなスキルを練習しようとする実験のことをしばしば，宿題（homework）と呼ぶ．セラピストと患者は宿題を通じて，患者が自動思考に気づき，それに取り組むとともに，セッション中に検討したスキルや戦略を確固としたものにしていく．少なくとも治療の初期には，多くのうつ病の思春期患者は治療で宿題を出されるのをあまり歓迎しないものである．そこで，宿題という単語の代わりに，実験，データ収集，練習などといった単語を用いることがある．治療の他のすべての要素と同様に，宿題はセラピストと患者が協力して考えていく必要があり，さらに，宿題を完成させることの障害となる可能性のあることについて検討しておく．セッションの最後に，患者がセッションをまとめて，一緒に意味のある宿題を決めようと，セラピストは患者に働きかける．セラピストは次のセッションでかならず宿題について質問し，宿題を再検討する必要がないか患者の意見を求める．

問題解決

　効果的な問題解決には次のようないくつかの要素がある．①問題を評価し，定式化する，②他の解決法を編み出す，③解決法を1つ選ぶ，④その解決法を実行する，⑤その解決法が問題解決にどれほど役立ったかを評価する．問題解決はCBTの重要な要素であり，それ自体で成人のうつ病や自殺行動に有効な介入とみなされている．ストレスに満ちた状況に対して他の解決法を生み出すのが難しい思春期患者にとって，効果的な問題解決はとくに関連性がある．効果的な問題解決の鍵の一部として，感情統御がある．すなわち，感情のコントロールを失う危険を示す鍵を見きわめて，それが生じた時に極度の感情をコントロールする戦略を思いつくように患者に働きかけていく（第6章参照）．したがって，どのような感情が効果的な問題解決や問題に対処する計画を立てることの妨げになるのか同定するのは重要である．

　積極的に問題を解決する能力はすべての思春期の人に必要なスキルである．これは，予想よりもはるかに強いストレスにさらされたり，精神医学的あるいは身体医学的な慢性疾患のある若者にとって，これらの障害に伴う問題への対処機能を最大にしたりするために，とくに重要である．問題解決の練習を始める前に，問題解決スキルを学習することについての思春期患者の

態度や動機を評価しておくことが不可欠である．もしも思春期患者がすべてに絶望しているならば，自分の周囲に働きかけることに無力感を抱いているので，問題解決スキルを学ぶことは何の意味も持たない．また，うつ病で自殺の危険の高い患者は，社会経済的ストレスや精神医学的ストレスの高い家庭で育っているかもしれない．患者は圧倒されるような多くの問題を解決しようとすることなどできるのだろうかと質問してくるかもしれないが，患者の環境を考えると，これはごく妥当な質問だろう．この感情が妥当なものであって，患者自身が問題を起こしたわけでなかったとしても，結局，患者は問題の解決をいつかは迫られる．また，単に人生のごく正常な一部であるといった問題も存在することを患者が認識するのは役立つ．巧みに問題解決が図れるようになってくると，思春期患者は，公平であれ不公平であれ，人生の問題に対処する能力が増してきたと感じる．さらに，問題解決のスキルの1つに，そのまま受け入れる必要がある問題と，解決が可能な問題を識別できることがある．

　セッション中に，セラピストは問題解決の5段階を最初に患者に説明しておく必要がある．

1. **問題を同定する**：できる限り詳しく具体的に問題を見定める．
2. **できるだけ多くの選択肢を挙げてみる**：解決策を評価したりしないで，できる限り多くの解決法を挙げるように思春期患者に指示する．非現実的であったり，ユーモラスであったりするものも含めて，セラピストも何らかのアイデアを出して，この段階では可能性のあるすべての選択肢を挙げてみる．
3. **すべての選択肢の長所と短所を評価する**：リストが完成したら，個々の選択肢を評価していく．セラピストは思春期患者と協力して，各選択肢の長所と短所を評価し，不適当と思われるものは消去する．リストを検討していって，最終リストを作成する．
4. **1つの解決法を決定し，実施の妨げとなる可能性のある問題を検討する**：長所も短所もあったとしても，どれが最善の解決法か思春期患者が決めるようにセラピストは助力する．どれか1つの解決法が理想的なものではないかもしれないが，必要ならば，後にいつでも修正する

ことができると指摘するのが重要である．さらに，ある解決法について予想される結果も検討し，その解決法の効果を評価する．
5. **実施と評価**：計画を実行に移す段階について，セラピストと思春期患者はロールプレイをする．ロールプレイがどのように進んだか評価し，必要ならば計画を修正する．計画を実行する妨げとなる可能性についても患者に質問する．セラピストは次のセッションで計画がどのように実行できたかかならず質問する．

問題解決スキルの一般化

　思春期患者が問題解決の段階について習熟したら，次はこれらのスキルを実際に試してみる可能性を探るように患者を励ましていく．セッション中に，患者が問題を見きわめて，それに優先順位をつけ，スキルを実験してみるようにセラピストは働きかける．練習する場面は，患者が成功を経験できるような状況とすべきである．治療セッションよりも，現実の場面のほうが明らかに問題をはらんでいるので，練習は重要である．したがって，セッション以外の場でスキルを用いるのは，獲得したスキルを「試す」のに重要な方法である．セッションで思春期患者が設定した課題の内容に基づいて，どれくらい効果的に患者が問題解決ができるようになったか，セラピストは理解する．

自殺の危険と問題解決

　問題解決スキルは，自殺の危険の高い思春期患者の治療にとくに重要である．第一に，彼らは他に選択肢がないのだと早々に結論を下してしまい，しばしば自殺行動に及ぶ．これは部分的には絶望感に関連している．また，多くの思春期の自殺企図者は感情統御不全を呈したり，衝動的に結論を下したりする傾向がある．このような2つの条件は，合理的で，慎重な問題解決や，他の有効な選択肢を考えつく傾向とは合致しない．治療を通じて，人生のストレッサー，うつ病の症状，自殺の危険の関係を，患者が見きわめられるようにセラピストは働きかけていく．セラピストと思春期患者は，最初の連鎖分析や，その結果として完成させた連鎖の図に戻り，将来の自殺行動を

減らすために，患者に合った問題解決戦略を立てていく．

　たとえば，思春期患者が自殺の危機の際に両親に対して怒りをぶつけようとしたら，怒りを表す他の方法を見つけたり，怒りをコントロールしたりすることに取り組むのは治療で重要である．この状況では，問題解決は，問題を分析することと，適切で必要なスキルを評価することの間の，橋渡しの役割を果たす．

　絶望感があまりにも強いために，問題解決に効果的なスキルを学ぶ能力が障害されている思春期患者もいる．そのような場合には，絶望感を直接取り上げることができる．絶望感に働きかけるもう1つの方法とは，患者に問題解決の試みが実際に成功したという体験をさせるように助力することである．セッションで比較的容易な問題を解決するように試みることから始めるのが役立つ．

　衝動的な自殺の危険の高い思春期患者もいる．患者が効果的に問題を解決できるようになるためには，衝動性を低下させる必要がある．患者は対処カードを肌身離さず持ち歩き，集中して，衝動的な行動に及ばず，問題解決の5段階を踏むようにする．セラピストと思春期患者はいつ衝動性が生じがちであるかを見きわめて，そのような衝動を克服するための戦略について考えていく．衝動性は常にあるわけではなく，ある程度の時間が経てば過ぎ去ることを思春期患者に理解させるように助力することで，患者は将来生じる衝動性に対処し，それを克服する自分の能力に自信を持つようになっていく．思春期患者は感情統御スキルが衝動性を克服するのにとても役立つことを理解するだろう（第6章参照）．結局，この戦略は時間を稼いで，思春期患者が経験している衝動性をやり過ごすことを助力する．思春期患者が衝動をやり過ごすことができたら，問題解決スキルを活用する能力はさらに高くなる．以下は，CBTで経過が上々であったのに，衝動的な自殺企図に及んだ15歳の少年の症例である．

　　セラピスト：あなたが自殺を図ろうとしたと救急部から連絡があり，私
　　　はとても驚きました．
　　思春期患者：ええ，僕自身もそんなことをして，驚きました．
　　セラピスト：そうですか．どれくらい驚いたのですか？

思春期患者：父と怒鳴り合いになりました．父は僕なんかろくな人間になれないと何度も何度も繰り返し言ったのです．僕は興奮してしまい，とても頭にきて，抗うつ薬をたくさんのんでしまいました．

セラピスト：問題解決や他の選択肢を生み出すことに，私たちは真剣に取り組んできました．その場面で，こういったスキルを使うことができましたか？

思春期患者：いいえ．とても頭にきていて，スキルを使うことなんてできませんでした．

セラピスト：冷静になると問題解決の段階を覚えていられるけれど，それが本当に必要な時には，あまりにも混乱していたということですか？

思春期患者：そういったところです．

セラピスト：わかりました．私たちは協力して，感情のバランスを保ち，あなたが問題をもっと効果的に解決できるように努力していきましょう．そのように試してみませんか．

対人関係スキルを向上させる

　対人関係スキルを向上させるのは，思春期の人にとって重要な発達課題である．最初の連鎖分析に戻って，対人関係スキルの向上が気分や自殺行動と関連する点を思春期患者が理解するのを助力することは常に役立つ．一般的に，対人関係スキルがうつ病で自殺の危険の高い思春期患者の治療に重要であるという理由がいくつかある．対人関係における葛藤はしばしばうつ病の原因であったり，自殺行動の契機となったりする．思春期の自殺企図者はしばしば対人関係の問題を動機として挙げる．さらに，自分は他者から好かれていないというううつ病の思春期患者の認知は，良好な対人関係を保てないことを反映している．強固で意味のある他者との絆は，将来起こり得るうつ病や自殺行動に対するもっとも重要な保護因子となるので，患者はそのような絆を築く必要がある．これは長期的な患者の利益にとって重要である．さらに，対人関係を向上させることによって，気分や自信を改善させることにも役立つ．

　思春期の自殺企図者にとって最大の動機とは，感情を表す，誰かの関心を

引く，他者の行動に影響を及ぼすなどである．これらの動機すべてに，直接的なコミュニケーションが不足している．連鎖分析によってこの点を明らかにできる．

直接的なコミュニケーション

セラピストは患者が欲求や感情を直接的に伝えるのが難しいことを同定する．セラピストは効果的なコミュニケーションの基礎について説明し，以下の点に焦点を当てていく．

・「あなたが」（二人称）ではなく，「私が」（一人称）で話す．
・依頼する前に，それについて説明する．
・相手が何かに気を取られていたり，狼狽したりしていない時に，冷静に依頼する．
・コミュニケーションを単純にする．一度に多くのことを頼まない．
・反応する前に，自分が聞いたと思ったことを相手に確認する．
・「あなたは**いつも**こんなことをする」といったような，過度に一般化した話し方をしない．
・自分や話をしている相手のボディランゲージに注意を払う．話をしている相手をしっかりと見る．

以下は成績のことであまりにプレッシャーをかけてくるといって親に腹を立てている患者の例である．彼女は，もっと才能があると感じている，姉と比べられているような気がしている．

セラピスト：私たちが一緒に，自殺企図について振り返って，連鎖分析をした時のことを覚えていますか？
思春期患者：はい．
セラピスト：では，あなたはどうして自殺しようとしたのか覚えていますか？
思春期患者：両親にいい加減にしてほしいと思ったからです．私は姉と

は違います．ハーバード大学には入学しません．両親が私の人生をどれほど難しいものにしているのかわかってほしかったのです．

セラピスト：それを自殺を図ろうとすることで伝えようとしたのですか？

思春期患者：その通りです．

セラピスト：うまくいきましたか？

思春期患者：最初はまあまあでした．でも，両親はまたプレッシャーをかけ始めたのです．

セラピスト：自分の考えを両親に伝える何か他の方法を身につけようとは思いませんか？

思春期患者：ええ．

セラピスト：では，ロールプレイをしましょう．私があなたの役をします．あなたはお父さんの役をしてください．

思春期患者：(父親の役をする)私はお前の成績をとても心配している．あまり勉強に時間を取っていないことは，成績を見ればはっきりしている．

セラピスト：(思春期患者の役をする)お父さん，私の成績があまりよくないので，心配なのね．私にとって何がよいか自分ではよくわかっています．でも，お父さんは，私が実際以上にもっと成績がよくなると思っているように感じるわ．

思春期患者：(父親の役をする)それでは諦めてしまうのかい？

セラピスト：(思春期患者の役をする)そうではないの．本当に全力を尽くして，お父さんを喜ばせてあげたい．でも，私なりの能力を見てもらいたいのです．(もはや患者の役をやめて)では，「お父さん」，これではどうでしたか？

思春期患者：私は今にも喧嘩を始めてしまいそうでしたが，何と言ったらいいか，私と同じ意見の人とは議論できないような気がしました．

セラピスト：私があなたに同意したと思いますか？

思春期患者：では，あなたは私の心配に同意したのに，あなたは自分の意見を主張しようとしたのですね．

セラピスト：その通りです．それをすると，あなたと他の人の間に橋を

渡したことになり，他の人があなたの言おうとしていることを聞いてくれるチャンスが高くなります．

傾聴

　純粋な興味を持って相手の話を聞き，自分の言い分を伝えることも，多くのうつ病の思春期患者にとって有用なスキルである．前もって判断を下したり，相手の反応を推し量ったりしないで，話を聞くのは難しい．傾聴は，思春期の人がコミュニケーション能力を高めて，効果的に妥協したり，合意したりするのに，不可欠な段階である．他者の視点を傾聴し，承認することは，将来の問題解決や妥協の機会を増すことになるという点をセラピストは思春期患者に理解させるようにするのが重要である．相手が自分の話に耳を傾けていないと感じている人は，進んで交渉をしようとは思わない．傾聴は相手の主張に同意するというのではなく，むしろ相手の視点を理解しようとしていることを示しているのだと，セラピストは患者に強調すべきである．他の選択肢を判断を交えずに中立的な立場で聴くことによって，相互の信頼感が生まれ，よりよいコミュニケーションが生じる．セラピストと思春期患者はセッション中に傾聴の練習ができる．役に立つ始め方として，相手が「真剣に」聴いているというのをどのように判断できるかと思春期患者に質問してみる．きちんと話を聴いていることを示すのは言語的・非言語的な2種類の鍵がある点を強調する．視線を合わせる，ボディランゲージ，うなずく，「そうですか」などと言う，相手の話をさえぎらない，関連する質問をする，話をまとめるなどといった，相手の話に傾聴していることを示す方法を検討することができる．

適切な自己主張

　主張とは，直接的な依頼を伝えるコミュニケーションの一形態である．前の症例でも，患者は自分の言い分を伝えるために適切に主張しなければならなかった．しかし，多くの人は否定的な感情を表すのを控えようとするために，コミュニケーションが直接的なものにならない．ボーイフレンドに腹を

立てている患者は,「目に物を言わせてやる」などと考えながら,自殺企図に及ぶかもしれない.患者はなぜこの感情を直接的に伝えなかったのだろうか? ほとんどの場合,患者は怒りを表すと,コントロールを失ったり,相手を怒らせたり,口論がますます激しくなるのではないかなどと心配している.そこで,本章で解説してきた他のスキルと同様に,もしも患者が怒りを直接的に表したら,何が起きると心配していて,それにどう対処すべきかという点について,まず認知的なアプローチをする.とくに有用なアプローチは,直接的な依頼をするのとより間接的な依頼をするのとでは,どのような長所と短所があるかを患者に検討するように指示することである.

相手が耳を傾けるような形で否定的な感情を伝える鍵となるのは,感情そのものを表現することであって,それを行動化しないことである.怒っている人に対するごく普通の反応は,その人から距離を置こうとすることである.これは一時的にはコミュニケーションを効果的に速めるだろう.したがって,自分が狼狽している,怒っている,あるいは他の否定的な感情を抱いていることを相手に伝えようとするには,それを行動化するのではなく,むしろ言葉で表すことである.

セラピスト:あなたが自殺を図ろうとした時を振り返って,私はあなたにボーイフレンドに対する怒りを表してほしいのです.私が彼の役をします.いいですか?

思春期患者:え,本当?

セラピスト:さあ,やってみましょう.

思春期患者:あなたが私とではなくて,他の友達と出歩いてばかりいるので,ほとほとうんざりしてしまった.あなたが私のことを汚いもののように扱うので,すっかり嫌気がさしている(声が高まる).私をクズのように感じさせるのよ.どうしていつもそんなことを私にするの?

セラピスト:どうしていつも僕に怒りをぶつけるの? もう十分だよ.

思春期患者:ほら,ありのままの気持ちの時には,こんなことが起きるでしょう.

セラピスト:あなたが言ったこと,そして,その言い方について詳しく

見ていきましょう．私があなたを「いつも」ひどく扱うとあなたは言いました．それは事実ですか？

思春期患者：いいえ，その時はひどい気分だったので，それまでの楽しい時の思い出を消し去ってしまったのです．

セラピスト：よく理解できます．でも，ボーイフレンドがあなたのためにしてくれた素敵なことをすべて否定してしまったと，彼の耳には響いたのではありませんか．これを聞いた時の彼の反応はどんなものだったとあなたは考えますか？

セラピスト：聞くのをやめてしまうか，その場を離れるかでしょう．

思春期患者：その通り．それでは，役を代えましょう．私があなたになるので，あなたはボーイフレンド役をしてください．

セラピスト：(患者の役をする) 君に確かめておきたいことがあるの．

思春期患者：(ボーイフレンドの役をする) また何かについて僕を責めるのかい？

セラピスト：私は興奮しないようにするわ．……そんなこと誰も聞きたくないものね．

思春期患者：そうだね．

セラピスト：あなたとの交際は本当に楽しい．でも，前に比べて，最近，あなたは私と一緒にいたくないように感じるわ．それで悲しくなってしまう．

思春期患者：君がまた僕のことを責めたら，それほど一緒にいたいとは思わなくなるよ．

セラピスト：わかったわ．誰も責められたいなんて思わない．ごめんなさい．では，責めたりしないで，お願いしたいことがあるの．この週末，2人だけの時間を過ごしたいと思っています．(役から戻って) こう言うのはどうですか？

思春期患者：そうですね，私は先生のことを熱心に聴いていました．少なくとも先生の話について考えていました．

セラピスト：それではリストに戻りましょう．私はどんなことをしたでしょう？

思春期患者：先生は「私は」で話しました．彼がどんな気持ちだったか，

私に見せてくれました．狼狽していたと言っていましたが，それを冷静に伝えてくれました．でも，私に同じことができるかどうか自信がありません．

セラピスト：面接室の冷静な状況で，私があなたを演じたのと同じように，あなたはできないと考えているのですか？　おそらくできないかもしれません．でも，完璧ではなかったとしても，あなたは十分にうまくできたと私は思いますよ．

対人関係がうまくいくチャンスを高める

　誰にも好かれないとうつ病の思春期患者が不平を言うことがあるが，これは認知の歪曲ではなく，何らかのスキルが欠けているための結果であることがある．こういったことが起きているのは，服装がだらしない，清潔でない，イライラしている，会話を始めたり，それを続けたりできない，人の話を聞けない，人の考えを読めないといったことなどのためかもしれない．

身づくろいや清潔さ

　服装がだらしなかったり，清潔でなかったりするために，皆から敬遠されている思春期の人がいる．その外見のために，仲間との関係がうまくいっていない可能性について，セラピストが親や患者に話すこともある．時には，信頼している大人から，患者の服装，清潔さ，外見などについてアドバイスをしてもらうと効果がある．その服装のために，他者が距離を置いてしまうような思春期の人もいる．そういった若者でも，ショッキングな外見が対人関係に何らかの影響を及ぼしていることを知って驚くことさえある．

精神医学的障害から生じる対人関係の問題

　気分障害のある側面のために，仲間との関係に影響が出ることがある．うつ病の思春期患者がとてもイライラしていると，他の同世代の人との交際が難しくなってしまうかもしれない．最適な抗うつ薬治療，感情統御戦略，睡眠障害の治療，気分安定薬による治療などによって，このような問題に対処できる．間欠的に躁状態となる患者は他者にひどく干渉しようとする結果，

仲間から拒絶されてしまうかもしれない．社会恐怖の思春期患者は，対人関係を避け，その結果，発達段階に応じた適切な対人的スキルを練習する機会を失ってしまいかねない．ADHD の若者は，その衝動性のために，衝動的で不適切な言動に及ぶかもしれない．アスペルガー症候群の若者もうつ病の症状を呈することがあるが，対人的スキル練習に重点を置くことを治療の中心とすべきである．気分障害の若者に比べて，アスペルガー症候群の若者では，こういった練習に重点を置くべきであり，理想的には若年の時から始める必要がある．

会話を始めて，それを続ける

　会話を始めて，それを続けるのに必要なスキルには，非言語的なサインを読み取る，共通の話題を探す，他者に興味を持つ，傾聴するなどが含まれる．

　非言語的なサインを読み取る：言葉を通じてばかりでなく，身振りや声の調子を通じて，コミュニケーションは成り立っている．このような非言語的なコミュニケーションは，会話を始めて，それを続けることに興味があるかを示す鍵となる．セラピストは思春期患者とともに，一般的な対人的サインを検討していく．たとえば，他者との関わりを持つことに興味を示す鍵として，相手から視線を離さない，微笑む，興味を持っているような表情，熱心な声の調子，両方向性の会話などがある．反対に，興味がないことを示す鍵としては，視線を合わそうとしない，関心のなさそうな表情，退屈そうな声の調子，話題を見つけられないなどがある．

　共通の話題を探す：会話を始めて，それを続けていくことにもう1つ重要なのは，他者との共通の話題を探すという能力である．思春期患者が他者と共有できる話題や，会話を始める効果的な戦略を見つけることについて，セラピストと患者は話し合う．セラピストと患者はセッション中に会話のロールプレイをして，会話の妨げになる可能性のある問題をともに探っていく．ロールプレイを通じて，これからのセッションで取り上げる必要があるかもしれない他の対人的スキルを見つけることに役立つこともある．

　他者に興味を持つ：これはよく知られている会話の秘訣である．ほとんどの人は自分のことばかり話したがるものである．質問したり，素振りでもって，他者の話に興味を持っていることを示す人は，その相手との関わりが深

くなる可能性がある.

傾聴する：話を聞いていることを示すために相手の言葉を繰り返す，相手の話を理解する，判断を下さずに中立的な立場で耳を傾ける，言葉や素振りで話についていっていることを示すといった，傾聴の原則はすべて会話を続けていくうえで重要な要素である（p.216 参照）.

他者からの援助や絆を保つ

治療は時間が限られているが，友情は一生続く可能性がある．したがって，セラピストは，患者が周囲の人々との間に適応的で支持的なサポート態勢を築き，それを発展させていくことを目的とした介入を発展させていくのが重要である．すでに適応的な対人関係を有している人にとっては，現存し，入手可能なサポート態勢に注目し，さらに強化するように，思春期患者に働きかける．多くの思春期の人にとっては，友人は強力な援助源である．友人から支えられ，理解されることは，生きていくうえでの問題を克服し，絶望感や自殺願望に対抗するのが容易になる．

> セラピスト：何が起きたか話してくれて，ありがとう．先週末に自宅でとてもつらいことが起きたようですね．
> 思春期患者：はい．本当にひどかったです．母は週末の間中，私に腹を立てていました．中間試験の成績がよくなかったことから始まったように思います．そして，私が金曜日の晩に帰宅がとても遅かったといって，喧嘩が始まったのです．母はひどく頭にきていました．私の新しい友達が気に入らないのです．
> セラピスト：それは大変そうですね．あなたはひどく落ちこんでしまい，さらにストレスがかかったために，うまくいかなかった．お母さんがあなたの友達のことを好きではないというのを，あなたはどう考えていますか？
> 思春期患者：よくわかりませんが，私の友達のうちの2人について何だかよくない噂を耳にしたようです．友達は学校で違法な薬のことで最近処分されたのです．

セラピスト：そうですか．そういったことはたしかに親の考えに影響を及ぼすものですよね．あなたとお母さんは少なくとも次の点では意見の一致をみたようですね．友情はとても大事だ．
思春期患者：はい．

　セラピストは思春期患者に友達の名を挙げてもらい，どのような仲間の輪があるのか，彼らの人格のスタイルや行動について探っていく．思春期患者の仲間との関係の強力な影響を示すために，セラピストと思春期患者が患者の仲間の輪を描写し，その影響を描き出すことが役立つかもしれない（図7-3参照）．

セラピスト：私たちは友人から支えられたり，励まされたりしています．とくにうつ病の時には，これはとても助かります．あなたは友人から支えられていると思いますか？
思春期患者：はい．たくさんサポートしてくれます．
セラピスト：よかったですね．学校にも友達がいますか？
思春期患者：はい，学校には昔からの友達がいます．
セラピスト：あなたはたくさんの友達がいるようですね．素晴らしいスタートを切ったことはたしかです．ある友達は他の友達よりも支えになってくれますか？
思春期患者：ええ．でも，私の昔からの友達の何人かはもう私のことを本当に理解してはくれません．
セラピスト：あなたがどんな風に感じているか，彼らはわかっていると思いますか？
思春期患者：わかってほしいと思うこともあるけれど，おそらくわかっていないでしょう．
セラピスト：そうですか．長いこと知っている友達から最高の励ましを受けることがあります．でも，あなたの友達，昔からの友達も新しくできた友達も含めて全部を見てみましょう．もしも違いがあるとするならば，何が違うか考えてみましょう．最近の友情があなたの気分や行動にどのような影響を及ぼしているのか探っていくことが

仲間の輪についての練習

関係のある人は，あなたがどう感じ，何をするかということに重大な影響力があります．この練習のために，あなたの友人や家族について考えてみてください．あなたがとても親しい人，それほど親しくない人についてです．

下の空欄に，友人との輪を描いてください．1つひとつの輪があなたにとってどれくらい大きなものでしょうか(例：どれほど意味があって，影響力があるでしょうか)？
    それぞれの輪の中に誰がいますか？
    輪は重なりますか？
    輪の大きさはどうですか？
    あなたや他の人々は，それぞれの輪の中の友人についてどう言いますか？
    それぞれの輪の中の友人はどういった行動をしますか(例：何を一緒にしますか)？

それぞれの輪の中の友人はどのような影響を及ぼしますか？
    あなたはどう感じますか？
    あなたはどう行動しますか？

図 7-3　仲間の輪
注：David A. Brent, Kimberly D. Poling and Tina R. Goldstein: Treating Depressed and Suicidal Adolescents. Guilford Press, 2011 より引用．本書を購入した人が個人的に使用する限りは，この図を複写することが許可される．本書を購入した人は Guilford Press のウェブサイトからこの図の大きな版をダウンロードできる．

できるかもしれません．どう考えますか？
　思春期患者：ええ，そうしてみたいです．
　セラピスト：いいですよ．まず，あなたの親友の名前を挙げてください．あなたの友達の輪を一緒に描いていくことから始めましょう．

　セラピストと思春期患者は協力して，肯定的な対人的影響を伴う関係を増すような方法を探っていく．この過程において，共同的で，中立的な立場を守ることが重要である．自分の対人関係がもたらす影響について思春期患者が自分で結論を下すことができるように働きかけることが鍵となる．

本章の要点

・CBT は思考の仕方が感情の仕方に影響を及ぼし，結果的には行動の仕方にも影響を及ぼすという概念に基づいている（もちろん，常にこの順であるとは限らない）．思春期患者にこの前提について理解させるように助力する．
・思春期患者が，自分の思考がどのように感情や行動に影響を及ぼすか理解できたら，状況を「再考」するための戦略を身につけるように働きかけていく．
・状況を「再考」するという目標は，単に「ポジティブ思考」を意味していない点を強調する．目標は，苦痛に満ちた感情を和らげるのに役立つように，状況をとらえるための他の方法を見出すことである．
・協力的態度を保ち，常に思春期患者からフィードバックを求める．
・セッションの重要な点をまとめるように思春期患者に指示し，意味のある宿題を協力して考える．宿題について他の単語を用いる．
・セッション中にスキルについて解説し，それを練習する．

第 8 章 治療抵抗性うつ病

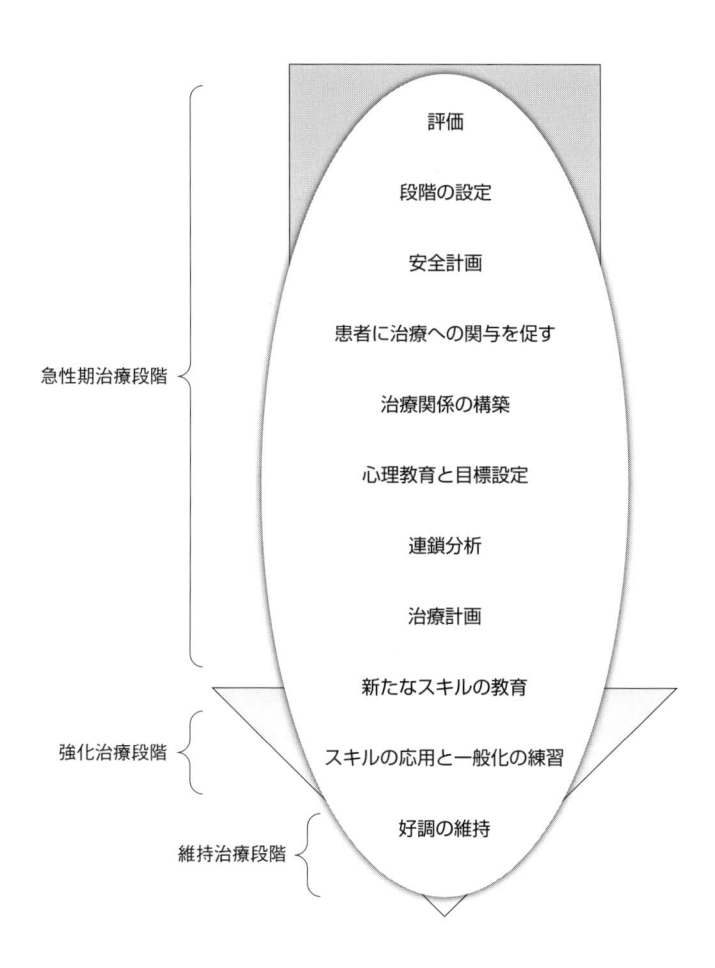

急性期治療段階
- 評価
- 段階の設定
- 安全計画
- 患者に治療への関与を促す
- 治療関係の構築
- 心理教育と目標設定
- 連鎖分析
- 治療計画

強化治療段階
- 新たなスキルの教育
- スキルの応用と一般化の練習

維持治療段階
- 好調の維持

本章の内容

・治療抵抗性うつ病の定義
・臨床的意義
・どのように治療抵抗性うつ病を評価し，それに先行する要因を同定するか
・治療抵抗性うつ病の症状を和らげるためにこのような要因をどのように扱うか

　これから解説する治療的アプローチは，現在入手可能な最善のものである．しかし，思春期患者の約40％は，認知行動療法（CBT）あるいは抗うつ薬SSRIに反応しない．本章では，思春期の治療抵抗性うつ病を評価し，治療し，再発を予防するために臨床家が取るべき段階について解説する．

治療抵抗性うつ病とは何か？

　少なくとも1つの適切な治療に臨床的に適切な反応を示さなかったうつ病を，治療抵抗性うつ病（treatment-resistant depression）と呼ぶ．適切な臨床的反応とは，うつ病の症状が50％以上減少し，患者の全般的改善が報告された場合を指している．適切な治療とは，エビデンスに基づく治療（例：薬物療法，CBT，対人関係療法）を，適切な量および適切な期間（例：少なくとも8週間）実施し，患者も治療に積極的に応じることである（**表8-1**参照）．

なぜ治療抵抗性うつ病が重要なのか？

　うつ病エピソードが長期に及ぶほど，治療が困難になり，回復には長期間が必要となる．うつ病エピソードでは，多くの患者は，成績も落ち，同世代の仲間との関わりも減ってしまう．したがって，できる限り早期にこの症状を緩和させることは，患者が適切な発達過程に戻るために必要である．慢性うつ病は，自殺願望，自殺未遂，既遂自殺の可能性を高めてしまう．

表 8-1 治療抵抗性うつ病の定義

・適切な治療に対して，適切な反応がない
・適切な反応：症状の減少が 50% 以上
・適切な治療：CBT を 8 セッション以上，SSRI を 8 週間以上，fluoxetine あるいはそれと等価の抗うつ薬 40 mg/ 日以上を 4 週間以上服用

表 8-2 治療抵抗性うつ病を評価する際に質問すべき 7 つの質問

1. 患者は現在の治療にどのように反応したか？
2. 最初の診断は正確か？
3. 治療抵抗性に関与している，合併する状態はないか？
4. 患者は適切な量の，適切な治療を受けたか？
5. 患者は以前の治療を守ったか？
6. 抑うつ症状は薬物の中断や副作用と関連があるか？
7. 社会心理的ストレッサーが治療結果に影響していないか？

7つの重要な質問

　治療抵抗性うつ病を評価する際に臨床家が念頭に置いておくべき 7 つの重要な質問を提案したい(**表 8-2** 参照)．これらの質問の 1 つひとつを以下に詳しく解説していく．治療抵抗性うつ病の患者を評価し，治療アプローチは，患者があらためて治療を求めてきた場合でも，以前にも同じセラピストによる治療を受けていた場合であっても，同様である．しかし，セラピストが以前にその患者の治療にあたったことがないならば，詳しい病歴を取る必要がある．

患者は現在の治療にどのように反応したか？

　しばしば，気分変調性障害や慢性の大うつ病の患者は長期にわたって具合が悪かったため，症状が改善しているという事実を認めようとしなかったり，それを過小評価したりしているかもしれない．そこで，患者がどう感じているかだけでなく，何をしているかという点についても注目することが重要である．慢性のうつ病患者本人が何もよくなっていないと言っているとしても，親や学校の報告によると，機能が改善していると思われることがあ

る．もちろん，患者自身が少しもよくなっていないと感じるならば，追加の治療が必要となる．しかし，実際に治療の反応がまったく認められない患者とは対照的に，症状は改善しているのだが，不調を感じ続けている患者には，重要な治療的意味合いがある．患者が症状は改善しているのに，それを自覚できない場合には，打つ手としては2つの可能性がある．第一に，患者が現在の治療法で徐々に改善しているのであるから，現在の治療を変化させずに続ける．第二に，患者はある程度の改善は認めたものの，プラトーに達している．この場合には，治療チームは，投薬量や，心理療法の強度を増したりすることによって，現在の治療の効果を高めるようにすべきかもしれない．これが奏効しないならば，治療チームは，以下に解説するような治療抵抗性うつ病に対するアプローチを実施する必要がある．

| 症例 |
　17歳の少年フレッドはかかりつけ医から薬物を試験的に投与された後，受診してきた．「少しもよくならない」ので，薬をやめたいと述べた．自分には治療の効果があるのかよくわからないとも言った．

セラピスト：どうしてかかりつけ医のもとを受診しようとしたのですか？
フレッド：成績が落ちて，放課後の新聞部の活動をやめてしまったからです．
セラピスト：どのくらいの期間，薬をのんでいますか？
フレッド：約10週間です．
セラピスト：何か変わりはありますか？
フレッド：今もそれほど調子がよくないけれど，成績は少しよくなりました．今では集中できるし，勉強もできます．
セラピスト：あなたは何もよくなっていないと言いますが，成績のことは別ですか？
フレッド：そうです．でも，今でも何だか楽しくないし，具合がよいとは感じられないのです．
セラピスト：あなたがよければ，お母さんにあなたの状態について質問

してみたいと思います．（母親に向かって）これまでの 3 か月間，息子さんの状態をどうだったと考えますか？

母親：前よりもよいです．今でも幸せそうには見えませんが，以前ほどイライラしなくなりました．少なくとも勉強はしています．

　この症例は，症状の改善について，よくあるパターンを示している．しばしば症状は同時には反応せず，ある症状は他の症状よりも改善が早かったりする．セラピストが，患者が行っていることではなく，感じていることばかりに焦点を当てていると，うつ病の症状の改善はそれほど明らかにはならないかもしれない．この症例では，フレッドは部分的な改善があった．フレッドは薬を中止すべきではないと著者らは助言するだろう．この症例では，臨床家は，次の治療のステップとして，患者自身，両親，かかりつけ医と協力していく必要がある．追加の心理療法や，薬物の増量も考慮すべきである．より複雑な治療歴のある患者の場合には，治療に抵抗する症状と人生の出来事について時間経過を図式化することが役立つ．

最初の診断は正確か？

　SSRI と CBT，あるいは対人関係療法が思春期の大うつ病に最適の治療である．しかし，うつ病のある種のタイプにはこれが最適ではないかもしれない（**表 8-3** 参照）．双極性障害の思春期患者に抗うつ薬を投与すると，混合状態や急速交代型となってしまって，かえって状態が悪化するかもしれない．このような患者には気分安定薬（例：炭酸リチウム，抗精神病薬，divalproex）による治療が必要なことがある．これらの薬には抗うつ効果もあり，うつ病エピソードの治療にも効果が上がる可能性がある．双極性障害の患者が気分安定薬に反応しない場合には，SSRI を追加することを考慮する．Lamotrigine は成人の双極性障害患者の反復性うつ病の予防に有効であることが証明されている．

　精神病性うつ病（psychotic depression）は，単極性うつ病に対するエビデンスに基づいた治療に反応しないかもしれない他のタイプの気分障害である．精神病症状の出現が漠然としていることもあり得るので，たとえ患者が

表 8-3　最初の診断が正しいか？

うつ病のタイプ別の最適な治療
- 双極性障害：気分安定薬
- 精神病性うつ病：抗うつ薬＋抗精神病薬
- 季節性気分障害：光療法

ごく正常に見えたとしても，臨床家はこのような症状について正確に検索していくことが重要である．精神病性うつ病の治療には，抗うつ薬と抗精神病薬を併用する．若者の精神病性うつ病は双極性障害に関連している可能性が高いので，臨床家はとくにこの可能性に注意を払うべきである．

　他のタイプの治療を要する第三の気分障害は，季節性感情障害（seasonal affective disorder：SAD）である．SAD の患者は抗うつ薬に反応するかもしれないが，ある周波数の光を朝 30 分間照射されることがもっとも特異的な治療である．

治療抵抗性に関与している合併する状態はないか？

　うつ病様症状を呈したり，治療を複雑にする可能性のある状態もある（表 8-4 参照）．たとえば，アルコールや他の物質の使用が，うつ病の治療に対する反応が不良になっていることと関連している場合がある．ADHD の患者は集中困難や衝動性のために学業や対人関係の問題を抱えていて，ADHD のために引き起こされたこのようなストレッサーがうつ病の症状が改善しないことの原因かもしれない．うつ病患者に不安障害が合併していて，うつ病はもはやそれほど重症でないのに，不安障害が症状の前面に出ている場合もある．意義ある活動を含めるのはうつ病の治療の重要な要素であるのだが，重症の不安障害がこのような治療的介入を妨げ，その結果，回復を遅らせている可能性もあるだろう．アスペルガー症候群の患者が思春期に入ると，同世代の仲間の輪に加わろうとして，拒絶され，孤立感を深めた結果，意気消沈したり，抑うつ的になったりするかもしれない．治療の焦点は対人的スキル訓練に当て，現在の教育的・社会的環境が患者の欲求に適しているか検討すべきである．絆の強かった他者の死を経験したり，死体を発見したりした

表8-4 うつ病の治療を妨げる合併する状態

合併する障害	症状	介入
摂食障害	低栄養のためにうつ病様症状を呈する可能性	栄養状態の改善
物質使用	物質使用がうつ病の治療抵抗性を生じている可能性	うつ病と物質使用の両方に対する治療
ADHD	衝動性や集中困難による学業や対人関係の問題が生じている可能性	覚醒剤,bupropion,atomoxetine
OCD,他の不安障害	機能の障害がうつ病を惹起.症状や強迫的な儀式が苦痛を生じる	曝露療法,SSRIの多量投与
複雑な死別反応,PTSD	故人やトラウマに囚われるために回復が妨げられる可能性	トラウマに焦点を当てた治療
アスペルガー症候群	仲間とうまくいかないために孤立感を生じる	対人的スキル訓練,感情についての教育

表8-5 治療抵抗性に関連する医学的問題

- 慢性疾患:てんかん,糖尿病,炎症性腸疾患
- 薬物の影響:経口避妊薬,ステロイド,抗けいれん薬,インターフェロン,レチノイン酸
- 貧血
- 単核球症
- 甲状腺機能低下症/亢進症
- 栄養上の問題:ビタミンB_{12}欠乏症
- 片頭痛/線維筋痛症:SNRIの使用を検討する

ために,複雑な死別反応やPTSDを呈している患者も抑うつ的になる可能性がある.このような状態に働きかけなければ,うつ病から回復しないかもしれない.摂食障害の患者も,大食や嘔吐の衝動を妨げられたり,食事を制限されたり,低栄養の結果として,しばしば抑うつ的となる.

さまざまな医学的状態のために,うつ病に対する最初の治療に反応しない患者もいるかもしれない(**表8-5**参照).第一に,患者はてんかん,糖尿病,炎症性腸疾患といった慢性疾患に罹患していて,これがうつ病の危険を高めているかもしれない.このような病気が十分にコントロールされていない

と，患者はうつ病からの回復につながるような活動ができないだろう．さらに，ある種の治療（例：インターフェロン，抗けいれん薬）がうつ病の原因になっている場合もある．チームの他のメンバーと協力して，患者の医学的状況をコントロールすることが重要である．

うつ病（そして不安障害）にしばしば合併する他の身体疾患として，片頭痛がある．残念ながら，片頭痛の治療はかならずしもうつ病の症状を改善させないし，その逆もまた同様である．しかし，反復性で慢性の頭痛は明らかに行動を制限し，うつ病からの回復を妨げる．SNRI（例：venlafaxine，duloxetine）などの薬物が，うつ病や不安障害ばかりでなく，片頭痛にも効果的な場合がある．著者らは一般的には，二次的な疾患の治療にSNRIを処方しない．しかし，2種類よりも，1種類の薬物を使用するほうが関係者にとっては管理しやすいこともたしかである．なお，amitriptylineのような薬物で片頭痛を治療することがあるが，これはSSRIの血中濃度に影響を及ぼし，その逆も起こり得る．さらに，topiramateといった薬も，意識混濁や体重低下といった，うつ病に類似の症状を引き起こす副作用を生じることがある．

経口避妊薬，ステロイド，レチノイン酸といった，他のある種の薬もうつ病の危険性を増すことがある．たとえば，疲労や，鉄欠乏性貧血や単核球症といった他の状態によって引き起こされた動機の低下が，うつ病に似た症状をもたらしている可能性もある．甲状腺機能低下症や亢進症も治療抵抗性に関連しているかもしれない．最後に，ビタミンB_{12}欠乏症や葉酸欠乏症がうつ病に関連することもあるだろう．したがって，医学が専門ではないセラピストは患者をかかりつけ医に紹介し直して，うつ病の症状に関連する他の医学的状態を除外する必要がある．第5章（p.131）で解説したように，未治療の睡眠障害はうつ病からの回復の妨げとなるので，睡眠障害を評価して，治療をすべきである．

患者は適切な量の，適切な治療を受けたか？

患者が適切な期間，適切な量の治療を受けなければ，うつ病が治療抵抗性であると結論するのは時期尚早である．表8-6に心理療法と薬物療法の量と期間の指標を示した．心理療法の質を評価するのはさらに難しいが，セッ

表 8-6　患者は適切な量の，適切な治療を受けたか？

・CBT あるいは対人関係療法：8～16 セッション
・SSRI を少なくとも 8～12 週間服用，fluoxetine 等価で 20～40 mg/日
・Sertraline 150～200 mg/日
・Citalopram 20～40 mg/日
・Escitalopram 10～20 mg/日
・Venlafaxine 150～225 mg/日

ションの構造，主な焦点，治療で学んだことなどについて，セラピストは患者に質問する．治療が CBT や対人関係療法であったというだけでは十分ではない．患者が CBT のセッションを受けたが，技法をまったく身につけていないとするならば，患者が十分に CBT の本質的な部分を受けたかどうかを確認したうえで，セラピストは治療の成否を判断すべきである．セラピストは患者の同意を得たうえで，以前のセラピストに電話をして，そのような判断をすることもできる．

　思春期患者の薬物投与量の判定を難しくしている発達論的な問題がある．第一に，多くの抗うつ薬の半減期（例：sertraline, citalopram, escitalopram）は，成人よりも思春期の人でははるかに短い．これは，思春期患者は成人よりも抗うつ薬を速く代謝することを意味しているため，より多くの量の抗うつ薬を必要とする例があるかもしれない．とくに，ある患者が抗うつ薬に何らかの反応を示しているならば，十分に反応していない人に対して取るべき論理的な次の策は，（副作用が出ないように注意しながら）投与量を増すことだろう．抗うつ薬の血中濃度は，投与量と患者の体重によって変化する．したがって，肥満している患者や，最近体重が増加した患者には，適切な反応を得るために，抗うつ薬の投与量を調整する必要があるかもしれない．

| 症例 |

　ロリは，12 歳の時にうつ病になった．それ以来，抑うつ的で，3 種類の薬を服用し，心理療法も受けてきたが，「何も効かなかった」と話した．慎重に診察を進めていくと，彼女は fluoxetine 10 mg/日を 9 か月間服用していたが，これは十分な量ではなかった．服用量が 20 mg/日

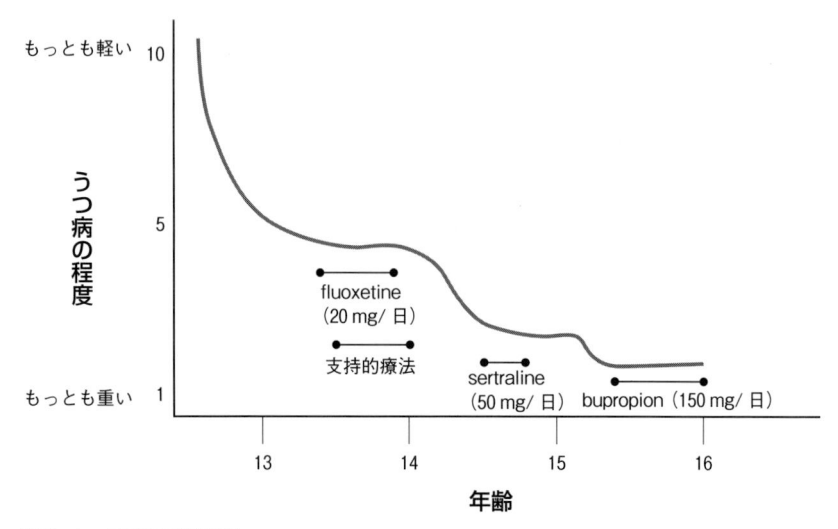

図 8-1 治療の経過図

になると，アカシジアが出たと，彼女は話した．短期間，sertraline (50 mg/日) を投与されたこともあったが，「落ち着かなくなった」ため服用を中止したという．15歳の時には，bupropion 150 mg/日で治療されたが，回復しなかった．ロリが受けた心理療法は，主として支持的療法であり，対人関係療法やCBTではなかった．以下の図 8-1 はロリの治療歴をまとめたものである．

| 反応 |

　ロリの例を，治療抵抗性うつ病と判断すべきではない．3 種類の抗うつ薬のどれも適切な量を服用していなかった．Sertralineも十分な期間使用されていなかった．彼女が受けた心理療法は，エビデンスに基づいて有効とされているものではなかった．もしもbupropionで副作用が出なければ，まずその量を増やす必要があった．ロリに将来再びSSRIが処方されるならば，血中濃度を測定し，彼女の代謝が遅いために，以前のSSRIの投与量が多すぎてはいなかったかどうか検討するのは有用だろう．さらに，ロリは，エビデンスに基づいて慢性のうつ病に対して有効とされていて，経験によっても支持されている心理療法(例：CBTや

対人関係療法)を適切に受けてはいなかった．

患者は以前の治療を守ったか？

　患者が定期的にセッションに参加し，スキルを学び，それを実践し，規則的な服薬をしなければ，治療の効果は現れない．患者が治療を定期的に受けていなかったと判断するには，なぜ患者がそれを実行できなかったかを理解することが重要である．絶望的であったり，どのようにスキルを実行したらよいか理解していなかったり，スキルが自分の抱えた問題とは無関係に思えたりしたために，患者はスキルを実施しようとしないのかもしれない．以前の治療の失敗を繰り返さないようにするために，何が関係ないと思われたのか，セラピストは理解しようとする必要がある．副作用を恐れたり，朝しなければならないことが多すぎたり，いずれにしても薬は何の役にも立たないと思いこんでいるために，患者は服薬しようとしないのかもしれない．セラピストは収集した情報をもとに，効果が現れると考えられる心理療法や薬物療法を定めていく．次は，そのような話し合いの一例である．

　　セラピスト：以前に受けた治療について少し話してくれますか？　どんな問題を取り上げましたか？
　　思春期患者：もっと自己主張ができるようにと習いました．
　　セラピスト：それは役に立つスキルですね．どうしてそれを取り上げたのですか？
　　思春期患者：学校で同級生が僕をからかったからです．
　　セラピスト：同級生に何をされたのですか？
　　思春期患者：ゲイだと言われて，部屋に閉じこめられました．
　　セラピスト：そのようなことがよく起きたのですか？
　　思春期患者：いつもです．
　　セラピスト：どのようにして自己主張するか，治療中に何を習いましたか？
　　思春期患者：僕のことを構うな，放っておいてくれと言えと習いました．
　　セラピスト：すると，何が起きたのですか？

思春期患者：もっとひどくからかわれるようになりました．
セラピスト：ということは，自己主張はうまくいかなかったようですね．
思春期患者：全然！
セラピスト：この件はあなたのリストの中では上位を占めるでしょうか？
思春期患者：もちろんです．
セラピスト：時には，最高のアプローチのごく一部だけを試してみる必要があります．この状況では，自己主張だけではうまくいかないようですね．でも，こういった場面に立ち向かっていく他の方法について考えてみる気はありませんか？

　この症例では，たしかに患者は自己主張できるように学ばなければならなかったのだが，学校でのいじめに対してはより系統的なアプローチがしばしば必要となる．この例では，患者が助言されたスキルを実行しようとしなくなった理由は明らかである．

抑うつ症状は薬物の中断や副作用と関連があるか？

　患者が時々，倦怠感，感冒様症状，悲哀感，不安感を訴えることがある．Fluoxetine の治療を受けている患者の場合，こういった症状が出現しているのは，患者が薬を中断したり，薬の離脱症状のためではない．というのもこの薬は体外に排出されるのが遅いからである．しかし，より短い半減期の抗うつ薬で治療されている患者では，セラピストはこれらの症状と，患者が服薬を中断したこととの間の関係を検討すべきである．このような関係が明らかになったら，次の課題は，現在の薬物療法を継続すべきか，あるいは患者が服薬を守るように，他の薬に変更するかという判断をしなければならない．
　抗うつ薬の一般的な副作用としては，悲哀感，不安定な気分，イライラ感，行動の賦活化，不安の増強，脱抑制，アカシジアなどがある．臨床家にとってもっとも重要な手段は，経過を図式化することである．臨床家は，患者が呈する気分の変動や他の症状と，薬物の開始や量の変化を経時的に図示してみる．副作用は，薬物療法を開始したり，薬量を変更したりしてから1週間以内に，しばしば出現する．患者が不安定な気分，悲哀感，行動の賦活

化，脱抑制を呈したら，セラピストは，躁病や適切に治療されていないうつ病の可能性を除外しなければならない．抗うつ薬治療によって，双極性障害の症状が引き起こされたり，悪化したりした場合には，臨床家は，躁病，混合状態，急速交代型の既往歴と家族歴について検討する必要がある．突然出現した症状が双極性障害に関連しているならば，抗うつ薬を減量するか，中止することが第一の介入となる．アカシジア（落ち着かずじっと座っているのが難しい）は患者にとってきわめて不快であり，臨床家は薬の減量や他の薬に変更しなければならない．

　抗うつ薬は，睡眠分断の作用のために睡眠の質や日中の活力に影響を及ぼしたり，ありありとした夢が出たり，直接的な鎮静効果などをもたらすかもしれない．第一に，睡眠の問題がうつ病が治療されていない影響であるかを，セラピストは判断しなければならない．セラピストはこれらの症状と抗うつ薬の量の変化の間に関係がないかを調べて，睡眠障害が薬の副作用の可能性であるか否かを検討する．処方をしている医師は，投与量を変化させる時期を考えるべきであろう．SSRIの副作用の1つとして，ありありとした夢が出現し，それがあまりにも恐ろしかったり，睡眠を障害したりするようならば，服薬し続けるのが難しいだろう．そこで，投与量を変更する時期や，他の薬への変更（他のSSRIに変更すると，このような副作用が出ないことが多い）について，処方を担当している医師と協力することが重要である．日中に倦怠感を覚える患者に対して，賦活作用のある抗うつ薬であるbuproprionを追加して処方する医師もいる．さらに，diphenhydramineやmelatoninといった薬が入眠困難に有効であることがあるが，薬の副作用と未治療のうつ病について考えるならば，まず，睡眠衛生について検討しなければならない（表8-7）．

| 症例 |

セラピスト：日中に疲れた感じがあるのですね？
思春期患者：はい，一日中です．
セラピスト：毎晩何時に寝ますか？
思春期患者：だいたい10時半です．
セラピスト：寝つくまでにどのくらいかかりますか？

表 8-7　睡眠衛生

・夜は，睡眠を妨げるようなカフェインや他の薬をのまない
・睡眠の前には，刺激するような活動をしない
・昼寝をしない
・心配したり，何かに囚われたりしたら，瞑想をしたり，リラックスするようなイメージを思い浮かべる
・眠れなければ，ベッドから離れて，読書したり，リラックスするような音楽を聴いたりする
・定期的に運動する

思春期患者：1時間半くらいです．
セラピスト：寝つくまで何をしていますか？
思春期患者：音楽を聴いています．携帯電話で友達に電話をしたり，コンピュータをしたりもします．
セラピスト：いったん寝ついてしまうと，ぐっすり眠れますか？
思春期患者：いいえ，一晩中ウトウトしています．
セラピスト：それでは，朝は十分に休んだという気がしませんね．
思春期患者：はい．
セラピスト：日中に昼寝をしますか？
思春期患者：はい．学校から帰ってくると，家で3時半から6時頃まで眠ります．
セラピスト：毎日どれくらいの量のカフェインをとりますか？
思春期患者：夜にコーヒーを1杯のむと，宿題ができます．おそらく2杯かも……．
セラピスト：日中の疲れた感じと寝つきの悪さと，薬をのみ始めたこととの関係をどう考えますか？
思春期患者：治療が始まる前からこんな感じでした．でも，落ち着きのなさは夜のほうがひどいです．
セラピスト：いつ薬をのみますか？
思春期患者：夜です．
セラピスト：なぜ？
思春期患者：母が朝早くのシフトで働いているので，私は朝は薬をのむのを忘れがちだからです．

セラピスト：朝，薬をのんだ時には，睡眠はどのようでしたか？
思春期患者：まだましでした．でも，それでもぐっすり眠ったというわけではありません．
セラピスト：では，うつ病になる前にも，あなたにはこの問題がありましたか？
思春期患者：いいえ．

　この例は睡眠衛生が不良であることを示している．希望があるのは，改善の余地が十分にある点である．患者はよく眠れないから，疲れている．睡眠の問題はうつ病と関連しているようだし，夜に服薬することが事態を悪化させているようにも思われる．さらに，良好な夜間の睡眠を妨げることを3つ行っている．①日中に昼寝をする，②夜コーヒーを飲む，③落ち着くためには控えるべき刺激のあることを夜行っている．

心理社会的ストレッサーが治療結果に影響していないか？

　治療に反応しないことに関連する一連の心理社会的ストレッサーがある（表8-8参照）．これらのストレッサーについて最初に評価していたとしても，新たな状況が生じたら，再評価すべきである．さらに，治療関係が良好なものに変わってきたので，患者が以前ならば話すのをためらっていたような，重要な情報について話しても構わないと考えるようになったのかもしれない．
　現在，親がうつ病であると，子どもの治療効果の妨げになる．逆に，親を治療することによって，思春期患者が改善する可能性が高まるだろう．親は患者の初診時に自分の治療について進んで話そうとはしないだろう．しかし，うつ病の親を持つ患者が治療に反応しない場合には，セラピストはこの話題を再び取り上げて，親の治療が子どもの回復の機会を増す可能性があることを助言できる．
　家族がひどく不仲であることは，子どもが治療に反応しなかったり，再発の危険を示したりする．家族の雰囲気が改善すると，うつ病の症状が改善することにつながる．なお，親も思春期患者も家族療法を進んで受けようとはしないものである．さらに，うつ病や，親子の焦燥感がある程度改善しない

表 8-8 治療結果に影響を及ぼす心理社会的ストレッサー

ストレッサー	影響	介入法
親のうつ病	親子の不仲が増す．親子の絆が弱まる．	親のうつ病を治療する
虐待歴	CBTへの反応不良．PTSD．対人関係が不良になる．治療を定期的に受けない．	トラウマに焦点を当てた治療．他の心理療法
いじめ	自殺願望，低い自尊感情，登校拒否，成績不良	学校が介入すべき
家族の不仲	治療反応が不良で，再発の可能性が大きい．仲が改善されると治療への反応に関連する．	家族療法
性的志向	いじめ，家族の不仲，自己像の低下	二次的な影響を取り上げる
喪失体験	PTSD，トラウマ的悲嘆，遺された人への影響	トラウマ的悲嘆の治療

と，家族療法を始めるのは時期尚早かもしれない．

　家庭内の暴力，虐待，いじめといった心的外傷体験に常にさらされている若者はなかなか回復しない傾向がある．すでに述べた症例では，患者は学校でいつもいじめを受けていた．セラピストの目標は，患者がいじめている子どもたちに対して自己主張をするようになることではなく，法に基づいて，学校がその状況に適切に対処するように指示することである．同様に，家庭内に暴力や虐待が存在する場合には，家庭から虐待を除去したり，虐待に満ちた家庭から子どもを引き離したりすることが正当な対処である．

　性的志向の問題は，しばしば，うつ病の症状や自殺願望が改善しないことの原因となっている．自分の行動が性的規範と合致しない若者は，学校でいじめの対象とされたり，家族から拒絶されたりしがちである．さらに，自分が他者と異なり，社会から指弾されるかもしれないと考えるようになると，患者には内的葛藤が生じる．批判を交えない中立的な立場で性の問題を取り上げることによって，セラピストは性について話し合う基礎を築くことが重

要である．さらに，性的志向の問題を発達論的視点からとらえ，性的志向がまだ定まっていなくても構わないし，それはよくあることだと，セラピストは指摘できる．

　喪失やトラウマのために，うつ病の治療が進展しない患者もいる．非常に親密な関係にあった人を亡くした子どもや思春期の人は喪失のために抑うつ的になるが，その一部は，トラウマ的悲嘆(traumatic grief)とか複雑死別(complicated grief)と呼ばれる症候群をきたすかもしれない．正常な死別反応では，ある程度の期間の悲嘆を経験し，その後，喪失を受け入れていき，期待されている役割や発達論的な過程へと戻っていく．しかし，複雑な死別反応を呈している患者は，急性の悲嘆に陥ってしまって，故人を強く求め，死をもたらした他者や自己を非難し，故人がいなくては人生を歩んでいくことなどできないと確信している．この種の悲嘆を取り扱うには特定の心理療法的技法があり，少なくとも成人では，うつ病の治療だけでは十分ではない．逆に，複雑な死別反応を経験したうつ病患者は，死別反応が解決した後も，うつ病のままである．

最初の抗うつ薬に反応しなかった患者に対する治療

　国立精神保健研究所の助成による，思春期のSSRI抵抗性うつ病の治療(Treatment of SSRI-Resistant Depression in Adolescents：TORDIA)に関する研究は，SSRIによって適切に治療されても反応しない患者に対してどのように治療すべきか，いくつかの指針を示している．すでに解説した問題のすべてを取り上げたとしても，第一選択薬のSSRIに反応しなかった患者には，第二選択薬のSSRIに変更すべきである．患者が以前にCBTで治療されたことがなければ，これも追加する必要がある．他のSSRIに変えて，CBTを加えたとしても反応がなかった場合には，さらに次にどんな治療をすべきかという点についてはほとんど研究されていない．

治療抵抗性うつ病の予防

　治療抵抗性うつ病を予防する最善の方法とは，初期の段階でうつ病を徹底

表 8-9　治療抵抗性うつ病の発展をいかにして予防するか

- 初期に診断し治療する
- 教育：うつ病は一生にわたる病気である
- 最適な治療を実施する
- 治療に反応しないことに関連する心理社会的危険因子に働きかける
- 保護因子を強化する
- 寛解に至るまで治療する
- 維持治療：少なくとも6〜12か月間
- 再発の予防：いつ，どこで，どのようにして治療を受けるべきか，患者自身がよく知っておく

的に治療し，残遺症状が完全になくなるまで治療することである．寛解の維持が達成できないと，患者が慢性うつ病を呈する危険があり，このために治療がさらに難しくなる(**表8-9**参照)．

　本章では，思春期の治療抵抗性うつ病に関して，定義，評価，治療，予防について解説してきた．思春期も成人のうつ病患者も，その大多数が最終的には症状が消失したと多くの研究が明らかにしている．たとえば，STAR*D(成人のうつ病患者に関する大規模研究)に参加した患者の67％が最終的に寛解に達した．したがって，私たちは慎重でなければならないが，楽天的な態度を取り続けることが重要である．

本章の要点

- 改善した点や改善しなかった点を記録しておく．
- 適切な量の治療であったかを含めて，適切な治療を受け続けるように患者に働きかける．
- 最初の診断や合併する診断について検討する．
- 副作用や残遺症状を評価する．
- 心理社会的ストレッサーを再評価する．
- 絶望感を見きわめて，教育でそれに対抗する．
- 協力して，明確で，現実的で，測定可能な目標を立てる．
- 粘り強い態度を貫く．

第9章 回復とその維持：強化と維持療法

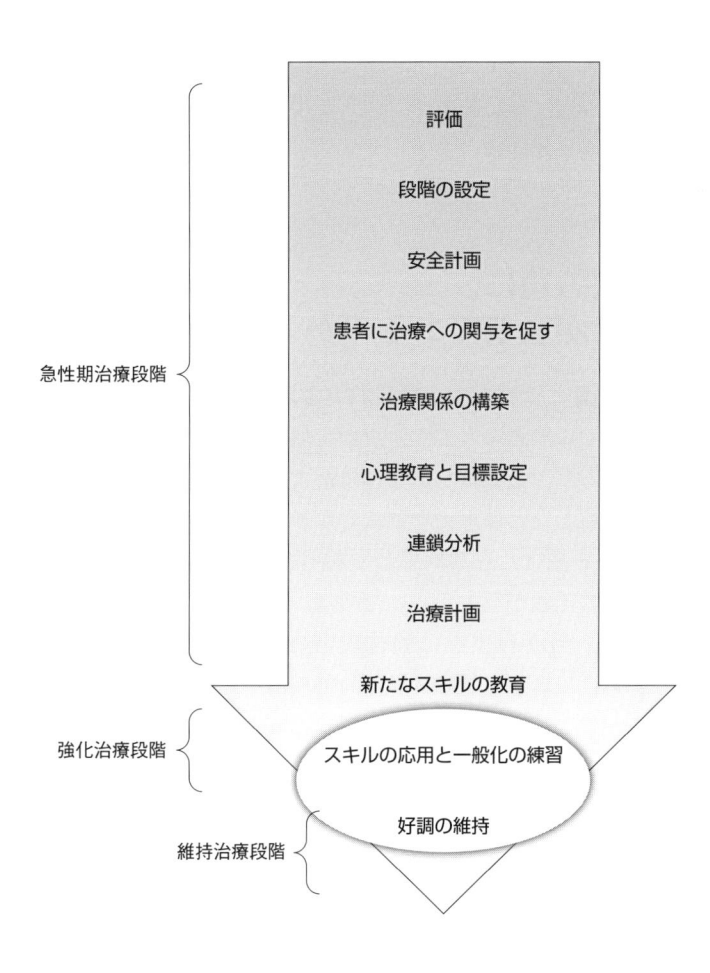

```
急性期治療段階 {
    評価
    段階の設定
    安全計画
    患者に治療への関与を促す
    治療関係の構築
    心理教育と目標設定
    連鎖分析
    治療計画
    新たなスキルの教育
}
強化治療段階 {
    スキルの応用と一般化の練習
}
維持治療段階 {
    好調の維持
}
```

> **本章の内容**

- 急性期治療に続く治療段階（強化段階と維持段階）：目標，構造，内容
- うつ病に対する強化治療と維持治療の指標と期間
- どのようにしてストレッサーを予測して，それに対処する計画を立てることを，患者に教育するか
- より積極的な治療を再開する必要があることを認識するには，患者は何に気をつけるべきか
- よい状態を維持するのに一致したライフスタイルの選択
- 成人への移行における発達課題

なぜ急性期治療の後に追加の治療段階が必要であるのか？

　急性期治療では，患者とセラピストは自殺の危険やうつ病の症状を減らし，機能を回復することに焦点を当てる．たとえ理想的な状況であっても，急性期治療の最後になると，患者はしばしば以前よりはよくなっているが，かならずしも完全に回復したとは思えないことが多い．薬物療法と認知行動療法（CBT）の併用療法を受けた思春期患者であっても，12週間の治療を受けた後に完全にうつ病の症状が消失していたのは，約1/3でしかない．その後の3〜6か月間では，治療の焦点は強化段階（consolidation phase）へと移っていく．すなわち，患者とセラピストは急性期治療で得られた利点を強化し，残遺症状を主に扱い，完全な症状の寛解に達しようとする．何らかの改善は示したものの，未だに残遺症状がある患者は再発したり，反復性で慢性のうつ病へと発展したりする可能性が高いので，この種の治療は重要である．

　強化治療の次の段階は維持治療（maintenance treatment）であり，6〜12か月続く．患者が寛解に達していたとしても，まだ残された重要な治療がある．維持治療とは，患者がうつ病の症状がない状態を続けることを目的とする．それが重要であるのは，うつ病はしばしば再発する傾向があるからであ

表 9-1 治療段階

治療段階	持続期間(月)	セッションの頻度	目標
急性期	3	4〜8/月	・心理教育 ・安全計画 ・連鎖分析 ・症例の定式化 ・新たなスキルの獲得 ・急性症状を減らす ・機能の回復
強化期	3〜6	2〜4/月	・寛解 ・残遺症状を標的とする ・合併する状態を標的とする ・スキルの練習，新たなスキルの獲得 ・最適な発達過程に戻る
維持期	12か月以上	2か月に1度〜 3か月に1度	・再発の予防 ・引き続き服薬するように働きかける ・可能性のあるストレッサーを予測する ・スキルや対処戦略を練習する

る．時には，寛解に達した後1年あまり続く治療は継続治療と呼ばれるが，それよりも長期にわたる治療を指すこともある．多くの臨床家がこの2つの術語を同義に使うので，ここでは単純にするために，著者らは再発を予防することを目的としたいかなる治療も，維持治療と呼ぶことにする．複数のうつ病エピソードを経験している慢性うつ病で，回復に1年以上かかったといった思春期患者は，6〜12か月間以上にわたる維持治療の期間から利益を得ることができるだろう．長期にわたり再発の危険が高い患者は，年4回のフォローアップと薬物療法を持続したいと考えるかもしれない．ハイリスクの思春期患者にとって，維持治療期間をどれくらいにするかという点について，明らかな指標はないが，うつ病の再発が複数回に及んでいる成人患者には，維持治療は再発の予防に3年以上有用であった．この段階，時間的枠組み，目標を**表9-1**にまとめた．本章では，強化治療段階と維持治療段階の，構造，標的，技法とともに，よくある陥穽を避ける方法について解説する．

強化治療

強化治療段階には3つの焦点がある．① 治療で得られた利点を強化する，② 寛解をもたらすとともに，もしも取り上げられないままであると再発を引き起こしかねない環境上の問題や残遺症状に焦点を当てる，③ 患者が適切な発達的過程に戻るように助力する．本節では，これらの強化の焦点や他の側面について解説する．

治療の焦点を寛解に移す

急性期治療段階の目標は，治療的関係を築く，治療契約を結ぶ，介入の標的となる領域を同定する，治療効果を上げるなどである．急性期治療段階で望まれる結果とは，機能の回復，うつ病症状の50%以上の消失，計画や意図を伴う自殺願望の消失などである．しかし，すでに述べたように，急性期治療段階の最後に近づくと，状態は改善したと感じるものの，すっかりよくなったとは思えないことが多い．そこで，強化治療段階の目標は，寛解をもたらすことであり，すなわち，完全にうつ病の症状が消失することである．

なぜ強化治療段階が必要なのか？

うつ病にかかっているというのは，患者がベルトコンベアの上に乗せられているようなものである．患者がベルトに逆らって進もうとしなければ，自動的にどんどん運ばれていってしまう．症状が完全に消失した状態を維持し，思春期患者が最適な発達過程に戻ることに対しても，同じことが当てはまる．残遺症状のある患者はうつ病が再発したり，慢性うつ病になったりする可能性がきわめて高く，これは急性うつ病よりも治療が難しい．思春期患者の発達論的な目標に焦点を当てることが重要であるのは，長期的には，患者が最適な発達過程に戻ることが治療の最重要課題であるからだ．うつ病，自殺行動，他の合併する状態はすべて，正常な発達を妨げる．強化治療段階では，うつ病や自殺についての拘りがもたらした悪影響のために脇道に逸れてしまっていたものを，思春期患者の本来の感情生活や社会生活の側面にも

う一度働きかけ直すことが重要である.

何が強化治療にとって最善の構造か？

　急性の症状がなくなったからといって，すぐに変化は生じない．睡眠を改善するといった，とくに頑固な問題を毎週のセッションで取り上げるのは妥当だろう．しかし，肯定的な対人的活動を増やそうとすることに焦点を当てた治療の効果が出るにはさらに時間がかかるので，この場合は，2週に1度のセッションでもよいだろう．この段階では薬を調整する必要があるかもしれない．たとえば，CBTとSSRIの治療を受けてきた患者が，睡眠障害はないのに倦怠感を訴え続けるような場合には，倦怠感に対してはbupropionを追加し，薬効をモニターするために，この治療段階では2週に1度診察するということも考えられる．研究によると，再発予防のためには2週に1度あるいは1か月に1度の診察で十分であることが明らかにされている．治療頻度を下げていくことは，自力で生活していく準備ができつつあることを患者に伝えることにもなる．さらに，適切な発達過程に戻るのは，日の単位で生じるようなものではなく，もっとゆっくりと進んでいく．思春期患者が同世代の仲間の輪に加わったり，課外活動に参加したりするようになると，毎週受診してくるだけの時間を見出すことが難しくなるかもしれないが，それはまさに治療が成功した徴候でもある．したがって，急性期治療段階で得られた利益を維持するには，セッションの頻度を2週に1度として，もしも状態がさらに改善していけば，1か月に1度としていく．薬の量は，患者の症状が改善した時と同量を続ける．

新たに治療契約を結ぶ必要性

　急性期治療段階は集中的であるとともに，非常な労力を要する．ある程度，症状が緩和されると，患者が治療を止めたいと思うのはごく普通である．そこで，セラピストは次の治療段階を設定し，うつ病が再発する傾向があることや，完全寛解に達することの重要性について患者に教育する．セラピストはここまでに達成した進展を軽視しないように注意すべきである．実

際には，セラピストはこれまでの進展を認め，それを喜ぶとともに，家族や患者と追加の目標や，強化治療段階で治療を継続していくことの長所と短所について話し合う必要がある．患者とセラピストは，成功を認め合い，役立つスキルと戦略を見出し，完全な回復ではなく再発につながりかねないうつ病の残遺症状や他の問題（例：合併する状態，家族の葛藤，ライフスタイルの問題）を取り上げていくべきである．最後に，セラピストは患者の長期的目標にもう一度焦点を当てて，患者の活動や活力がこの目標に合ったものであるのか判断しなければならない．以下のやり取りは，強化治療段階における再契約について示している．

セラピスト：私たちは3か月間治療を続けてきました．あなたはうつ病や自殺したいという気持ちがどうなったと考えていますか？

思春期患者：ずっとよくなりました．そろそろ治療を止める時だと考えていました．というのも治療には時間がかかるし，もう一度始めたいことがたくさんあるからです．

セラピスト：あなたは一生懸命に取り組んできて，たくさんの進歩がありました．治療を受けに来ることよりも，あなたがしたいことがあるというのは本当に素晴らしいですよ．

思春期患者：コーラスグループに戻りたいし，学校の劇でも演じたい．どちらにもとても時間がかかります．

セラピスト：それに，あなたはそういったことをするのを楽しみにしている．そういった活動をするのは，治療よりも治療的かもしれません．

思春期患者：私もまさにそう考えていました．

セラピスト：私たちは「白か黒か」の思考について話し合ってきましたね．今，あなたは，治療，すなわち毎週1～2回受診してくるか，治療をすっかり止めてしまうかと考えています．その中間の可能性について考えられますか？

思春期患者：たとえば？

セラピスト：受診の頻度を低くして，これまでに取り上げてきたことが今でも役立つか確かめたり，これからも取り上げる必要があること

はないか考えたりしていくのです．たとえば，疲れやすく感じたり，よく眠れなかったりといったことです．

思春期患者：そのうち自然によくなりませんか？

セラピスト：かならずしもそうとは限りません．私の提案したことはそれほど難しいとは思いませんよ．そういった問題を取り扱うのに役立つし，あなたが完全に回復して，その状態を続けることができます．

思春期患者：私がコーラスグループや劇の活動に参加できるように，先生は受診のスケジュールを立ててくれますか？

セラピスト：そのような活動があなたにとってとても重要なので，その妨げにならないように予定を立てましょう．覚えていますか？　治療を始めた時に，私たちはあなたがこういった活動をもう一度楽しめるように手助けしたかったわけですから，治療のためにそれが妨げられてしまったらまったく意味がないでしょう．

　このやり取りで，セラピストは，治療の焦点を移して，これからのセッションの頻度を低くすることを説明できた．何よりも，治療の目標は患者を本来の生活に戻し，患者にとって意味ある活動を妨げないようにすることであると，セラピストは認めている．

どのくらいのスキルを身につけたか？

　強化段階の初めに，治療目標に関して患者や家族と再契約を結ぶことが重要である．この過程を始める1つの方法として，これまでの治療で獲得したスキルや対処戦略のリストを作るように患者に働きかけていく．さらに，セラピストと患者は，どのような問題が気分の低下や，自殺の危険を増すことにつながったかを検討し，患者はどのようなスキルを効果的に使えるかを判断していく．患者が治療でどのようなスキルを学んで，それを活用できるようになったか，将来スキルが活用できそうな状況はどんなものか，あまり役に立たないと感じているスキルは何か，あるいは他の状況や方法で用いる必要があるスキルは何かを，セラピストは検討し，判断していく．

第9章 回復とその維持:強化と維持療法

　患者がスキルを効果的に用いるのが難しかった状況に気づいたら,セラピストは患者とともに連鎖分析を実施し,スキルが正しく用いられなかったために,患者に問題が生じたのかどうかを考える.他の要因(例:他の脆弱性)が関連していたり,おそらく他のタイプのスキルのほうがより適切であったことが明らかになるかもしれない.また,セラピストと患者が同様の状況についてロールプレイを行い,患者がスキルを適切に使っていたか,スキルが有効であった可能性はあるかを検証する.次の例は,患者が気分の問題に直面した際にスキルを試みようとしたことについての連鎖分析の一部を示した.

　　セラピスト:最近,あなたの気分が落ちこんで,イライラしたことがあったと話していましたね.それにつながる出来事について話してくれますか?
　　思春期患者:私はレストランでシフト2つ分も働いていました.それで,疲れ果ててしまっていたのに,私の仕事が遅すぎると上司が文句を言い始めたのです.それで,私は上司に対して堪忍袋の緒が切れてしまいました.上司から,もう帰っていいと言われましたが,私を首にするかどうか上司は考えているはずです.私は帰宅しましたが,本当に自分自身に幻滅しました.あのような状況でもっと自分をコントロールできていたらよかったのにと思います.
　　セラピスト:その出来事が始まった時に,それにどう対処しようとしましたか?
　　思春期患者:頭の中でリラクセーションの練習をしようとしました.自分自身に向かって「私はこれをうまく乗り切ることができる」と語りかけましたが,すっかり疲れていて,コントロールする力を失ってしまったのです.
　　セラピスト:あなたが疲れていて,シフト2つ分も働いていたので,イライラしてしまったと考えているのですね?
　　思春期患者:そうです.
　　セラピスト:今は,上司があなたのことをよく思っていないのではないかと心配しているのですか?

思春期患者：上司はそう言いました．

セラピスト：あなたにシフト2つ分働いてほしいと頼んできた時には，上司はあなたのことを低く評価していましたか？

思春期患者：いいえ，実際には，ついこの間まで2人はうまくやってきました．

セラピスト：あなたはそのレストランにどのくらい勤めていますか？

思春期患者：2年です．

セラピスト：それでは，シフトが1つだけだったとしても，やはりあなたは怠け者の従業員ですか？

思春期患者：上司は過度の一般化をしていたように思えます．

セラピスト：ここで2つの疑問がありそうです．あなたが上司の認知の歪曲に囚われないようにするにはどうしたらよいか？ そして，あなたがその状況をどのように対処することができただろうか？

思春期患者：2つの疑問の2番目以上だと思います．

セラピスト：そうですか．あなたがリラクセーションの練習を適切に行わなかったことが問題だとは私は思いません．あなたの耐性を超えさせてしまうような何かにあなたが同意したことこそが問題だと思います．

思春期患者：私は仕事の負担が重すぎたことに気づくべきでした．

セラピスト：もっと長い時間働いてほしいと言われた時に，あなたはそう思いましたか？

思春期患者：はい．

セラピスト：そう言わなかったのはどうしてですか？

思春期患者：協調性のない人間だと思われたくなかったのです．

セラピスト：私が何を考えていると思いますか？ おそらく，あなたはここで別のスキルが必要だったのです．

思春期患者：自己主張スキルですか？

セラピスト：その通り．シフト2つ分を働くことなどできないと，そもそも上司に言うことができていたならば，こんなことは起きなかったかもしれません．そして，問題解決スキルですね．そのレストランには従業員が不足していた，これこそが問題でした．あなたの能

力を超えて,あなたがシフト2つ分を働くのではなくて,この問題を解決する他の方法がおそらくあったでしょう.

　この症例では,問題解決と将来を見通すスキルについてブースターセッションが必要だったことが明らかである.ブースターセッションとは,スキルの基本を再確認し,それを試す実験をしてみることである.この患者は,問題解決スキルを使う機会をモニターすることから始めるとよいだろう.セラピストと患者は,特定のスキルが必要となりそうな状況を見きわめ,このような状況でスキルを使ってみる.著者らのクリニックでは,強化治療段階の思春期のうつ病患者が何人もいるので,このセッションをグループで同時に実施している.グループの状況では,患者は同じグループ内でやはりよくなろうとしている他の患者の経験から学ぶ機会が得られる.個人あるいはグループでも,ロールプレイは,思春期患者がうつ病や自殺の危険から引き続き回復していくのに必要となるスキルを学ぶ有用な方法である.

将来起こり得る問題を予測する

　将来起こり得る,再発を引き起こしかねないストレスに満ちた状況(例:転校,大学への応募)を見きわめるようにセラピストは患者に助力していく.思春期患者にとってストレスとなり得る出来事の特定の側面を同定し,その問題に対処する可能な方法を示すことが有用である.すでに身につけたスキルを実際に使ってみたり,新たなスキルを試したりすることも含まれる.いずれにしても,セラピストと患者は将来起こり得るのと同様のストレッサーに対処していくこの戦略の効果を試してみる必要がある.患者とセラピストはこのシナリオに基づいてロールプレイを行うことができる.次の例は思春期後期の患者がよく直面する問題を示している.

| 症例 |
　ローラは17歳の高校3年生で,故郷から離れた大学への入学を計画していた.彼女には,自殺未遂歴,社会恐怖,うつ病があった.同世代の仲間との葛藤,そしておそらく,酩酊と睡眠不足から,自殺未遂が起

きた．ローラとセラピストは将来問題を引き起こしかねない状況を見きわめようとした．すなわち，飲酒，睡眠不足，ルームメートとの葛藤である．最初の2つの問題を避ける方法と，その願望が湧いてきた時の対処法について話し合った．ルームメートとの件については，ローラがうまくやっていけそうな人を積極的にルームメートとして探すように励まされた．大学のソーシャルネットワークサイトで同時期に入学する学生を見つけて，まず2人が会って，話し合ったうえで，一緒の部屋で暮らすことができるか判断するというのがよい考えだった．セラピストと患者はルームメートとの間のよくある葛藤という状況についてロールプレイをして，そういった葛藤に対処するための積極的で適切な自己主張をする方法について話し合った．

残遺の症状と問題を取り上げる

　状態は改善しているものの，患者が完全寛解にはほど遠い症状に「囚われ」ていることがある．残遺症状のある患者は部分的な障害があり，うつ病が完全寛解に至った人に比べて，再発の危険がはるかに高いので，寛解に達することは非常に重要である．よくある残遺症状としては，倦怠感，睡眠の問題，快感消失などがある．

　セラピストは連鎖分析を用いて，持続している残遺症状と関連する要因を同定したり，あるいは残遺症状を和らげる鍵を見出すことができる．なお，残遺症状はしばしば治療が十分でない結果として生じているので，抗うつ薬を増量したり，他の薬を併用したり，別の抗うつ薬に変えたりするといった治療法を試みるとよいかもしれない．

倦怠感

　うつ病のほとんどの症状から回復しているのに，倦怠感を訴え続ける患者はけっしてめずらしくない．倦怠感が持続しているのか，新たな症状なのか，セラピストは判断しなければならない．もしも，それが新たな症状であるならば，貧血，睡眠習慣や質，あるいは薬が変わったといった医学的な問題と関連している可能性がある．しばらくの間，抗うつ薬を服用し続けてき

た場合には，倦怠感と薬を結びつけられる可能性は低いが，もしも最近投与量が変化したのならば，薬と倦怠感には関係があるかもしれない．また，この倦怠感が処方薬以外の薬の影響ではないか，セラピストは確認しなければならない．倦怠感がうつ病の症状が続いている徴候であるならば，現在の薬を増量し，完全寛解を目指すのが妥当である．他の選択肢としては，賦活作用のある抗うつ薬 bupropion を追加するという方法がある．倦怠感の背景に不眠がある場合には，それを取り上げる必要があるが，次の項目で解説する．

睡眠の問題

　睡眠の問題を適切に管理することが重要であるのは，この問題が治療抵抗性と関連し，その原因になる可能性があるからである．主観的な判断と客観的な指標がかならずしも一致しないため，うつ病の思春期患者の睡眠の問題を評価するのは難しい．しかし，睡眠の問題は，うつ病の一般的な残遺症状の1つであり，集中困難，衝動性，うつ病の再発，自殺の危険などと関連することが明らかにされてきた．

　睡眠の問題が起きる時間帯と，そのために翌日の生活にどのような影響が出るのか，患者に詳しく説明するように，セラピストはまず働きかけていく．たとえば，夜眠れないのに，翌日疲れを感じない患者については，軽躁病の症状について評価すべきである．入眠障害のある患者は残遺症状としての不安や些細なことへの囚われがあるかもしれないので，それを CBT で取り上げていく．思春期患者の就寝前の活動を検討して，その何らかの側面のために，リラックスして，入眠するのを困難にさせていないか判断する．うつ病エピソードに先行して，原発性不眠，睡眠時無呼吸，むずむず脚症候群（restless legs syndrome），ナルコレプシーなどといった睡眠障害が実際に生じている可能性がある．原発性不眠とは，うつ病エピソードに先行して，入眠障害あるいは熟眠困難を認めることと定義される．睡眠時無呼吸は，肥満の患者に多いが，正常範囲の体重の患者に認めることもある．無呼吸にはしばしば鼾が伴う．むずむず脚症候群は，入眠時に脚がむずむずする感じを伴い，睡眠途中で目が覚めてしまったり，熟眠感が不足したりする．ナルコレプシーでは，日中に突然の眠気に襲われる．

　薬も睡眠の問題を引き起こす可能性がある．SSRI は睡眠障害やありあり

とした夢をもたらすことがあり，夢のために覚醒してしまうこともある．抗精神病薬や，頻度はより低いもののSSRIも，睡眠を妨げるアカシジアの副作用が出ることがある．Bupropionや覚醒剤も，いつ服用するかにもよるが，不眠を引き起こす可能性がある．患者の日中の活動についても検討することは重要である．患者は十分な運動をしているだろうか？　もしも，していなければ，規則的な運動をすることで不眠が改善するかもしれない．患者は日中に昼寝をしているだろうか？　そうならば，夜，寝つきが悪くなってしまう．患者は，午後や夜に，カフェインを服用していないだろうか？　夜，コカインや覚醒剤を服用したり，飲酒していないだろうか？　酩酊して就寝する患者は，寝つきはよいかもしれないが，早朝覚醒や，他のタイプの睡眠の分断のパターンが現れるかもしれない．

　睡眠衛生やCBT技法が睡眠の問題を解決しない場合には，薬物療法の変更を検討する．第一に，薬が不眠と関連しているように思われるならば，薬を減量して，その効果を見て，その効果が現れない場合には，他の薬への変更を考える．問題が主として入眠障害であるならば，第一段階として，diphenhydramine(商品名 Benadryl, 25〜50 mg/日)を試みることを勧めたい．それが効果的でなければ，次にmelatonin(3〜9 mg/日)を用いる．このどちらにも反応しない女子患者には，trazodone(25〜100 mg/日)の投与を考慮する．しかし，trazodoneはセロトニン作動性であるので，SSRIとtrazodoneのセロトニン作用が相互に増強されることによる副作用と臨床症状の悪化を注意深くモニターすべきである．なお，trazodoneはきわめて稀だが，持続勃起症(priapism：持続性で苦痛を伴う勃起)の副作用が出ることがあるので，著者らは男子患者にはこの薬を用いないようにしている．

　心理社会的管理や薬物療法が患者の睡眠の問題を解決できなければ，評価のために睡眠クリニックに患者を紹介する．そこでの評価は，詳細な病歴を聴取することから，終夜睡眠記録にまで及ぶ．

易刺激性

　うつ病の思春期患者が症状や日常生活機能も改善したのに，相変わらず易刺激性を経験することが時々ある．他の残遺症状と同様に，易刺激性の原因を探るには連鎖分析が有用である．易刺激性が睡眠障害の二次的な結果とし

て生じていることがあるので，このような場合には，まず主な問題に取り組むべきである．特定の対人的な関係で易刺激性が主として現れている場合には，対人的スキル，コミュニケーションスキル，問題解決スキル，（家族が関与しているならば）家族セッションなどを用いる．しかし，とくに明らかな原因がないのに，思春期患者がイライラしている時もある．このような場合にも，連鎖分析によって，思考，感情，行動と易刺激性のパターンが明らかにできるだろう．そして，心理療法では，患者が易刺激性を呈する原因となった侵入的な認知の歪曲，そして感情統御や苦悩耐性を取り上げていく．

セラピスト：最近うまくやっているようですね．
思春期患者：ほとんどは，そうです．でも今でも本当にイライラすることがあります．どうも私は元々不機嫌な人間みたいです．
セラピスト：何か問題でも起きましたか？
思春期患者：はい．学校で先生に口答えをして，問題になりました．
セラピスト：それでは，あなたはこれを変えたいと思っていますか？
思春期患者：はい，おそらく間抜けな教師を首にして，もっとまともな奴を雇えば，私がこんな問題を起こすこともないでしょう．
セラピスト：教師を辞めさせるのは難しいかもしれないので，他の方法はありませんか？
思春期患者：おそらく，こんなにイライラしないとか？
セラピスト：どうして，イライラしてしまうのでしょうか？ 例を挙げてください．
思春期患者：はい．数学の時間に，フレデリクソン先生が延々と楕円について説明していました．一体，誰がそんなことに関心があるのかって，私は思いました．先生は私の名を呼んだのですが，それでも注意を払わなかったのです．すると，先生は私に授業に集中するように言ったのです．
セラピスト：先生はあなたにどのように言ったのですか？
思春期患者：「君にとっては最高に面白い話題ではないだろうが，集中すれば，君の役に立つはずだ」と先生は言いました．
セラピスト：あなたはどうしましたか？

思春期患者：先生が私のことばかりからかうのはうんざりだと言って，教科書を床に叩きつけて，教室を出てしまいました．
セラピスト：先生があなたのことばかりからかっていたと思いますか？
思春期患者：もちろん．みんなが私のことをからかいます．

ごく中立的な事柄を敵意に満ちたものと解釈し，それに反応してしまうという患者の傾向が，彼女の問題の原因の1つであることを，この連鎖分析が示している．彼女の核の信念は「人は信頼できない」であり，思いこみは「私がいつも警戒していなければ，人は私につけこんでくる」であり，自動思考は「誰もが私をからかう」であった．こういった確信は，取り上げたからといって，容易に変化させられるものではない．こういった対人関係を招き，それが易刺激性を引き起こしているという信念に焦点を当てていくような，12週間にわたる第二の治療について，セラピストと患者は契約を交わした．

快感消失

うつ病の症状はもうないのに，幸せを感じられないと患者が言うことがある．患者がたしかに回復したことを確認するために，患者が幸福感や快感を味わうことができるかどうかと質問する．もしもできなければ，こういった肯定的な感情を覚えることの妨げとなっている事柄を探るために，CBTを活用する．他のうつ病の症状の多くが寛解したのに，部分的に寛解したうつ病患者がしばしば快感消失（anhedonia）を訴え続けることがある．ある状況では，気分を持ち上げる何らかの活動があるかもしれない．そこで，何がこういった活動であって，そのどういった点が喜びや快感をもたらすのか探っていくのが有用であるだろう．活動のスケジュールを検討して，快感や1つひとつの活動への支配感に評点を下すように患者に指示することも役立つだろう．あるいは，快感や支配感を達成するのに適切な活動をしているか確認する目的で，その週に患者がしたことを，セラピストが振り返ってみることもできる．

患者が快感を覚えるのを妨げている可能性のあるものが何かを理解するために，CBTの技法を応用できる．連鎖分析を実施して，「以前は楽しかった」活動や，その活動に関連する思考，感情，行動を図式化し，何が妨げになっ

ているのか調べる．以下の例はこのアプローチを示している．

> セラピスト：またバンドに加わったと言っていましたが，どんな具合ですか？
> 思春期患者：まあまあです．
> セラピスト：どういう意味ですか？
> 思春期患者：義理で参加しているような感じです．
> セラピスト：以前とは違うのですか？
> 思春期患者：前はトランペットのリードプレイヤーであることを楽しんでいました．入院して以来，バンドマスターがその席を他の人に渡してしまったのです．
> セラピスト：おやおや．
> 思春期患者：本当に，参ってしまう．
> セラピスト：以前，あなたが楽しんでいたのは何だったのですか？
> 思春期患者：私が演奏をリードするのを聴衆が見つめていました．私は音楽をよく知っていて，素晴らしい音が出せるし，他のメンバーが演奏を合わせるのを手助けしました．自分がバンドの一部になっているのは素晴らしかった．
> セラピスト：今ではあなたがリーダーではないことはわかりましたが，他のことについてはどうですか？　あなたは今でもそれを楽しめますか？
> 思春期患者：トランペットのリードプレイヤーでないことにイライラしなければ，楽しめるでしょう．
> セラピスト：もう一度リードプレイヤーに戻れますか？
> 思春期患者：バンドマスターはその点については話に乗ってくれると思います．
> セラピスト：そうですか．では，一緒にそのことについて考えてみましょう．でも，たとえリードプレイヤーの席を取り戻せないとしても，ここには何らかの教訓があるように私は思います．あなたは本当に音楽を楽しんでいた．リードプレイヤーであるかどうかに関係なく，かつて楽しんでいた多くのことも今のあなたにできるように

思えます．
　思春期患者：私はそんな風には感じられません．
　セラピスト：ええ．リードプレイヤーと，他の事柄を分けて考えるようにしてはどうでしょうか．実際に起きたことは不公平ですが，あなたがやっていることを楽しめないという意味ではないと私は思いますよ．

不全寛解に関連する他の臨床的要因

　うつ病の思春期患者の治療で，完全寛解が達成できないことに関連するいくつかの他の問題が明らかにされてきた．たとえば，合併する精神医学的・身体医学的問題や他の心理社会的状況などである．患者がうつ病で自殺の危険が高いと，急性症状ばかりに関心が向けられて，これらの他の問題はしばしば後回しにされがちである．しかし，うつ病の症状が緩和されると，このような他の機能的・症状的問題の原因が明らかになってくる．

精神医学的重複罹患
合併するⅠ軸障害

　合併するⅠ軸診断による活発な症状のために，うつ病からの寛解が妨げられている時がある．第1章(p.1)で解説したように，最初の評価の焦点は，Ⅰ軸障害の発病の時点を含めて，すべての主要な精神医学的状態を完全にスクリーニングすることである．どのような順で発病してきたかによって，時間的経過による精神症状の発展について治療チームは治療に有用な情報を得るのに役立つ．たとえば，12歳でうつ病が発病し，その後，13歳でマリファナを吸引するようになった思春期患者には，うつ病に焦点を当てた治療がより効果的であるだろう．対照的に，うつ病の発病以前に何年にもわたって物質を乱用してきた思春期患者は，特別な物質乱用治療プログラムがより効果的であるだろう．どちらの例でも，物質乱用が大きな障害をもたらしているならば，同時に物質乱用に対する治療を受けなければ，うつ病から完全に寛解することはほとんど期待できない．

　思春期のうつ病にしばしば合併するⅠ軸障害としては，不安障害，

ADHD，物質使用障害などがある．うつ病で自殺の危険の高い思春期患者の急性期治療には，最初は自殺の危険や急性のうつ病の症状に焦点を当てることを著者らは助言する．そして，合併する障害が患者の自殺の危険に関連している程度によって，合併するⅠ軸障害も患者の急性期治療計画に含めていく．しかし，安全が確保され，急性のうつ病症状がある程度緩和されたら，これらのよくある合併する障害に効果的であると証明されているCBTの特別な技法を患者に応用することが臨床的に適用になるだろう．アルコールや物質使用については，二重診断治療プログラムへ紹介すべきかもしれない．このプログラムでは，不安障害の治療として，次のような特別な心理社会的治療を組み合わせる．たとえば，認知の再構築，曝露，抗うつ薬の増量，他の抗不安薬の追加などを組み合わせた治療である．同様に，ADHDを合併する患者では，ADHDが正確に診断され，覚醒剤や他の薬で治療されない限り，この障害に伴う学校や仲間との問題や衝動的な決断を下す傾向のために，完全な寛解やよい状態を維持するのが困難となるだろう．

　以下は，不安障害のために，うつ病や自殺の危険から完全に寛解するのが妨げられた患者の症例である．

| 症例 |

　14歳で，芸術高校1年生のジャックが，深刻な自殺未遂のために，入院となった．診断は大うつ病と社会不安だった．CBTとfluoxetineで治療されて，改善を見た．しかし，引き続き，入眠困難と快感消失の問題があった．自殺願望が劇的に減少したのだが，時にひどく自殺の危険が高まるように感じることがあった．驚くべきことに，診察室ではジャックはとても具合がよいように見えた．もっとも最近の自殺のエピソードについて連鎖分析を行ったところ，それが学校で起きたことが明らかになった．とくに，ジャックが他の生徒たちの前で演奏をしようとすると，強い苦悩が襲ってきて，無理やり演奏させられるくらいなら，死んでしまったほうがましだと考えた．診察室は不安を引き起こすような状況ではなかったので，具合がよく見えたのだ．睡眠障害は，学校で他の生徒たちとうまくやっていけないことについてあれこれと思い悩むことに関連し，快感消失は，以前は満足してやっていて，不安が引き起

こされることもなかったのに，他の生徒たちの輪に加われないことが原因だった．そこで，治療は，不安に関連した認知，徐々に曝露させる技法，fluoxetine の増量へと焦点を移行させていった．不眠に関しては，あれこれ思い悩むことに対抗するために，リラクセーションとイメージを用いたところ，睡眠は改善していった．徐々に曝露していく技法を用いた結果，彼にとって意義あるさまざまな活動に少しずつ参加できるようになっていった．

トラウマ

　うつ病の思春期患者がトラウマを経験していることはよく認められ，中には PTSD の診断に該当する者もいる．さらに，被虐待歴はうつ病に対する治療にあまり反応しないことと関連し，患者の多くはトラウマのもたらすストレスにとくに焦点を当てた治療が必要となるだろう．治療で過去におけるトラウマを最優先で取り上げなければならない衝動に駆られる思春期患者と家族もいる．セラピストも時にこの衝動を感じるかもしれない．しかし，PTSD が現時点でもっとも顕著な障害となっている症状でなく，虐待が現在起きているものでないのならば，セラピストは現在の問題行動やうつ病の症状を最優先させて治療すべきである．なお，信頼感が生まれるまでは，トラウマの件が浮かび上がってこないこともある．患者がトラウマについて話題にしたら，患者が抱える現在の問題と過去のトラウマの関係について急性期治療で取り上げることはしばしばとても役立つ．たとえば，「あなたが幼い時にご両親が激しい喧嘩をするのを見たとすると，あなたがボーイフレンドに腹を立てたり，狼狽した時に，どのように感情をコントロールしたらよいのかとても難しいというのは当然です」などと語りかける．

　思春期患者が安全と気分の安定を確立し，それを維持できるようになったならば，セラピストと患者は過去のトラウマについて取り上げ，それが現在の気分や機能にどのように影響し，目標の達成をどの程度妨げ続けているのかを話し合う．セラピストと思春期患者が協力して，トラウマが今でも主要な臨床的問題であると判断したならば，トラウマに焦点を当てた治療に熟練したセラピストに患者を紹介すべきである．

身体医学的合併症

　うつ病（第1章：p.1）や治療抵抗性うつ病（第8章：p.225）に身体医学的合併症の果たす役割についてすでに解説してきた．ここでは，治療中に出現したり，完全な回復の妨げになったりしかねない身体医学的問題について短く取り上げる．薬，とくに経口避妊薬，ステロイド，抗けいれん薬といった精神的な影響を及ぼす可能性のある薬の変更がなかったかセラピストは検討すべきである．うつ病の思春期患者は体重増加をきたしやすいが，急激な体重増加は，抗うつ薬の量がもはや適切でないことを示している可能性があり，それが残遺症状が存在する原因になっているかもしれない．患者が慢性的な倦怠感を訴えたら，セラピストは患者をかかりつけ医に紹介し，貧血，単核球症，栄養不良，甲状腺機能低下症などの慢性疾患が倦怠感の原因になっていないか検索してもらう必要がある．

心理社会的状況

　うつ病で自殺の危険の高い思春期患者を評価し，治療している過程で，患者の精神保健や福祉に深刻な影響を及ぼしている複数の心理社会的状況に気づかれることがある．これらの問題が直接的に急性の自殺行動に結びついているかもしれないし，そうではないかもしれないが，いくつかの心理社会的ストレッサーがうつ病の発症やその持続に関連していたり，治療に対する反応を妨げていたりする場合もある．そのような場合には，寛解を促進し，再発を予防するために，そのストレッサーについて強化治療段階で話し合う必要がある．以下に，いくつかの状況と介入のガイドラインを示す．

家族の葛藤

　親子間の葛藤は，寛解の達成を妨げることを示すもっとも強力な指標の1つであるばかりでなく，再発を引き起こしかねない．感情的で不安に駆られた親と問題を抱えた子どもにしばしば直面しなければならないので，治療の初期に家族の葛藤を取り上げるのは難しいかもしれない．家族が何人も家族セッションに参加し，感情をぶつけあうと，きわめて悲惨な状況となる．しかし，急性症状が緩和された段階では，患者と親がより建設的に協力できるようになる．逆に，セラピストは将来のうつ病の再発や自殺行動の予防に役

立つような家族要因を同定し,それを促進すべきだろう.たとえば,家族でレジャーの時間を持つ,一緒に食事をする,親から適切に指導される,親の指示や温かさを増すといった点である.

学校の問題

　集中力や動機の低下,出席不良などのために,うつ病の若者はしばしば学校での成績が落ちてしまう.したがって,このような問題が明らかになったら,患者と親はともに学校と協力して,解決を図る.セラピストの役割は,学校と家族に対して,教育,支援,激励を与えることである.さらに,思春期患者や家族を励まして,学校の管理者やスタッフと交渉させ,目標を達成し,必要としている特定の欲求を満たしていく.成績不振に関連している特定の症状(例:睡眠障害,集中困難,記憶力低下)に基づいて,妥当な対応を求めるように思春期患者と家族を助力する.州によって法律はさまざまだが,学校は生徒が呈している問題に対して適切な対処をしなければならない.たとえば,集中力や動機の低下のために,ある思春期患者は成績が落ちてしまったのだが,学校と交渉して,宿題を調整してもらった.科目の履修のためには宿題をしなければならないのだが,宿題を完成するために追加の時間を与えられたのである.このようにして,宿題をしなければならないことに圧倒されてしまうのではなく,何とか宿題ができると感じられるようになった.

　学校という状況で生じて,しばしば患者の精神保健に関連する他の問題はいじめである.学校は今では,生徒をいじめから守る方針を定めておくことが法律で求められている.学校に関連した問題について学校との話し合いを始める適切な方法としてスクールカウンセラーを通すことを,セラピストは親に助言するとよいだろう.関与し,情報を与えてくれる特定の管理者,教師,他のスタッフからの支持をこのようにして得ていく.

親の精神障害

　すでに解説したように,うつ病の思春期患者にはしばしばうつ病の親がいる.精神障害の遺伝的脆弱性を考えると,うつ病の思春期患者を治療しているセラピストは親の精神障害をスクリーニングすることも不可欠である.現時点で親がうつ病に罹患していると,子どものCBTに対する反応が阻害さ

れるとさまざまな研究が一貫して明らかにしてきた．したがって，親の精神保健について定期的に質問することは，親を助力する方法の1つである．患者に対する守秘義務を尊重することはもちろんだが，同時に，うつ病の親がいることがいかにストレスが強いかを認めることも重要である．うつ病や他の精神障害が同一家系に生じる傾向について心理教育する必要もある．親は自分に精神症状があることをしばしば認めるのだが，治療を受けることに躊躇することが多い．したがって，親自身が治療を受けることは，子どもの治療の一環であることを親が理解するようにセラピストが説明すると役立つ．自分も治療を受けたいと考える家族のために，要点をまとめ，紹介先の情報を載せた印刷物をセラピストが用意しておくのが役立つ．できる限り，子供の治療と親の治療を並行させていくと，親が治療を定期的に受けるのを助力できる．

　思春期患者の治療を開始した時点で親の精神障害の件を取り上げることができれば理想的であるのだが，思春期患者がある程度改善して，信頼感を得てからのほうが，セラピストの影響力は増すことだろう．この時点で，セラピストはうつ病の親に対して，親と2人きりで，治療の件を以下の例のように話し合うことができる．

　　セラピスト：最近はどんな具合だとあなたは考えていますか？
　　親：とてもよいです．ジェイソンはイライラすることが明らかに少なくなりましたし，学校でもうまくやっています．前の息子に戻ったように見えます．
　　セラピスト：そうですね．彼は一生懸命にやっていて，うまくいっています．時々イライラしたり，エネルギーが低くなったり，動機が低くなったりしますが，私たちが一緒にそれに取り組んでいます．私たちができることがあります．それはあなたにもできることかもしれません．
　　親：それは何ですか？
　　セラピスト：あなた自身が治療を受ければ，家族全体が改善すると私は考えています．いくつかの可能な選択肢について話し合っても構いませんか？

元の軌道に戻る

　思春期のうつ病に対する急性期治療の主な焦点は症状を減らすことであるが，強化段階の主な目標は，患者が適切な発達過程に戻ることである．目標達成の程度は，対人関係の質や学業成績で測ることができる．その逆もまた真である．適切な発達過程に戻ることは，将来同様のエピソードの発現に対して保護的に働く．実際的には，急性期治療の目標は，悲哀感，無価値感，動機の低さなどを減らすことであり，うつ病患者に対する長期的目標は，快感や喜び，達成感，目標への到達などを感じられるようになることである．

　急性期治療では，患者は意義のある，感情を維持する活動を見出すことだろう．強化治療では，患者がこれらの活動を同定し，監視し，促進するように助力することが重要である．自殺行動の再発を予防しようとするには，感情の改善や統御ばかりでなく，患者の生きる意味を促進することも重要である．したがって，セラピストと患者は人生の目標を挙げていき，どの目標がもっとも実現可能で現実的であるか話し合う．患者は，成功の機会を最大にするために実施可能なスキルや対処戦略を見きわめられるだろう．たとえば，重症の自殺願望，社会不安，うつ病のために治療を受け始めた患者は，最初の治療的焦点は，まずこれらの症状の減少を図ることである．しかし，症状がないからといって状態が完全に満足できるものでもない．長期にわたり社会不安障害であった患者は対人関係を始めて，それを維持するのが難しいが，このような問題を取り扱えるようになるのは，急性の不安が減ってからである．強化段階では，セラピストと思春期患者はどのようにして仲間の輪に入っていき，意義ある関係を発展させていくかに焦点を当てるようになっていく．これによって，思春期患者は周囲からサポートを得て，生きていくうえで重要な社会的活動に参加できるようになる．たとえば，友情を深めるとか，恋愛関係を持つといったように，患者が対人関係の目標を挙げることがある．この対人関係の領域で，患者が現実的で，年齢に相応しい目的を見つけられるようにセラピストは助言する．

　長期的には，思春期患者を適切な発達過程に戻すように助力することは，他のいかなる技法やスキルよりも治療的である．以下の例は，強化治療段階への移行を例示している．

セラピスト：私たちが最初に会った時に，あなたの人生の目標は映画作りを学ぶことだと話していましたね．あなたは前よりも気分がよくなりましたが，それが今でもあなたにとって重要ですか？

思春期患者：はい．

セラピスト：今それをするのに，妨げになるのは何でしょうか？

思春期患者：私にはたして才能があるのか，経験豊富な人と競い合っていけるのか，とても心配です．

セラピスト：それでは，まず経験を積むことが重要な第一歩だと思いますか？

思春期患者：はい．でも，無償の仕事を何とか探そうとするのが，厚かましいように感じます．「どんな意味があるのだ．私は皆の重荷になるだけだ」なとと考え始めています．

セラピスト：そういった考えは，以前にあなたが自殺を思いつめていった考えと，どことなく似ていませんか？

思春期患者：そうですね，でも違います．

セラピスト：どのように違うのですか？

思春期患者：今は，自殺に追いこまれたりしません．ただ，私のしたいことを邪魔しているだけです．

セラピスト：あなたが回復したいと考える理由の1つは，人生の目標を追求しようということですね．充実感を覚えて，自分自身に快適に感じるような何かができれば，よい状態を維持する本当に重要な一歩になります．

思春期患者：その通りです．

セラピスト：嵐の最中には，避難場所を求めますが，あなたはまだ何も完全なものを作り上げていません．嵐が過ぎたのだから，あなたが誇りに感ずることができるようなものを作り始めることができます．

思春期患者：先生のおっしゃっていることがわかるような気がします．

この症例からわかるように，治療目標と重要な個人的目標の達成を結びつけるために，セラピストは，患者の能力，夢，将来の目標について知ってお

く必要がある．たとえば，患者が高校を卒業して，ある大学に入学したいと考えているとする．この目標が現実的なものか評価した後に，うつ病と自殺の危険のどういった側面がこの目標を達成する妨げになっているのか，セラピストは患者が理解するのに助力できる．目標に焦点を当てることによって，患者が回復しようという動機を高め，患者が単なる一連の症状を呈している存在としてではなく，個人として認められていると感じられるように助力していく．高校を卒業したり，大学に入学したりといった，人生の主要な目標を達成することは，うつ病の患者には圧倒されるような大変な経験と感じられる．そこで，セラピストは患者に助力して，目標をより小さなものに分解し，対処しやすくしていく．こうすることによって，患者は各段階で達成感を経験し，欲求不満や意気消沈してしまう可能性を低くできる．

| 症例 |

　15歳のベツィは，友達と数回仲違いをした後，母親の抗うつ薬をのんで，深刻な自殺未遂に及んだ．彼女が二度とこのようなことをしないと約束したが，心理療法が役立つとも，必要だとも考えなかった．治療では，どのような対人的なストレッサーが自殺企図の引き金になったのかを理解することに焦点を当てた．そうすることによって，ストレッサーに曝露される機会を減らし，彼女の反応の程度を弱め，患者自身が意味を認める活動に関与するのを増すことを目標にした．FBIの捜査官になるのが夢で，その機会を台無しにするので，薬をのみたくないと，ベツィは打ち明けた．そこで，薬は用いないことに同意したのだが，それは心理療法には一層力を入れなければならないという意味であった．治療では，FBIの捜査官になるには社会的・学問的にどんなことが要求されるのかについて話し合われた．FBIの捜査官はおそらくしばしば対人的ストレスにさらされるので，社会的ストレスの反応として自殺未遂に及んだことは，FBIの捜査官としては問題があるだろうとベツィは理解していた．さらに，FBIの捜査官になるという考えを比喩として用いた．彼女に何が起きて，命の危険をもたらす可能性の高い自殺企図に及んだのか調査しようという喩えにしたのだ．ベツィの治療はより直接的に彼女の人生の目標を達成させることに助力し，症状や可能性のある欠陥には

それほど直接的に取り上げなかったので，彼女は治療を受け続けることができた．こうして，ベツィは目標の達成に向かって重要な歩みを進めていった．

生きる理由：その意味の重要性

　自殺を考えた患者が，生きる意味をはっきりと見出し，日常生活から意味を探し出す方法を見つけることは重要である．生きる意味を評価し，それを急性期治療に統合していくことが重要であり，これについては急性期治療の章で解説してきたが，患者の症状が減ってきた段階でも，セラピストはこの話題をもう一度取り上げるべきである．第一に，気分が改善してくると，何が重要であるかという点についての患者の視点も変化してくる．第二に，患者がもはや自殺の危険が高くなかったとしても，生きる理由について再検討しておくことは重要である．そうすることによって，自殺の危機が再来したとしても，生きる意味を再考して，絶望や自殺の危険に伴う感情に対抗できるからである．

　ボランティア活動のようなサービス活動は，部分的に回復した患者が自分が効率的に働くことができて，他者の役に立ち，必要とされていることを感じるのによい方法である．以下に詳しく解説するように，このような活動は，十分なスタッフがいるのならば，社交的で活発な若者や肯定的な大人の手本に出会うことができる絶好の機会である．両者は，うつ病，自殺行動，健康を脅かす他の危険な行動に対する重要な保護因子である．急性症状は患者がボランティア活動に積極的に参加するのを妨げてしまう可能性が高いので，急性症状があるうちは患者がこのような活動を始めることは勧められない．たとえば，易刺激性，不安定な気分，動機の低下のために，患者はボランティア活動がうまくいかないかもしれず，そのために，症状が改善した後も二度と歓迎されなくなってしまうかもしれないし，自分に対する価値が一層低くなってしまう．

健康の社会生態学

　家族や学校との絆を感じている思春期の人は，うつ病を発病したり，自殺行動や他の健康を脅かす危険な行動に及んだりする可能性が低い．これを単に類語反復とみなすわけにはいかないだろうが（すなわち，問題を抱えた子どもは，その問題ゆえに家族との絆がない），現実的には，家族や学校との絆は多くの他の危険因子を有する思春期患者にとって保護的な役割を果たしている．

家族との絆

　親が子どもの成績に期待を抱いていて，行動を見守り，一緒に食事をし，家族の活動に関わっている場合，子どもがうつ病を発病したり，自殺行動に及ぶ可能性はきわめて低くなる．思春期患者が急性のうつ病の状態にある際には，これらの変化をもたらすのに最適な時期ではないだろうが，患者のイライラ感が減り，他者と関われるようになったら，家族が一緒に楽しめる活動を見つけて，実際に行うことは有用だろう．

|症例|

　16歳のロバートは，うつ病に対してCBT治療を受けていた．両親の不満の1つは，「息子は私たちに何も話そうとしない」というものだった．ロバートの状態が改善し始めたので，セラピストは家族関係を探っていくと，彼と両親はほとんど一緒に夕食をとらないことがわかった．ロバートは4人兄弟の末子で，子どもたちが自宅で生活していた頃は，家族全員が一緒に食事をするのを最優先させていたと両親は語った．両親は仕事に専心するようになり，ロバートも自分自身で何でもこなした．そして，彼はしばしば1人で夕食をとっていたのだ．

|反応|

　家族の日常をセラピストに話しているうちに，ロバートの両親は，多くの時間，息子を1人ぼっちにさせてしまうパターンに陥っていることに気づいた．そして，スケジュールを変更して，一緒に夕食をとるよう

になった．このように日常生活を変えることによって，情報の交換が自然に多くなっていった．ロバートは以前，両親が「両親であることに辟易している」と感じていたのだが，今では，自分は両親にとって大切な存在であると感じ，両親もロバートが夕食の席で進んで学校での話をするようになったと感じていた．

学校との絆

うつ病で自殺の危険の高い多くの思春期患者にとって，学校はストレスの源であり得る．逆に，回復と肯定的な成長が生じる場所でもある．うつ病や自殺願望を生じさせ，悪化させるような，学業上の問題，出席の問題，いじめや同世代の仲間との他の問題などを取り上げることの重要性についてはすでに解説した．しかし，学校は単に苦悩の源以上の存在である．学校は，思春期の人が職業上の夢を追い，新たな才能を育み，教師や仲間との絆を築き，有意義な活動（例：スポーツ，芸術，ボランティア活動）に参加する場でもある．ある患者にとっては，学校とのつながりを回復することは，以前の活動水準を回復することであるかもしれない．また，別の患者，とくに慢性のうつ病や不安のある人にとっては，学校の活動に参加することはまったく新たな経験としてとらえられるので，その人の能力や動機に合わせた活動とすべきである．

|症例|

14歳の少女フリーダにはうつ病と社会不安があり，きわめて社会的に孤立し，ほとんど学校との関与もなかった．彼女は文章を書くのが好きだったが，これを1人きりで行っていた．彼女はジャーナリズムに興味があり，将来は出版業界で働きたいと考えていた．

|反応|

セラピストは，フリーダのスキルと興味に合った発表の場を求められる可能性のある活動について探っていった．彼女は学校新聞の活動と卒業記念アルバムの制作に加わった．治療では，作品の質のために彼女が拒絶される可能性を試す「実験」をするようにセラピストは彼女に働きか

けていった．フリーダの予測に反して，新聞に対する彼女の貢献が高く評価され，編集長の1人に選ばれた．学校でジャーナリズムを担当していた教師が卒業アルバムの責任者であったが，フリーダが高校3年生の時に卒業アルバムの編集長になってくれないかと依頼してきた．彼女がこの2つの活動に関与したことは，学校や他の同世代の仲間との絆を築き，社会的な自信もつき，ジャーナリズムや出版に対する関心が確固たるものになるのに役立った．

社会的活動と同世代の仲間

課外活動に加えて，同世代の仲間のグループやボランティア活動に参加することは，健康で，社会の有用な一員であるというティーンエイジャーのアイデンティティの確立に役立つ．このような活動に参加することは，ティーンエイジャーが肯定的な同世代の仲間のグループを見つけるのに有用である．たとえ他の複数の危険因子が認められたとしても，同世代の仲間のグループに属していることは，将来の自殺行動に対して保護的な働きをするだろう．対照的に，反社会的行動，薬物やアルコールの使用，うつ病について囚われるといったことに関与する仲間の一員であることは，回復を促進しない不健康な活動に患者が加わり続ける可能性を高めてしまう．このような活動は，うつ病や自殺の危険を引き起こしかねない法的問題といった，ストレスに満ちた人生の出来事の引き金となるかもしれない．

同世代の仲間は思春期の健康に大きな影響を及ぼす．うつ病，反社会的行動，物質乱用といった問題のあるティーンエイジャーは，同じような傾向を持つ他のティーンエイジャーとしばしば交際する．そのために，物質乱用，ともにあれこれと思い悩む（例：くらい思考が共有され，強化される），うつ病を惹起するような人生の出来事（例：法的問題）の可能性が高まってしまう．仲間を変えさせようとしても，およそ不可能だろう．しかし，患者に自分の人生の目標を検討させ，ある特定の仲間との交際が目標を達成するうえで促進したり，あるいは障害になっていたりするかという点に気づいて，仲間との関係を変えることができるかもしれない．また，患者は急性のうつ病の際に，こういった友人を選んだかもしれない．回復した後では，このような友人をどのようにして選んだのか，うつ病の症状が消失した段階では，こ

のような友人のグループを異なる視点からとらえているのか，セラピストは患者に再考を求めるのが有用である．

| 症例 |

　17歳のアダムには，うつ病，大酒，非自殺性自傷，学業不振，全員がうつ病と報告されているグループとの交際，注意集中困難といった問題を抱えていた．アダムは，CBT，覚醒剤と抗うつ薬による薬物療法を受けていた．これまでの人生で初めて，学校の成績もよかった．大学への進学も考え出した．治療では，アダムは大酒，自傷，怠学といった社会的状況を認識した．彼の症状は寛解に達していたので，セラピストは彼に現在の機能と，治療開始時の機能を比べるように指示した．さらに，現在の自分と他の仲間を比較するようにとも指示した．人生で何をしたいか，現在の友人のグループとの交際が自分の将来の目標にどれだけ役立つか，あるいは妨げとなるかを考えるようにと質問されて，アダムは現在の仲間のグループは自分の将来像と一致しないことをはっきりと見きわめた．旧友の何人かとは連絡を取り続けたものの，大酒をしたり，他の反社会的行為が目立ったりするようなグループとの行動は避けるようになった．アダムは放課後にアルバイトをするようになり，仕事を通じて，新たなグループの友人と知り合った．無事，高校を卒業し，アルバイトも続け，地域の短大に通学を始めた．

親密な関係

　思春期の発達の最重要の側面の1つは親密な関係を築き，それを維持する能力である．うつ病の若者の家族には，両親の不仲，親子の不仲が認められることがしばしばである．うつ病の若者が役割モデルとしてきたのは，虐待，侮蔑，搾取，支配などである．結果として，このような思春期患者は，こういった経験を再現するような対人関係に巻きこまれてしまいがちである．否定的な関係を経験してきた患者は，なぜそのような関係に惹かれるのか，なぜ満たされない関係を断つのが難しいのかを理解するのが有用である．患者が現在，不健康と思われる関係にあるならば，セラピストはそのような関係の長所と短所について質問するとよい．対人関係に何を求めている

のか，対人関係が自身の心の健康にとってよくないことを示す「危険なサイン」とは何かについても，思春期患者に質問する．

| 症例 |

エドは16歳だった．父親はエドがまだ幼児だった頃に家族を捨て，それ以来ほとんど連絡がない．母親はうつ病とアルコール依存症で，しばしば息子を頼りにした．エドは，精神保健の問題を抱え，彼に救いを求めるような少女と恋愛関係になることが多かった．彼はこういった関係に疲れ果てていたが，関係を断つことに自責感を覚えていた．

| 反応 |

エドのうつ病が改善し始めると，前のガールフレンドが連絡してきて，よりを戻したがった．彼女には，うつ病，自殺願望，自傷，アルコール乱用があった．2人の関係はひどく混乱したものだった．彼女に頼りにされることはうれしかったが，彼女が多くの問題を抱えている時に拒絶するのはひどく後ろめたく感じることに，エドは気づいた．治療の目標の1つとして，関係を続けることがよいことか悪いことかについて考えてみてほしいと，セラピストは提案した．そうすることがとても役立つだろうとエドは同意した．

健康を促進するライフスタイルの変化

運動と適切な睡眠

自殺行動についてのほとんどの連鎖分析は，感情統御不全への脆弱性にライフスタイルの問題（例：不良な睡眠や栄養，薬やアルコールの使用）が重要な役割を果たしていることを明らかにしている．規則的な運動は，循環器系の健康はもとより，活力，良好な気分，否定的な感情をコントロールする力を増すのに役立つ．うつ病患者の多くは不活発であるので，たとえ患者が進んでやりたくないと考えていたとしても，何かの運動プログラムを始めるように励ます必要がある．運動を実行してみると，運動が睡眠を改善することもその理由の一部であるが，倦怠感が改善される．さらに，うつ病患者には

体重増加の傾向があり，循環器系の疾患を発病する危険が高いという傾向から考えると，規則的な運動を含めた日課は，循環器系疾患を発病する危険を減らすことにも役立つ．また，運動に参加することは，肯定的な対人関係や所属感を増す．

　すでに繰り返し指摘してきたように，不眠はうつ病エピソードの前駆症状であり，とくに自殺行動の危険を増すように思われる．不眠の患者はより衝動的であり，それは決断を下す能力の低下につながる．さらに，不眠は，感情統御の問題（しばしばうつ病の若者の多くにとっての問題の原因）を引き起こし，学習や記憶（学業上の基本的な要素）を妨げる．そのうえ，睡眠が不良な思春期患者は体重が増加する傾向が高く，うつ病の若者がすでに抱えている体重増加への脆弱性を増してしまう．

健康を脅かす危険な行動を修正する

　うつ病や自殺行動を抱える思春期患者はしばしば他にも健康を脅かす危険な行動を呈する．たとえば，喫煙，違法な薬やアルコールの使用，大食，危険な性行為などである．治療の初期に，セラピストはこのような行動が起きていないか確認しておく必要がある．このような行動が生命の危険をもたらしかねないならば，治療で取り上げなければならない．しかし，うつ病や自殺の危機が，こういった他の問題を覆い隠してしまうことも多い．強化段階では，セラピストは，うつ病の経過ばかりでなく，このような行動が起きていないか検討し，患者の生命に及ぼす影響について話し合うべきである．可能であるならば，セラピストと思春期患者は協力して，これらの行動を修正したり，除去したりしていく．このような行動が問題であるのは，思春期患者が自己を積極的に受け止めるのに役立つ肯定的な行動を妨げ，うつ病や自殺行動の引き金となりかねないストレスに満ちた人生の出来事が生じる可能性を高めてしまうからである．

　うつ病から回復したのだから，飲酒しても「構わない」とか，物質使用はもはや自分にとって危険因子ではないなどと患者は感じるかもしれない．たとえ乱用と診断されるレベルよりもはるかに少量であったとしても，タバコ，アルコール，薬物の使用は，脆弱性のある人がうつ病を発病し，それが遷延化したり，再発したりする危険に関連するというエビデンスがある．思春期

患者にこのような健康を脅かす危険な行動を認めないかを探り，こういった行動のもたらす長期的な長所と短所について患者が考えるように助力することが重要である．このような行動を控え，さらに減らしていくように，セラピストは患者に働きかけていく．

うつ病や自殺行動の治療について解説してきた技法の多くが，思春期患者が健康を脅かす危険な行動を控えるように助力するのに役立つ．第一に，そのような行動につながる契機，危険因子，思考，感情を理解するために，セラピストは連鎖分析を実施する．第二に，セラピストと思春期患者は連鎖を断ち切る方法を探っていく．それによって，普通は，感情統御，問題解決，危険因子の削減，保護因子の強化に役立つ．家族，学校，友人との絆といった，自殺行動に対する保護因子は，さまざまな健康を脅かす危険な行動に対しても保護的に働く．

維持治療

治療の第三段階は維持段階と呼ばれる．この段階に至るまでに，患者は寛解か，それにきわめて近い状態となっている．この段階は典型的には，患者が寛解に達した後に6〜12か月続く．維持治療の中心的な目標は，うつ病の再発予防である．維持治療を始める前に，引き続き治療を受けていくうえで何か妨げになるものがあるかどうか，セラピストは患者と家族に質問する必要がある．

維持治療の重要性

維持段階が重要であるのは，うつ病が再発する傾向のある精神障害であるからである．改善後の最初の4か月以内に再発の危険が最高となる．薬物療法や心理療法を続けてきた患者の再発率はより低い．再発の危険が最低であるのは，薬物療法と心理療法の両者の維持治療を受けている患者であると思われる．以前のうつ病エピソードの数が多くて，うつ病がいかに慢性であるかによって，再発の危険は高まる．したがって，複数のうつ病エピソードを経験している患者や，治療困難で慢性経過をたどる患者に対しては，強化段

階(以下で解説)の後により長期にわたる維持段階を考慮すべきである．

維持治療に対する患者の動機を高める

　治療開始時に，うつ病は一生にわたって注意を払う必要があるかもしれない，再発性の障害である点を理解するように，患者と両親に教育すべきである．とくに自殺の危険が繰り返し起き，慢性の経過をとる場合には，この考え方は自殺願望や自殺行動にも当てはまる．患者が維持治療を継続できない理由としてよく挙げるのは，時間がない，経済的な問題がある，副作用などである．時間がないという心配に応えるには，維持治療を患者の自宅近くで実施することができる．副作用についての心配も取り上げるべきであるのは，とくに状態が改善した後では，思春期患者は副作用を伴う薬をのみたがらないからである．患者の人生に何が起きているかを判断しながら，いつ安全に減薬できるかという決断を下すことができる．以下に詳しく述べるが，学年が終わるのと同じ時期に著者らは普通，維持治療を終えている．再発性で慢性うつ病の思春期患者に対していつ薬物療法を中止するかに関する手引きはほとんどないのだが，成人を対象にしたものによれば，長期にわたる予防投与が思春期患者にも有効と思われる．

維持治療の要素

　薬物療法を受けてきた患者は，同じ量を続けて，毎月フォローアップする．状態が安定したままであるならば，3か月に1度の受診でもよいだろう．心理療法を受けてきた患者は，1か月に1度あるいは2か月に1度セッションを受けることによって，利益を維持できる可能性が高くなるだろう．治療の焦点は，再発を引き起こす可能性のあるストレッサーを予期する，ストレッサーに対処するのに必要なスキルを練習し改善する，回復を維持するためにライフスタイルの変更を保つ(すでに，強化治療に関連して解説した)などである．健康の維持に焦点を当てたCBTも受けられれば，維持薬物療法を受けている患者が寛解状態を保つ可能性が高いと，研究結果が明らかにしている．著者らのクリニックでは，毎月のグループで維持CBTを実施し

ている．うつ病の症状が再発したか，もしも再発したならばどのように助けを求めるべきかといった点に関して，うつ病を管理しモニターすることに対して患者と家族の責任が増してきていることを理解するように働きかける．再受診が必要ならば，いつでも患者は受診できる．患者が成人になったり，遠くに住むようになったりしたために著者らのプログラムに参加できない場合には，患者と協力して，適切な機関への紹介を行う．

時期

　学期途中で再発を経験することがないように，可能な限り，著者らは維持段階の終了を学年末に合わせるようにしている．このように時期を設定することによって，次の学年が始まるまでの休暇中の3か月間，治療をやめた患者がどのようにしているのか見守ることができる．離脱症状を避けるために，薬物は徐々に減量していく必要がある．ただし，fluoxetineは半減期が長い(すなわち，体外への排出により時間がかかる)ので例外であり，中止しても，離脱症状が出現する恐れはほとんどない．治療を中止した後1，2，4か月にフォローアップの受診を設定する．これは再発の可能性がもっとも高い時期を想定したものである．

　時には，維持治療段階が，患者が高校を卒業して，大学に入学する移行の時期に一致している場合がある．患者と家族は大学への入学が新たな出発点で，高校時代に抱えた問題が大学入学後も続くのではないかと感じている．そのために，大学に入学する前に薬物療法をやめたいと思う患者もいるかもしれない．大学への移行期間はストレスに満ちているので，著者らはこの考えには反対である．深刻な副作用がなければ，最初の1年間は服薬を続けるようにと助言している．その後，もしも再発を認めなければ，徐々に減薬を考えていくことは合理的である．

| 症例 |

　18歳のリロイは，慢性うつ病の既往歴があり，強い意図を伴い，あやうく命を失いかねない自殺未遂に及んだことがあった．薬物療法とCBTの併用によく反応し，この1年間は症状がなかった．間もなく高

校を卒業し，自宅から数時間離れた大学に入学する予定だった．大学が始まるまでの夏期休暇中に薬物療法をやめたいと治療チームに言ってきた．

| 反応 |

入学後1年間は服薬を続けるのが最善の策だと治療チームはリロイに納得してもらおうとした．しかし，彼は服薬を止めたいと強く希望した．そこで，家族は大学の近くにリロイが受診できる治療者を見つけ，リロイも3か月に1度受診することを約束した．元の治療チームとも感謝祭の休暇中にフォローアップの予約をした．リロイは秋学期の間は無症状のままだったが，春学期になると，うつ病の症状が再燃した．彼は著者らに電話をかけてきて助言を求めた．そこで，著者らは大学近くの治療者に連絡を取り，その治療者が薬物療法を再開したところ，リロイは再び寛解に達した．

　状態が改善している時に，患者に維持治療を受け続けさせるには，セラピストは維持治療のもたらす利益の可能性を熟知している専門家としての立場と，自身の健康に対する決断にますます大きな責任を果たすという患者の欲求の間にバランスをとる必要がある．リロイの例では，このバランスをとることに成功し，患者は症状が再発した時に適切に助けを求めることができた．この経験を通じて，リロイは維持薬物療法の必要性を理解するようになった．

気分とストレッサーをモニターする

　患者や家族に教育するスキルの1つとして，どのようにして気分やうつ病の症状をモニターするかというものがある．患者が寛解に達し，より頻度の低いフォローアップ受診への移行段階への準備ができるようになると，うつ病が再発した可能性を示すどのような点に注意すべきか，患者や家族とともに検討するのが重要である．再発を示す典型的な初期徴候には，気分や快感の変動，それに伴う機能の変化（例：成績が低下する，いつものように自己

管理ができなくなる,交際が減る)などがある.また,どのようにして以前のうつ病エピソードが始まり,その際にどういった症状が顕著であったかという点についても,セラピストは患者や家族とともに検討する.顕著な症状が不眠であった患者もいれば,易刺激性や引きこもりであった患者もいる.ただし,すべてのうつ病エピソードがまったく同じように始まるわけではないので,患者はうつ病の症状すべてに注意を払い,症状の出現が将来はまったく同じものではないかもしれないという点を認識しておかなければならない.

| 症例 |

14歳のライラは,倦怠感,易刺激性,過眠といった症状でうつ病エピソードが始まった.CBTとfluoxetineで治療されて,完全に回復した.CBTとfluoxetineをその後も6か月間続けた.そして,夏期休暇中に治療を徐々に減らしていった.セラピストはライラとともに,うつ病の症状や,以前のうつ病エピソードがどのようにして始まったかを検討した.1年後,中学2年生の秋学期の初めに,ライラは再び倦怠感と過眠に気づいたが,機能は改善されたままであった.この段階で,セラピストは何をすべきだろうか?

| 反応 |

第一歩として,さらに評価を進める.ライラの機能は十分であったが,今後も同じ機能レベルを保つのは難しいだろう.倦怠感や過眠がほとんどの時間に認められるのか,同時にうつ病の他の関連する症状はないか,セラピストは評価する必要がある.これらの症状の原因となる健康状態の変化はないかという点も確認しなければならない.

さらに評価を進めていくと,ライラはほとんど毎日,倦怠感と過眠があり,以前に比べて何かを完成させるのが難しくなったと言った.悲哀感や快感消失についても気づいていた.そこで,セラピストは,精神科医と協力して,治療を再開し,大うつ病に発展していくのを予防しようと試みた.

うつ病の再発につながる可能性のある状況や危険因子についても患者とともに探っていく．たとえば，試験や入学といった予測可能なストレッサーや，仲間外れ，学業不振やスポーツの目標を達成できないといった他のストレッサーも含めて探っていく．維持治療計画には，違法な薬物やアルコールを控えるといったライフスタイルを達成する，規則的な睡眠，運動，栄養を取る，学業や学校での活動を調整することなども含まれる．過去において抑うつ気分や自殺願望と関連していたストレッサーが起こりそうであるならば，患者とセラピストが協力して，患者が予測されるストレッサーにどう対処すべきかという戦略を立てるように助力する．たとえば，患者が他の学区に転居することになった場合，仲間との絆を失うといった，転居に伴いもっともストレスになりそうな側面を，患者とセラピストは見きわめることができるだろう．スポーツ，クラブ，教会の活動などといった共通の関心を持つことができる人々と出会う方法を患者は捜すことができる．実行できるならば，患者は以前の学区の友人と電話，電子メール，あるいは時折実際に出かけていくことによって，接触を保つこともできるだろう．時には，予期しないストレッサーも生じることだろう．しかし，患者はセラピストとともに，逆境に対処することに役立つ，これまでに身につけたスキルを検討するとよい．

| 症例 |

　12歳の少年レイは，8年間住んだ土地からの転居が契機となって，急性のうつ病エピソードを呈した．うつ病は外来でのCBTに反応した．うつ病から寛解した後は，6か月間に6回の追加のCBTセッションを受けて，外来治療を終了した．1年後，父親の転勤が再び決まり，家族も転居することになった．母親が著者らのクリニックに電話をかけて，受診の予約を取った．著者らは家族が転居先の治療機関を探す手助けをした．最初のうつ病エピソードの引き金になった転居について何がストレスだったのか，そして，今回の転居ではどのようなことが起きると考えているのかとレイに質問した．「仲間の輪に入れなかった」「親友が見つからなかった」「昼食を一緒にとったり，おしゃべりをしたりする人がいなかった」という3点が，以前の転居ではもっとも難しかったとレイは話した．

| 反応 |

　これまでの友達と連絡を取る方法や，彼らからサポートが得られることや，同時に新しい土地に溶けこむ方法について話し合った．レイは優秀な運動選手であり，教会の若者グループにも積極的に参加していた．そこで，彼は転校先でもスポーツチームに加わり，新しい土地で家族が属する教会の若者グループでも積極的に活動するように励まされた．孤独で寂しいと感じたら，励ましてくれて助言を与えてくれる両親とどのように話したらよいかという点についても話し合った．これまでの関係を保つとともに，自分の長所や関心にとくに見合った新たな友人を作る方法を見出すことによって，レイは人々との絆を築き，それを楽しみ，充実感を覚えることができた．

　結論としては，うつ病の治療は，急性期の症状を減らすことだけでなく，寛解を達成するための強化段階や，うつ病の再発を予防する維持治療も含まれる．同量の薬物療法を維持することは，寛解をもたらし，その後の治療の2段階の一部ともなる．いかなる残遺症状を治療することに加えて，セラピストは患者と協力して，有用なスキルを同定し，将来起こり得る問題を予測し，健康なライフスタイルを取り，患者が適切な発達過程に戻るのに役立つ積極的な活動に参加することに焦点を当てていく．

本章の要点

・急性期治療に引き続き，強化と維持という2つの追加の治療段階がある．
・うつ病の再発を予防するために，寛解後も，薬物療法と心理方法を，最低6〜12か月続ける必要がある．
・寛解を達成する必要があるので，薬は同量のまま続けるべきである．心理療法は2週に1度あるいは1か月に1度とする．
・強化と維持治療の他の側面として，快感と支配感をもたらすボランティア活動，スポーツ，その他の活動といった，健康を促進する活動に加わることが含まれる．
・ライフスタイルの選択も健康を促進するために重要である．たとえば，運動をする，規則的な睡眠をとる(例：睡眠覚醒のスケジュール，健康を脅

かす行動を減らしたり控えたりする）．
・予測されるストレッサーに患者が対処できるように，セラピストは助力する．
・大学に入学する患者に対しては，患者の欲求にその大学の特徴が合致しているか，適切な精神保健のサポートが入手可能かといった点を確認することによって，円滑な移行が図れるだろう．

第10章 前進！

　多くの本は「序」(foreword)で始まる．本書が「前進」(forward)で終わるのは，著者らの仕事がまさに現在進行形であることを示している．この「前進」は，自殺の危険の高い若者の評価や治療が過去において成功してきたように，将来においても引き続き進歩していくだろうという，著者らの楽観的で希望に満ちた視点を代表している．臨床家が前を見つめて，うつ病で自殺の危険の高い思春期患者の評価と治療をこれまで以上にうまくやっていける時が来ると考えるのは重要である．

　現在，そして将来においても，治療結果を改善させる方法とは，治療を個々の患者の個人的な特徴に合致させなければならないという点である．評価や介入の手段は変化するかもしれないが，慎重に評価し，その評価に基づいた治療と患者を合理的に合致させることの重要性は，今後も同様であるだろう．

　うつ病を評価し，自殺の危険についての臨床的指標を同定するために，今では信頼できる手段がある．心理療法も薬物療法も思春期のうつ病を効果的に治療できることが証明され，今では，心理療法的アプローチが自殺の危険を減らすことができるかという研究も始まりつつある．思春期の自殺率は1960年から1990年にかけて徐々に上昇していたが，1995年から2003年には確実に下降した．

　米国食品医薬品局(FDA)は2003年に抗うつ薬に関して黒枠警告(最重要副作用情報)を発したが，その結果，抗うつ薬の処方数が減り，うつ病と診断された思春期患者の数までも減った．そして，2004年と2005年には，それまでの10年間で初めて，思春期の自殺率が上昇した．黒枠警告と思春期の自殺の増加の間に関連があるのか否かを判断するのは不可能だが，原因がどうあれ，思春期の人を自殺や自殺行動から守るという私たちの仕事に現状のまま満足してはならないとあらためて思い知らされた．

思春期うつ病の治療にいくつかの有用なアプローチがあるのだが，それがすべての患者に有効であるわけではないというのも現実である．うつ病の若者のわずかに約60%しか12週間にわたる薬物療法あるいはCBTに反応しなかったが，反応した患者の多くに症状が残った．また，抗うつ薬で治療された若者の中には自殺行動を呈した者もいる．将来，反応率を改善させて，自殺行動の危険を減らすには，どのようなアプローチがあるのだろうか？

私たちは何ができるだろうか？

どのようにして治療に対する反応を60%以上に高め，完全寛解を達成し，自殺行動の危険を減らすかという点についていくつかの鍵がある．2つの理由から，治療開始後数週間にさまざまな手を打つという考えがある．① 結果的に寛解に至る患者の症状緩和の率はきわめて速い．② 自殺行動は治療の非常に早い段階(平均すると治療開始後3週)で起こりやすい．さらに，多くの自殺行動が起きるのは，極度の自殺願望のあるうつ病の患者が治療を受け始めた後も同様の状態にとどまっているためであって，より早い反応率を達成できれば，この問題を解決するのに役立つだろう．しかし，どのようにしてより早い反応率をもたらすことができるだろうか？

思春期うつ病に対する反応率は，最近入手可能となった手段をすべて活用することによって改善できる．60%の反応率は対照試験における単独の治療に基づいている．臨床場面で患者を治療していて，期待される反応よりも低い反応を示す可能性の高い患者や家族の特徴を探り，この特徴に焦点を当てた方法を取ることができる．これには，本書を通じて解説してきたさまざまな臨床的な状況が含まれる．すなわち，家族の葛藤，親のうつ病，未治療の合併症(例：ADHD，薬やアルコールの使用)などである．家族の葛藤を和らげる手段がある．たとえば，専門家に紹介して，親のうつ病を治療すると，子どもの治療反応も改善することが明らかにされている．物質乱用を控えるように若者に働きかける短期介入法もある．

近い将来に活用できる可能性のある他のアプローチ

　抗うつ薬に対する反応が不良であることを予測できると考えられる要因の1つに，血中の抗うつ薬濃度が十分に上昇しないという点がある．ある種の抗うつ薬(citalopram, fluoxetine)の血中濃度が低いと，反応が不良で，血中濃度が高いと，反応が良好であることを予測できそうである．そこで，患者が抗うつ薬に反応しない場合，血中の抗うつ薬濃度が十分であるか確認するのは価値があるかもしれない．そして，これは，他の薬に変えるのではなく，薬を増量すべきであるという意味である．また，うつ病の成人患者では，抗うつ薬に抗精神病薬を追加すると，抗うつ薬単独よりも，うつ病や自殺願望の症状がより効果的に改善できる．

自殺の危機を評価するための新しいアプローチ

　脳の活性化や心理的手段に対する反応のパターンについての研究は，うつ病で自殺の危険の高い患者にはある種の独特な知見があることを明らかにした．このようなアプローチは，自殺行動や自殺の危険の高い再発の危険を同定し，患者に合う治療法を探り，心理療法の効果をモニターするのに有用で，セラピストが治療の変更を判断する手助けになるかもしれない．

　自殺行動への脆弱性は，独自の神経認知的特性があり，患者が意識的に報告したものでは十分に把握できない自殺の危険を監視するのに役立つかもしれない．認知のテストに対する反応〔例：潜在的連合テスト(Implicit Association Test：IAT)〕は治療の方向性を示すかもしれない．面接と患者の自己報告に加えて，追加の情報源となるので，そのような認知のテストを用いて，患者の自殺の危険を同定し，監視することが可能になるかもしれない．

　アイオワ・ギャンブリング課題(Iowa Gambling Task：IGT)のような，決断に関するテストは，利益とそれに伴う危険について正確に判断する能力を測定する．被験者は2種の選択肢から選ぶように指示される．ある種のカードは金銭的な報酬が少ないが，損失も少ない(ローリスク・ローリターン)．他の種のカードは金銭的な報酬が大きいが，損失も大きい(ハイリス

ク・ハイリターン）．きわめて危険な自殺企図に及んだ成人患者は，ハイリスク・ハイリターンのカードを選ぶ傾向が高かった．脳の活性化を検査する脳機能イメージング技法を用いた研究によると，IGT を受験中の自殺未遂者は脳の活性化に独特の特性を認めた．

　臨床的評価に加えて，神経認知的検査を実施して，問題解決や危険評価ができるようになる将来を想像してみてほしい．問題解決や危険評価はともに自殺の危険評価に重要な指標となる．ある患者がこういった問題に焦点を当てた心理療法を受けたところ，決断の質に劇的な改善をみたとしたら，この種の課題で定められた危険の高い範疇にはもはや入らないことを意味する．一方，同じタイプの治療が改善をもたらさない患者もいるだろう．このような場合には，① 同じ治療を引き続き長期にわたり続けるか，② 戦略を変更するかのいずれかである．そこで，IGT のような検査を用いて，介入が脳の活性が高い危険から低い危険へと変化をもたらしたかどうか，セラピストが判断するのに役立つようになるかもしれない．

　うつ病の評価や治療に対する神経認知的アプローチについても希望がある．CBT を受ける前の患者に対して脳機能イメージング研究を実施したところ，恐ろしい表情や悲しい表情に対して，「感情脳」（扁桃核）で反応が高く，「思考脳」（背外側前頭前野と前帯状皮質）で反応が低かった．うつ病で問題となるのは，感情脳が過剰反応し，思考脳が感情脳に抑制をかけるのが不活発になっていると，脳科学者は考える．CBT に反応する患者は，CBT を受ける前に，感情脳における反応が高く，思考脳における反応が低いのだが，このパターンを変えることが治療の成功につながるように思われる．この種のアプローチは，どのような患者が CBT にもっとも反応するか，さらに治療期間や重点領域などを同定するのに役立つかもしれない．たとえば，慢性うつ病の成人患者は「思考脳」で広範囲の非効率的パターンを示し，否定的な思考や感情から注意を逸らしたり，適応的な対処規制を実行したりするのが難しい点を示しているのだろう．先駆的な研究では，脳のこの部分を強化する認知の練習がうつ病を改善させることを明らかにした．

　薬理遺伝学は，遺伝的差異が，いかにして抗うつ薬による治療反応の個人差を生じるのか検証している．このアプローチによって，個々の患者に適切な薬を選択したり，薬物療法の新たな対象を明らかにしたりするのに役立つ

かもしれない．

　本書で解説した治療アプローチの要点は，さまざまな治療の要素を個々の患者の必要性に合致させるということである．神経認知的検査，脳機能イメージング，薬理遺伝学は，現在の臨床的評価法を超えた手段をもたらし，個々の患者の必要性に適したより効果的な治療ができるようになるという希望がある．

　著者らは自分たちが始めた方法で締めくくろうと思う．個々の命は尊く，この世界で特別で独特の役割を果たしているということを認識している．本書の冒頭に掲げたタルムードからの引用を多くの人が耳にしたことがある．1人の命を救った人は，全世界を救ったと考えられる，というのだ．しかし，これが議論される状況について認識している人はほとんどいない．アダムは単独の存在として創造され，全世界がアダムのために創造されたと，指摘することでタルムードは始まっている．そして，個々の人間が独特であるので，その人のために創造された独特の世界が存在するのだと続く．その関係が双方向性であるのは，個人の独自性が周りの環境に影響を及ぼし，その個人によって世界は独特なものとなる．したがって，タルムードの結論は，個々の人は朝目が覚めたら，「世界は私のために創造された」と言うべきであるというのだ．これは自己愛を表現しているのではなく，まさにその正反対である．これは個々の人には果たすべき役割があり，築くべき世界があるとの認識である．たとえ1人の若者の死であっても，世界という構造の中で取り消すことのできない悲しみである．したがって，私たちの課題は明らかである．私たちは自殺の危険の高い若者に助力する必要がある．彼らはしばしば他者の重荷になっていると感じているのだが，彼らが大いに必要とされていて，彼らがいなければ世界は不完全なものとなり，彼らのために創造された世界を作るためには彼らの助けが必要であることを理解するように働きかける必要がある．

　技術の進歩により，私たちが現在行っていることがますます発展していくだろうが，本書で解説してきた原則の多くが将来も有効であるだろう．これらの原則によって，臨床家が，自殺の危険の高い思春期患者が将来に向き合い，暗闇から抜け出して，生を選択するようにできることを，著者らは望んでいる．

文献

American Psychiatric Association.(2000). *Diagnostic and statislical manual of mental disorders*(4th ed., text rev.)Washington, DC：(著者注：本書は，近い将来，DSM-V に取って代わられるだろうが，現時点では，これが診断基準の「バイブル」である．)

Axelson, D.A., Birmaher, B., Strober, M., Gill, M.K., Valeri, S., Chiappetta, L., et al.(2006). Phenomenology of children and adolescents with bipolar spectrum disorders. *Archives of General Psychiatry*, 63, 1139-1148. (小児期の双極性障害の臨床像に関する最大かつもっとも包括的な研究である．)

Beck, A.T.(1976). *Cognitive therapy and emotional disorders*. New York：International Universities Press.

Beck, A.T., Rush, A.J., Shaw, B.F., & Emery, G.(1979).*Cognitive therapy of depression*. New York: Guilford Press. (この先駆的な本が「認知の革命」の門を開くことに役立ち，今でも CBT の実践についての唯一，最高の入門書である．)

Beck, J. (1995). *Cognitive therapy: Basics and beyond*. New York：Guilford Press.

Birmaher, B., Brent, D., & Work Group on Quality Issues. (2007). Practice parameters for the assessment and treatment of children and adolescents with depressive disorders. *Journal of the American Academy of Child and Adolescent Psychiatry*, 46, 1503-1526. (本論文には多くの専門家の意見が含まれていて，小児期うつ病の管理の原則に関する米国児童思春期精神医学会の立場をまとめている．)

Boergers, J., Spirito, A., & Donaldson, D.(1998). Reasons for adolescent suicide attempts: Associations with psychological functioning. *Journal of the American Academy of Child and Adolescent Psychiatry*, 37(12), 1287-1293.

Bonner, C.(2002). *Emotion regulation, interpersonal effectiveness, and distress tolelance skills for adolescents: A treatment manual* [University of Pittsburgh Medical Center, Services for Teens at Risk (STAR) Center Publications] (*www.starcenter.pitt.edu* と *www.drbonneronline.com* で入手できる．)

Borowski, I.W., Ireland, M., & Resnick, M.D. (2001). Adolescent suicide attempts: Risk and protectors. *Pediatrics*, 107, 485-493(この研究は，治療に重要な意味を持つ，思春期患者の自殺行動の危険因子と保護因子を同定している．)

Brent, D.A.(1987). Correlates of the medical lethality of suicide attempts in children and adolescents. *Journal of the American Academy of Child and Adolescent Psychiatry*, 26, 87-89.(この初期の研究は診療録を検討したものであるが，思春期の自殺行動にはさまざまな経路があることを示唆している．衝動的な自殺企図者には，入手できる方法の致死性がきわめて重要であったが，うつ病がより重症な自殺企図者では，自殺の意図が企図の危険を示していた．)

Brent, D.A.(2001a). Firearms and suicide. *Annals of the New York Academy of Sciences*, 932, 225-240(銃の手に入りやすさと自殺の危険の関係についての総説である．)

Brent, D.A.(2001b). Assessment and treatment of the youthful suicidal patient. *Annals of the New York Academy of Sciences*, 932, 106-131

Brent, D.A.(2002). The music I want to hear. *Journal of the American Medical Association*, 287(17), 2186.

Brent, D.A.(2007). Antidepressants and suicidality: Cause or cure? (editorial) *American Journal of Psychiatry*, 164, 989-991(この論文は，うつ病で自殺の危険の高い思春期患者の治療に抗うつ薬を用いることの長所と短所および臨床的意義について簡潔にまとめている．)

Brent, D.A.(2009). Effective treatments for suicidal youth: Pharmacological and psychosocial approaches. In D. Wasserman & C. Wasserman (Eds.) *Oxford textbook of suicidology and suicide prevention: A global perspective* (pp.667-676), London: Oxford University Press.(これは自殺の危険の高い若者に対する最近の治療についての総説であり，現在入手できる，自殺学に関するもっとも包括的な本の1章である．)

Brent, D.A., Baugher, M., Bridge, J., Chen, J., & Beery, L.(1999). Age- and sex-related risk factors for adolescent suicide. *Journal of the American Academy of Child and Adolescent Psychiatry, 38*, 1497-1505(この心理学的剖検研究は，思春期の自殺のもっとも顕著な危険因子を同定し，それが年齢や性によっていかに異なるかを示している．)

Brent, D.A., Emslie, G.J., Clarke, G.N., Wagner, K.D., Asarnow, J., Keller, M.B., et al.(2008). Switching to venlafaxine or another SSRI with or without cognitive behavioral therapy for adolescents with SSRI-resistant depression: The TORDIA randomized controlled trial. *Journal of the American Medical Association, 299*, 901-913(うつ病の思春期患者が抗うつ薬 SSRI に反応しなかった場合にどうすべきかという，よく認められる臨床的な疑問に対する最大の無作為化試験である．有害事象の結果を予測したり，長期結果について取り上げた論文は他にもいくつかある．)

Brent, D.A., Holder, D., Kolko, D., Birmaher, B., Baugher, M., Roth, C., et al.(1997). A clinical psychotherapy trial for adolescent depression comparing cognitive, family, and supportive treatments. *Archives of General Psychiatry, 54*, 877-885(思春期うつ病の短期治療に対する CBT の効果を確立した最初の臨床治験である．この研究の他の論文では，結果を予測する指標，調整する指標，長期結果の指標を取り上げている．)

Brent, D.A., & Melhem, N. (2008). Familial transmission of suicidal behavior. *Psychiatric Clinics of North America, 31*, 157-177 (自殺行動が家族性に発生するという研究を総説している．)

Brent, D.A., Moritz, G., Bridge, J., Perper, J., & Canobbio, R. (1996). Long-term impact of exposure to suicide: A three-year controlled follow-up. *Journal of the American Academy of Child and Adolescent Psychiatry, 35*, 646-653(友人の自殺を経験した若者はうつ病や PTSD を発病する危険が高いのだが，自殺が伝染するということは明らかにならなかった．本論文では，なぜこのようなことが起きるのかという点について推論した．)

Brent, D.A., Perper, J.A., & Allman, C.J.(1987). Alcohol, firearms, and suicide among youth: Temporal trends in Allegheny County, Pennsylvania, 1960 to 1983. *Journal of the American Medical Association, 257*, 3369-3372.(著者らの最初の研究の1つにおいて，アルコールの使用と銃の手に入りやすさが，それまでの 20 年間で思春期の自殺が増加したことと関連している可能性を指摘した．)

Brent, D.A., Perper, J.A., Goldstein, C.E., Kolko, D.J., Allan, M.J., Allman, C.J., et al.(1988). Risk factors for adolescent suicide: A comparison of adolescent suicide victims with suicidal inpatients. *Archives of General Psychiatry, 45*, 581-588.(著者らの唯一，最重要の論文である．他のすべての研究はこの論文の知見から出発している．本論文では，自殺の危険は高いが，生存している思春期患者と比べて，自殺の意図，小児期の双極性障害，未治療，感情障害以外の障害が合併しないうつ病，家庭で銃が手に入りやすい状況などは，思春期の自殺の危険因子であることが明らかになった．精神症状や自殺行動には強い家族負因があり，自殺の危険に関連していることが同定された．これらすべての知見は，他の研究者によって追試された．)

Brent, D.A., Perper, J., Moritz, G., Baugher, M., & Allman, C.(1993). Suicide in adolescents with no apparent psychopathology. *Journal of the American Academy of Child and Adolescent Psychiatry, 32*, 494-500.(明らかな精神症状を認めないが，既遂自殺した若者は，正常対照群と比較して，弾丸の込められた銃が身近にある率が 31 倍高かった．)

Brent, D.A., & Poling, K.D.(1998). *Living with depression: A survival manual for families*(University of Pittsburgh Medical Center, Services for Teens at Risk [STAR]CenterPublications).(*www.starcenter.pitt.edu* で入手可能．)

Brent, D.A., & Weersing, V.R.(2008). Depressive disorders in childhood and adolescence. In M.Rutter, D.Bishop, D.Pine, S.Scott, J.Stevenson, E.Taylor, & A. Thapar(Eds.), *Rutter's child and adolescent psychiatry*(pp.587-613). Oxford, UK: Blackwell.(小児うつ病の疫学,病因論,治療に関する比較的最近の包括的な総説である.)

Bridge, J.A., Goldstein, T.R., & Brent, D.A.(2006). Adolescent suicide and suicidal behavior. *Journal of Child Psychology and Psychiatry, 47*, 372-394.(思春期の既遂自殺や自殺行動に関する危険因子, 経過, 治療, 予防についての包括的な総説である.)

Bridge, J., Iyengar, S., Salary, C.B., Barbe, R.P., Birmaher, B., Pincus, H., et al.(2007). Clinical response and risk for reported suicidal ideation and suicide attempts in pediatric antidepressant treatment: A meta-analysis of randomized controlled trials. *Journal of the American Medical Association, 297*, 1683-1696.(本研究は, 抗うつ薬 SSRI の治験を総説し, 若年患者が抗うつ薬から利益を得る可能性は 11 倍高いことを明らかにした.)

Brown, G. K., Have, T.T., Henriques, G.R., Xie, S.X., Hollander, J.E., & Beck, A.T.(2005). Cognitive therapy for the prevention of suicide attempts. *Journal of the American Medical Association, 294*(5), 563-570.

Goldstein, T. R., Bridge, J.A., & Brent, D.A.(2008). Sleep and suicidal behavior in adolescents. *Journal of Consulting and Clinical Psychology, 76*, 84-91.(自殺の危険の高い若者では, 睡眠障害を評価し治療することの重要性に焦点を当てている.)

Goldston, D. B., Daniel, S.S., Reboussin, D.M., Reboussin, B.A., Frazier, P.H., & Kelley, A.E.(1999). Suicide attempts among formerly hospitalized adolescents: A prospective naturalistic study of risk during the first 5 years after discharge. *Journal of the American Academy of Child and Adolescent Psychiatry, 38*, 660-671.(思春期の自殺未遂者に関するもっとも包括的な追跡研究の 1 つである.)

Goodyer, I., Dubicka, B., Wilkinson, P., Kelvin, R., Roberts, C., Breen, S., et al.(2007). Selective serotonin reuptake inhibitors(SSRIs)and routine specialist care with and without cognitive behavior therapy in adolescents with major depression: Randomised controlled trial. *British Medical Journal, 335*, 106-111.(思春期うつ病の管理に関して併用治療の役割を評価する最大の臨床研究の 1 つである. おそらく被験者が若年で, 治療群のうつ病が重症だったため, CBT が追加の効果を示すことはできなかった.)

Gould, M. S., Fisher, P., Parides, M., Flory, M., & Shaffer, D.(1996). Psychosocial risk factors of child and adolescent completed suicide. *Archives of General Psychiatry, 53*, 1155-1162.(思春期の自殺に関する最大の心理学的剖検研究であり, ストレッサーや親の精神障害が思春期の自殺に果たす役割について記述している.)

Gould, M.S., Greenberg, T., Velting, D.M., & Shaffer, D.(2003). Youth suicide risk and preventative interventions: A review of the past 10 years. *Journal of the American Academy of Child and Adolescent Psychiatry, 42*, 386-405.(思春期の自殺行動に関する包括的な総説であり, 予防と介入を統合するのに有用である.)

Insel, B.J., & Gould, M.S.(2008). Impact of modeling on adolescent suicidal behavior. *Psychiatric Clinics of North America*, 31, 293-316.(自殺の伝染性に決定的な研究をしてきたグループによる, この課題に関する総説である.)

Klomek, A.B., Marrocco, F., Kleinman, M., Schonfeld, I.S., & Gould, M.S.(2007). Bullying, depression.and suicidality in adolescents. *Journal of the American Academy of Child and Adolescent Psychiatry, 46*, 40-49.(いじめと自殺行動の危険の関係を示した最重要研究の 1 つである. 学校がいじめを予防したり, 止めたりする動機を高めるのに有用であるだろう.)

Lewinsohn, P.M., Rohde, P., & Seeley, J.R.(1996). Adolescent suicidal ideation and attempts: Prevalence, risk factors, and clinical implications. *Clinical Psychology: Science and Practice, 3*, 25-46.(大規模な研究に基づく思春期の自殺行動に関する包括的な総説である.)

Lewinsohn, P.M., Rohde, P., & Seeley, J.R.(1998). Major depressive disorder in older adolescents: Prevalence, risk factors, and clinical implications. *Clinical Psychology Review, 18*, 765-794.(このグループにより実施された思春期のうつ病についての治療および介入に関する大規模研究をまとめたものである.)

Linehan, M.M.(1993). *Cognitive-behavioral treatment of borderline personality disorder.* New York : Guilford Press.

March, J., Silva, S., Petrycki, S., Curry, J., Wells, K., Fairbank, J., et al.(2004). Fluoxetine, cognitive-behavioral therapy, and their combination for adolescents with depression: Treatment for Adolescent Depression Study (TADS) randomized controlled trial. *Journal of the American Medical Association, 292*(7), 807-820.(思春期うつ病の急性期治療に関する画期的研究である．TADSからは長期的結果，治療や副作用に関する指標について他にも多くの論文が発表されている．)

Miller, A. L., Rathus, J. H., & Linehan, M.M.(2006). Dialectical behavior therapy with suicidal adolescents. New York: Guilford Press.(高橋祥友・訳：弁証法的行動療法：思春期患者のための自殺予防マニュアル．金剛出版, 2008)(Brentらの治療アプローチはDBTとは異なるが，自殺行動の評価や治療に関して，この重要で革新的な治療から多くを学んだ．本書は自殺の危険の高い思春期患者に対するDBTの応用についてきわめて明快に解説している．)

Mufson, L., Weissman, M. M., Moreau, D., & Garfinkel, R.(1999). Efficacy of interpersonal psychotherapy for depressed adolescents. *Archives of General Psychiatry, 56*, 573-579.(この研究は，思春期うつ病に対する経験的に支持された治療法として対人関係療法を確立するのに役立った．)

Posner, K., Oquendo, M.A., Gould, M., Stanley, B., & Davies, M.(2007). Columbia classification algorithm of suicide assessment(C-SASA): Classification of suicidal events in the FDA's pediatric suicidal risk analysis of antidepressants. *American Journal of Psychiatry, 164*, 1035-1043.

Resnick, M. D., Bearman, P. S., Blum, R.W., Bauman, K.E., Harris, K.M., Jones, J., et al.(1997). Protecting adolescents from harm: Findings from the National Longitudinal Study on Adolescent Health. *Journal of the American Medical Association, 278*, 823-832.(思春期の健康を脅かす行動の多くにしばしば認められる危険因子や保護因子について示している．)

Shaffer, D., Gould, M.S., Fisher, P., Trautman, P., Moreau, D., Kleinman, M., et al. (1996). Psychiatric diagnosis in child and adolescent suicide. *Archives of General Psychiatry, 53*, 339-348.(この研究は，思春期の自殺既遂者の精神医学的危険因子について報告している．)

Stanley, B., Brown, G., Brent, D., Wells, K., Poling, K., Kennard, B., et al.(2009). Cognitive behavior therapy for suicide prevention(CBT-SP): Treatment model, feasibility and acceptability. *Journal of American Academy of Child and Adolescent Psychiatry, 48*, 1005-1013.(自殺未遂に及んだ思春期患者に対する治療的アプローチについて記述している．このアプローチは，一部はBrentらの業績に基づいており，また，治療に関する多くの他の指導的研究者との共同作業から発展してきたものである．)

Wexler, D.B.(1991). *The adolescent self: Strategies for self-management, self-soothing, and self-esteem in adolescents.* New York: Norton.

訳者あとがき

　本書は，David A. Brent, Kimberly D. Poling, & Tina R. Goldstein 著『Treating Depressed and Suicidal Adolescents: A Clinician's Guide』(Guilford, 2010)の全訳である．

　最近になって，弁証法的行動療法(dialectical behavior therapy：DBT)が自殺の危険の高い思春期患者の治療に効果があるという報告が増えてきて，関心が高まっている．訳者も以前『弁証法的行動療法：思春期患者のための自殺予防マニュアル』(金剛出版, 2008) (Miller, A.L., Rathus, J.H., & Linehan, M.M.: Dialectical Behavior Therapy with Suicidal Adolescents. New York: Guilford, 2006)を翻訳したことがあり，DBT に関心を抱いてきた．発達段階の途上にある思春期患者に対して，急性の精神症状の治療を行うだけでなく，不足しているスキルを教え，それを実行するように働きかけることが，自傷行為の治療や予防に効果があるという主張は魅力的である．ただし，個人療法と並行して，スキルを教育するグループの場を設置するというのは，よほど専門的に思春期患者を治療している医療機関でなければ，実現が難しいだろうという印象を抱いた．そして，スキルの訓練の概念を個人療法の場に統合できないだろうかというのが私の正直な感想だった．

　さて，本書はピッツバーグ大学医学部「危機にあるティーンエイジャーのためのサービス(STAR)」センターに所属する著者らによってまとめられた本であるが，訳者が求めていた内容にまさしく答えてくれる内容であった．

　うつ病で自殺の危険の高い思春期患者はしばしば臨床家にとって重大な挑戦となる．この種の患者が少なくないのに，臨床家の手引きになるような文献はけっして多くないというのが，著者らが本書をまとめる原点であったという．1980 年代半ばに，著者の 1 人 David A. Brent 博士は，ピッツバーグ大学医学部の小児精神科の上司から，ティーンエイジャーの自殺予防プログラムの開設を持ちかけられた．しかし，当時，この問題を取り扱うのに十分な臨床知見は見当たらず，Brent 博士は上司の提案に躊躇した．その後，ク

リニックの同僚にも恵まれ，ペンシルバニア州からの支援も得ることができて，STARセンターの活動は順調に発展してきた．本書は同センターにおける標準的な治療の概念を紹介している．

著者らは，従来の臨床的知見と協同的経験主義を組み合わせて，包括的な治療概念を創りあげようと試みた．本書ではまず，うつ病と自殺の危険の評価と有効な治療法について解説されている．次に，うつ病で自殺の危険の高い思春期患者に有効な治療法に必要とされる要素について取り上げ，治療的関係，安全計画，治療についての症例の概念化へと進んでいく．そして，協同的治療関係，特殊な治療技法，思春期患者が回復し，安定した状態を維持するのを助力することなどを含めて，著者らの治療的アプローチについて概説されている．本書の最終章では，この分野の将来の方向性についても述べられている．

本書で解説されている治療の基礎は，認知行動療法（cognitive behavioral therapy：CBT）であるが，近年DBTがもたらした臨床知見も積極的に取り入れている．著者らが第一に強調しているのは，協同的経験主義である．すなわち，セラピストと患者はいわば同じチームの一員であり，患者が抱えた問題の解決に向けて，協力して努力していく姿勢が強調されている．たとえ思春期の患者であったとしても，この過程に自ら積極的な役割を果たすべきであると考えられている．また，著者らは患者を支える家族を治療同盟に加えることにも積極的である．

治療段階は，①急性期治療段階，②強化治療段階，③維持治療段階に分けられる．急性期治療では，うつ病や自殺行動に直接焦点を当てた，薬物療法や心理療法からなる．まず，その前提として，患者や家族との治療契約を結び，患者自身が積極的に治療に関与するように働きかけることが重要である．患者との間にラポールを築くことや，治療目標について合意しておくことも不可欠である．必要に応じて，抗うつ薬による適切な治療も実施する．危機に対処する安全計画を患者と協力して立てることの必要性も強調されている．そして，治療の全過程を通じてその基礎となる連鎖分析が本治療モデルでは欠かせない．セラピストと患者が協力して，自殺に至るまでの出来事を図式化して，出来事，感情，思考，行動の相互関係を探っていく基礎とする．さらに，患者自身に欠けている（あるいはまだ獲得していない）スキルを

身につけさせることも，この段階から始まる．感情統御スキル，苦悩耐性スキル，行動賦活スキルなどが詳しく解説される．

　急性のうつ病の症状や自殺行動がある程度緩和された段階を経て，強化治療段階が始まる．これは急性期治療段階で達成した治療効果をさらに強化するための段階である．獲得したスキルを実際の場面で実行に移したり，さらなる症状の緩和を目指すといったことも含まれる．最後の維持治療段階では，再発の予防に主な治療目標を置くことになる．

　本書では，思春期患者の治療抵抗性うつ病といった重要な臨床的課題も取り上げられている．そして，治療の終結についても，どのように判断し，どのくらいの期間をかけて，終了するかといった点についてまで詳述されている．

　訳者も本書から多くを学んだ．本書が刊行されたのは2010年であり，最近の米国では，うつ病で自殺の危険の高い思春期患者に対して，どのような最先端の治療が実施されているのか目の前に差し出されたように感じながら，本書を訳出していった．もちろん，本書は米国の精神医療事情に関するものであるから，法制度や薬物療法などは彼我の差を考慮して読む必要があるのだが，それでも臨床家にとっては有用な示唆に富んでいると思われる．なお，かならずしも自殺の危険の高くない思春期患者を治療するうえでも多くの助言が含まれているはずである．本書を，日々，自殺の危険の高い患者と向き合っているすべてのセラピスト，そして将来，精神保健領域に進んでいくことを考えている若い人々，親，教育関係者にも読んでいただきたい．この問題に悩んでいる当事者自身が読んでも多くの点を学ぶことができるだろう．

　2012年4月

高橋祥友

索引

欧文

Ⅰ軸障害，思春期のうつ病に合併する　259

A

abuse and trauma　77
action urges　176
agitation　76
all-or-nothing thinking　200
anhedonia　77, 257
assumption　196
attention-deficit/hyperactivity disorder (ADHD)　19, 220, 230, 260
automatic thought　194

B

behavioral activation　22, 158
Benadryl　255
bipolar　4
black-and-white thinking　200

C

capitalization　140
chain analysis　132, 138, 155
chronicity　4
cognitive distortions　187, 193
cognitive restructuring　187, 203
cognitive-behavioral therapy (CBT)　22

comorbidity　16
compensation　140
complicated grief　241
consolidation phase　244
core belief　196

D

deep breathing　180
despair　76
dialectical behavior therapy (DBT)　22
difficult course　77
difficult treatment history　77
diphenhydramine　255
disconnection　77
distraction　179
distress tolerance　168
double depression　5

E・F

emotion regulation　158, 168, 209
emotions thermometer　176
exit and wait　183
freeze frame method　133

H

homework　209
hopelessness　200
hot cognition　189

I

Implicit Association Test(IAT) 285
instability 76
intent 76
Iowa Gambling Task(IGT) 285

L

lethal method 76
loss 76

M

maintenance treatment 244
melatonin 255

N

no-harm agreement 105
nonsuicidal self-injury(NSSI) 37

O

obsessive-compulsive disorder(OCD) 14, 18
overgeneralization 200

P

Pavlovの理論 132
posttraumatic stress disorder(PTSD) 18, 231
priapism 255
progressive muscle relaxation(PMR) 180
psychotic depression 229

S

safety plan 102
seasonal affective disorder(SAD) 230
selective abstraction 200
selective serotonin reuptake inhibitor (SSRI) 10
―― の副作用 32, 237
self-soothing 179
serotonin-noradrenaline reuptake inhivitor (SNRI) 28
severity 4
Skinnerの理論 132
social phobia 16, 220
Socratic questioning 205
substance abuse 78
suicidal behavior 37
suicidal ideation 37
suicide history 77

T

trait 62
traumatic grief 241
trazodone 255
Treatment of SSRI-Resistant Depression in Adolescents(TORDIA) 241
treatment-resistant depression 226

U・W

unipolar 4
Watsonの理論 132

和文

あ

アイオワ・ギャンブリング課題　285
アカシジア　237
アスペルガー症候群　220, 230
アルコールの乱用　20, 60
熱い認知　189
安全計画　102, 105

い

いじめ　240
　——の徴候　54
生きる理由　44, 268
易刺激性　255
意図　76
維持治療　24, 244, 275
怒りの行動衝動　176

う

うつ病　127
　——, 思春期の　2
　——についての質問, 家族がよくする　3
　——の原因　213
　——の再発　280
　——の再発予防　275
　——のサブタイプ　5
　——の思春期患者　6
　——の症状　142
　——の認知モデル　158
うつ病患者に対する長期的目標　265
うつ病性症状の鑑別診断　17

運動　273
　——, 規則的な　141

え

援助, 他者からの　221
厭世観　44

お

思いこみ　196, 199
親
　——との連鎖分析　137
　——の精神障害　263
　——の反応, 自殺行動に対する　57
親子の不仲　69

か

可能な活動のリスト　162
家族
　——がよくするうつ病についての質問　3
　——との絆　269
　——に対する感情統御　183
　——の葛藤　262
　——の関与　166
　——の役割, 安全計画に果たす　108
家族的ストレッサー　69
家庭内の暴力　240
過度の一般化　200
課題の設定　100
快感消失　77, 257
　——の評価　7
外的要因　125
核の信念　196
学校
　——との絆　270

学校の問題　263
活動スケジュール　163
活動の評価，患者の　160
合併症，身体医学的　262
悲しみの行動衝動　176
患者とともにいること　121
感情　187
　――，苦悩に満ちた　52
　――の温度計　176, 178
　――の教育　172
　――の受容　170
　――の障害，認知と　187
　――の性質　174
　――の認識と分類　173
感情統御　158, 168, 209
　――，家族に対する　183
感情統御不全　67
　――の反応　184
感情脳　286
環境的ストレッサー　69
鑑別診断　16

き・く

危険因子　140
　――，自殺行動の　76
危険な行動　134
　――，健康を脅かす　274
気分安定薬　229
気分障害　3, 59, 219
　――の評価　7
気分のモニター　278
気分変調症　5
季節性うつ病　4
季節性感情障害　230
技術的スキル　89
絆，他者との　221
虐待　240

　――とトラウマ　77
　――の経験　70
　――の徴候　54
急性期治療　23
　――に続く治療　244
　――の目標　246, 265
共通の話題　220
協同的経験主義　22, 187
協同的なアプローチ　104
協力関係，患者とセラピストの　95
恐怖感に伴う行動衝動　176
強化段階
　――，治療の　244
　――の目標　265
強化治療　246
強制的なアプローチ　103
強度，自殺願望の　41
強迫性障害　14, 18
興味のサイン，他者への　220
緊急の自殺　75
苦悩耐性　168

け

契機，自殺企図の　54
軽躁状態　4
傾聴　216, 221
継続治療　245
警戒徴候，自殺の　105
決断能力の評価　12
決断を下す能力　118
倦怠感　253, 262
健康の社会生態学　269
原因，うつ病の　3
原発性不眠　254

こ

コマ止め技法　133
コミュニケーション，直接的な　214
孤立　77
誤解，自殺にまつわる　41
行為障害　60
行動　187
　——の賦活化　22
行動主義　132
行動衝動　176
行動的指標，感情の温度計の　177
行動賦活　158, 184
抗うつ薬　27
　——の副作用　236
抗精神病薬　10, 255
攻撃性　67
肯定的感情　169
快いイメージ　182
困難な経過・治療歴　77

さ

サービス活動への参加　268
サポート　69
再発
　——，うつ病の　3, 280
　——の危険　24
再発予防，うつ病の　275
残遺症状　253
　——のある患者　246

し

死別反応　19, 60, 231
思考　187
　——の記録　190

思考脳　286
思考パターン　193
思春期
　——のうつ病　2
　——の自殺行動　36, 73
　——の双極性障害　6
思春期うつ病に対する反応率　284
自己に対する慰め　179
自己価値や自責感の評価　14
自己主張　216
自殺　201
　——，銃と　74
　——の意図　46
　——の危険と関連する領域　40
　——の危険と問題解決　211
　——の危険の要因　87
　——をしないという同意　105
自殺願望　37
　——の性質　41
　——のタイプ　42
自殺企図
　——の契機　55
　——の理由　50
自殺企図歴　77
自殺行動　37, 284
　——，SSRIによる　30
　——，思春期の　73
　——に関する連鎖分析　150
　——に対する周囲の反応　56
　——の危険因子　175
　——の契機　213
　——の性質　41
自動思考　191, 194, 198
持続勃起症　255
時期，維持治療の　277
質問の方法
　——，患者への　39
　——，自殺の意図に関する　47

質問の方法，動機に関する　51
社会恐怖　16, 220
社会生態学，健康の　269
社会的活動　271
手段的攻撃性　67
守秘義務　112
周囲の反応，自殺行動に対する　56
集中困難　19
重症度
　——，気分障害の　4
　——，自殺願望の　41
重複罹患
　——，精神医学的　259
　——の評価　16
銃と自殺　74
宿題　209
焦燥感　76
衝動性　66
衝動的攻撃性　67
衝動的な自殺　212
食習慣，規則的な　141
食欲と体重の評価　12
白か黒かの思考　200
心的外傷後ストレス障害　18, 231
心理教育，患者と家族に対する　127
心理社会的状況　262
心理社会的ストレッサー　240
心理的指標，感情の温度計の　177
心理的特性，自殺行動の　62
心理療法　32
身体医学的合併症　262
神経認知的検査　286
深呼吸　180
診断
　——，最初の　229
　——の重要性，うつ病の　3
親密な関係　272

す

スーパービジョン　84
スキル，患者が身につけた　249
ストレッサーのモニター　278
睡眠
　——，適切な　273
　——の評価　10
　——を改善するための助言　141
睡眠衛生　238
睡眠時無呼吸　254
睡眠障害　59, 254

せ

セラピスト
　——の条件，有能な　95
　——の役割　27
セロトニン・ノルアドレナリン再取り込み
　阻害薬　28
生理的指標，感情の温度計の　177
成績不振に関連する症状　263
性的志向　240
　——に関する質問　71
清潔さ　219
精神医学的重複罹患　259
精神医学的障害から生じる対人関係の問題
　　　　　　　　　　　　　　219
精神障害　59
　——，親の　70, 263
精神病症状
　——の評価　14
　——を伴ううつ病　4
精神病性うつ病　229
脆弱因子，自殺の危険の閾値を低くする
　　　　　　　　　　　　　　105

脆弱要因，自殺企図が生じるに至った 137
摂食障害 20, 231
絶望 76, 200
絶望感 63, 212
潜在的連合テスト 285
選択的抽象 200
全か無かの思考 200
前進的筋肉リラクセーション 180

そ

ソクラテス式問答 205
双極性障害 4, 229, 237
　——，思春期の 6
　——の思春期患者 8
　——の若年患者 59
喪失 76
躁状態 4
躁病の評価 7

た

大食症 20, 60
体重増加 262
対処カード 108
対人関係 219
　——，苦痛に満ちた 52
　——の問題，精神医学的障害から生じる 219
対人関係スキル 213
対人的スキル 90, 118
退場して待つ戦略 183
大うつ病 5
代償モデル 140
助けを求める他者 106
楽しんでいた活動，患者の 160
単極性うつ病 4, 6, 59

短所の検討，長所と 204

ち

チームアプローチ 83
治療
　——の拒否 114
　——の組み立て 100
　——の経過図 234
　——の継続 87
　——の場 78
　——への関与，患者自身の 116
　——への反応 227
治療関係 96, 118
治療計画 144, 148
治療計画用紙 146
治療契約 247
治療者の立場 92
治療段階 245
治療抵抗性うつ病 226, 231
　——の予防 241
治療レベル 110
致死性 48
致死的な方法 73, 76
中立的なアプローチ 91
注意欠陥/多動性障害 19, 220, 230, 260
注意集中の評価 12
注意を他に逸らす 179
長所と短所の検討 204
徴候，再発の 278

と

トラウマ 261
トラウマ的悲嘆 241
トラブルシューティング 107
投資モデル 140
動機 50

特性　62
特定不能の双極性障害　4

な

ナルコレプシー　254
内的対処戦略　105
内的要因　125
仲間，同世代の　271
慰め，自己に対する　179

に

二重うつ病　5
入眠障害　254
認知
　——，熱い　189
　——と感情の障害　187
　——の再構築　187, 203
　——の歪曲　187, 193
認知行動療法　22
認知療法　187

は

バックアップ態勢，24時間の　88
発達論的な問題，思春期患者の薬物投与量の　233
反応的攻撃性　67

ひ

否定的感情　169
非言語的
　——なサイン　220
　——な態度，患者の　39
非自殺性自傷　37
人柄，セラピストの　89

評価　38
　——，気分障害の　7
　——，衝動性の傾向の　66
　——の重要性，うつ病の　3
頻度
　——，うつ病の　3
　——，自殺願望の　41

ふ

ブースターセッション　252
不安障害　16, 60, 230
　——の治療　260
不安定　76
不承不承な態度への対応　123
不全寛解　259
不適切な養育　70
不眠　274
副作用
　——，SSRIの　32, 237
　——，抗うつ薬の　236
複雑死別　241
複数の問題に直面した際の優先順位　147
物質使用　141
物質乱用　20, 60, 78

へ

片頭痛　232
変化することへの絶望感　124
弁証法的行動療法　22

ほ

ボランティア活動への参加　268
保護因子　142

ま

慢性うつ病　226
慢性度，気分障害の　4

み・む・め

身づくろい　219
むずむず脚症候群　254
メディカルモデル，精神疾患の　83

も

目標設定　128
問題解決　209
問題解決能力　66
問題行動　119
問題をはらんだ行動　132

や・よ

薬物療法　27, 32
養育，不適切な　70
抑うつ症状　236

ら

ライフスタイルの変化，健康を促進する　273
ラポール　111

れ・ろ

連鎖分析　132, 138, 155
　——の実施方法　136
　——の症例　150
連絡先を患者に教えない　88
ロールプレイ　206, 215, 218